AF354243

# La neumología
# que viene

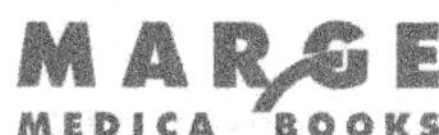

# La neumología que viene

## Dr. Vicente Plaza

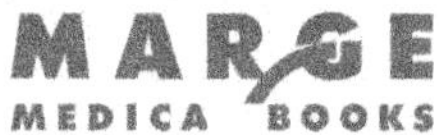

La neumología que viene
*Editor:* Dr. Vicente Plaza

1.ª edición 2008

© *Copyright* de esta edición: ICG Marge, SL

*Edita*
ICG Marge, SL
Valencia, 558, ático 2.ª
08026 Barcelona (España)
Tel. +34-932 449 130
Fax +34-932 310 865
www.marge.es

*Director editorial*
Héctor Soler

*Coordinación editorial y marketing*
Ana Soto
Laura Matos

*Producción editorial*
Estela Serrano
Miguel Ángel Roig

*Colaboración editorial*
Anna Palacios
Mercedes Lara

*Impresión*
Novoprint (Sant Andreu de la Barca, Barcelona)

ISBN: 978-84-92442-10-2
Depósito Legal:

# Índice

# Autores

**Carlos Almonacid**
Sección de Neumología
Hospital Universitario de Guadalajara
Guadalajara

**Pedro A. Antón**
Departamento de Neumología
Hospital de la Santa Creu i Sant Pau
Barcelona

**Borja García-Cosío**
Servicio de Neumología
Hospital Universitario Son Dureta
Palma de Mallorca

**F. Javier Guerra**
Servicio de Neumología
Hospital Universitario Insular de Las Palmas
de Gran Canaria
Las Palmas de Gran Canaria

**José Luis López-Campos**
Unidad Médico-Quirúrgica de Enfermedades
Respiratorias
Hospital Universitario Virgen del Rocío
Sevilla

**Miguel Ángel Martínez-García**
Unidad de Neumología
Servicio de Medicina Interna
Hospital General de Requena
Valencia

**María Molina-Molina**
Servicio Neumología
Hospital de Mataró
Instituto de Investigaciones Biomédicas
Agustí Pi Sunyer (IDIBAPS)
Fundación Clínico CIBER de Respiratorio
Barcelona

**Vicente Plaza**
Servicio de Neumología
Hospital de la Santa Creu i Sant Pau
Barcelona

**David Ramos-Barbón**
Unidad de Investigación Respiratoria
Instituto de Investigación Biomédica de
A Coruña (INIBIC)
Servicio de Neumología
Complejo Hospitalario Universitario A Coruña
A Coruña
Departamento de Medicina McGill University
Montreal

**Gema Rodríguez**
Área de Neumología
Servicio de Neumología
Hospital Clínico San Carlos
Madrid

**Juan José Soler-Cataluña**
Unidad de Neumología
Servicio de Medicina Interna
Hospital General de Requena
Valencia

**Alfonso Torrego**
Unidad de Broncología
Servicio de Neumología
Hospital de la Santa Creu i Sant Pau
Barcelona

# Prólogo

El objetivo de la presente obra ha sido agrupar en un solo volumen los diez temas de probablemente mayor novedad e impacto de la neumología moderna. Está especialmente dirigida al neumólogo con un perfil eminentemente asistencial, o al profesional sanitario con interés en la medicina respiratoria. Diseñada para poner al día al lector de forma rápida y amena en los aspectos más debatidos de la literatura internacional actual de temas tan diversos como el asma, la EPOC, la ventilación mecánica no invasiva, la hipertensión pulmonar, la broncoscopia intervencionista y las enfermedades tumorales e intersticiales pulmonares.

A nuevos avances corresponden también nuevos nombres. Unas de las características de la presente monografía es que todos sus capítulos han sido redactados por neumólogos/as jóvenes, reconocidos expertos ya en las materias que se proponen. Muchos de ellos recibieron el Premio Lección Joven de SEPAR de los últimos años. De ahí el título de la misma, *La neumología que viene,* que si bien podría hacer referencia a un prometedor futuro, en realidad son ya hoy una bienvenida excelente generación de investigadores. Sin duda, su aportación va a ser, es ya, muy relevante en la investigación de las diversas áreas temáticas que conforman la neumología moderna. Para mí ha sido un privilegio aglutinar tan destacado elenco de autores.

Finalmente, quiero agradecer el magnífico trabajo de todas aquellas personas que han colaborado en su realización. Muy particularmente a los autores de los capítulos por su aceptación y brillante aportación, y a AstraZeneca-España por el patrocinio del proyecto.

Dr. Vicente Plaza Moral
*Jefe del Servicio de Neumología*
*Hospital de la Santa Creu i Sant Pau*
*Barcelona*

# Capítulo 1
# Broncoscopia: presente y perspectivas de futuro

A. Torrego

**Unidad de Broncología**
**Servicio de Neumología**
**Hospital de la Santa Creu i Sant Pau**
**Barcelona**

*Dirección para correspondencia*
Hospital de la Santa Creu i Sant Pau
Dr. A. Torrego
atorrego@santpau.cat

## 1   Introducción

Los progresos técnicos son tan rápidos en cualquier ámbito que la mayoría de personas tenemos dificultades para mantenernos informados y actualizados, tanto en el conocimiento de las nuevas tecnologías, como en adquirir experiencia suficiente en su utilización. Este mismo progreso puesto al servicio de la medicina es imprescindible para el avance científico continuado. En neumología, la exploración endoscópica traqueobronquial es uno de los ejemplos de progreso tecnológico más obvio y paradigmático. Durante los últimos años, la utilización de videobroncoscopios flexibles con alta calidad de imagen y el desarrollo de numerosas herramientas auxiliares han permitido un importante incremento del rendimiento diagnóstico y terapéutico. El abanico de opciones tecnológicas es tan amplio que, en la práctica, es improbable que una unidad de broncología pueda ofrecer todas las alternativas disponibles, lo que motiva que se deba escoger atendiendo al criterio de coste-beneficio, y a las características y posibilidades de cada centro.

Desde que Gustav Killian introdujese la broncoscopia rígida en 1897, la exploración endoscópica de las vías respiratorias ha llegado a ser una de las piedras angulares de la neumología. Así, un instrumento que inicialmente se planteó para la extracción de cuerpos extraños de las vías respiratorias, se ha ido desarrollando como una útil herramienta neumológica de uso extendido y numerosas indicaciones con una finalidad de diagnóstico, terapia e investigación. No cabe duda de que en esta historia uno de los pasos revolucionarios fue la introducción del broncoscopio flexible por Shigeto Ikeda en 1966. En los últimos años los fibrobroncoscopios, que transmiten la imagen y la luz a través de un haz de fibra de vidrio, se han sustituido por endoscopios flexibles que incorporan pequeñas cámaras de vídeo en el extremo (videobroncoscopios). Este cambio permite obtener una imagen digital de alta calidad y definición, y por tanto, una mejor interpretación de los hallazgos y posibilidades de almacenaje electrónico que facilita la difusión y comunicación médica. En esta línea, la utilización de nuevos espectros lumínicos también ha supuesto un notable progreso. El desarrollo de la autofluorescencia y la reciente introducción de la luz de banda estrecha han abierto nuevas posibilidades que permiten identificar con mayor precisión las alteraciones difíciles de visualizar con luz blanca convencional, como sucede con algunas lesiones premalignas o con la delimitación de los márgenes de una lesión que infiltra. El beneficio que se obtiene es una mejora en la sensibilidad diagnóstica, de modo que aumentan las posibilidades terapéuticas. Otros progresos en el diagnóstico y estadificación del cáncer de pulmón han llegado con la utilización de la ultrasonografía (o ecografía) endoscópica y la navegación electromagnética. La primera ha supuesto una mejora en la eficacia diagnóstica y en la seguridad de la punción aspirativa de lesiones mediastínicas a través de la pared bronquial con respecto a la punción «a ciegas» según la información proporcionada por la tomografía computerizada (TC). La segunda ha mejorado las expectativas, dado que permite un mejor acceso en adenopatías mediastínicas y en lesiones pulmonares periféricas a las que el broncoscopio no consigue acceso visual directo, ya que el procesamiento informático de imágenes obtenidas por tomografía computerizada permite avanzar por el árbol bronquial de una forma guiada equiparable a la de los navegadores GPS que se hacen servir en los medios de transporte.

En el apartado terapéutico, técnicas conocidas desde hace algunos años como el láser, la braquiterapia, el electrocauterio, la crioterapia o la terapia fotodinámica han incrementado las posibilidades de realizar tratamientos endobronquiales y suponen hoy en día herramientas de gran valor para determinadas situaciones; además, hay que destacar que el broncoscopio rígido no haya caído en desuso, puesto que sigue siendo de gran utilidad en algunos de estos procedimientos. El desarrollo e implantación de diversos tipos de prótesis endobronquiales para facilitar la recanalización bronquial ofrece éxitos terapéuticos en la mayoría de casos. Por otro lado, recientemente han aparecido las válvulas endobronquiales, una nueva modalidad de tratamiento, todavía en desarrollo, para algunas formas de enfisema bulloso. La termoplastia endobronquial es un nuevo procedimiento en fase experimental consistente en la aplicación de energía térmica generada por radiofrecuencia a través del broncoscopio flexible para reducir y bloquear el músculo liso bronquial. Los primeros ensayos clínicos muestran algunos beneficios en pacientes que sufren asma grave e inestable refractaria a otros tratamientos.

Posteriormente se hace un repaso de algunos procedimientos broncoscópicos actuales, así como una exposición de las técnicas en diferentes fases de desarrollo, como la luz de banda estrecha, el navegador electromagnético, las válvulas endobronquiales, la termoplastia bronquial y la broncoscopia con microscopio confocal.

## 2   Unidades de broncoscopia: tipos y equipamientos

Habitualmente, los centros hospitalarios que disponen de una unidad o equipo médico que realice broncoscopias cuentan con diversas opciones técnicas e instrumentales para llevarlas a cabo. A esto se debe sumar un esfuerzo continuado de los hospitales en intentar asumir nuevos conocimientos, personal, técnicas y herramientas, que permitan incrementar su capacidad diagnóstica y terapéutica y para intentar alcanzar una máxima excelencia asistencial. Para conseguir este objetivo, la evaluación del balance coste-beneficio es crucial, especialmente si además se considera el carácter novedoso de muchas de estas técnicas, que conlleva una experiencia de uso limitada, así como un alto precio y complejidad. En la práctica, es casi imposible que una unidad de broncología pueda ofrecer y disponer de todas las modalidades técnicas disponibles, de modo que se debe escoger entre las diferentes opciones.

En cualquier caso, para poder determinar las necesidades de un equipo de broncoscopia se deben diferenciar tres niveles de actuación: en primer lugar tendríamos la neumología general, es decir, cualquier centro asistencial que cuente con algún tipo de unidad o personal especializados en neumología, pero sin responsabilidad docente de especialistas en formación y con un número de procedimientos anuales limitado. En un centro de estas características se debería disponer como mínimo de un equipo de broncoscopia flexible; en el supuesto de que fuera posible, de un equipo de videobroncoscopia con buena calidad de imagen. Todo neumólogo tendría que estar capacitado para poder llevar a cabo la mayoría de exploraciones diagnósticas básicas (examen visual del árbol bronquial, aspiración, lavado broncoalveolar, biopsia bronquial, cepillado bronquial, y de forma ideal, punción bronquial y biopsia pulmonar transbronquial); así como algunas exploraciones terapéuticas mínimas (aspiración de secreciones retenidas, extracción de cuerpo extraño, evaluación de una hemoptisis). Dos endoscopios con el material auxiliar necesario para poder llevar a cabo estos procedimientos no suponen una inversión económica desorbitada y debería ser el mínimo exigible. En este nivel, la existencia de broncoscopio rígido y de un lugar específicamente habilitado para la realización de broncoscopias sería aconsejable pero no indispensable.

En un segundo lugar estarían los centros asistenciales de nivel superior al anterior, que disponen de un servicio de neumología amplio, con formación de residentes, y una unidad de broncología propia que realice unas mil exploraciones al año. Estos centros actúan como lugares de referencia para los anteriormente citados, dado que disponen de una infraestructura sanitaria, profesional y académica de alto nivel. Además de los requisitos mínimos antes mencionados, estos centros también tendrían que tener un espacio y personal médico y de enfermería, específicos para la unidad de broncoscopias, así como para el área de recuperación. Su equipamiento debería incluir videobroncoscopios de alta calidad (con variedad de calibres y canales de trabajo), acompañados del máximo número posible de técnicas diagnósticas auxiliares (radioscopia, autofluorescencia, ecografía), así como broncoscopio rígido y el mayor número posible de técnicas intervencionistas (electrocauterio, crioterapia, láser, braquiterapia, prótesis, etc.). Estos centros tendrían que tener un programa docente para residentes que les permitiese formarse en la realización de broncoscopia, además de incorporar nuevas técnicas endoscópicas y de llevar a cabo estudios de investigación biomédica.

Finalmente, en un tercer nivel, se ubicarían algunos de los escasos centros muy especializados de referencia nacional o mundial, capaces de contribuir al desarrollo inicial de nuevas técnicas endoscópicas en colaboración con universidades, equipos de ingeniería y la industria.

A modo de ejemplo, un reciente trabajo sobre la situación de la endoscopia respiratoria en Cataluña en el año 2006,[1] evaluó múltiples aspectos relacionados con esta actividad, y demostró que sólo 40 de los 64 hospitales públicos de Cataluña realizan broncoscopias de forma habitual (concretamente 12.120 broncoscopias en 2006), aunque más del 50 % de todos los procedimientos se concentraron en siete hospitales. El mismo trabajo demostró que en el año 2006 82 neumólogos/as y 52 enfermeros/as realizaban broncoscopias en Cataluña de forma habitual. Respecto a la broncoscopia intervencionista, el estudio mostró que de los cuarenta centros hospitalarios ocho disponen de broncoscopio rígido (en cinco de ellos depende del cirujano torácico), seis centros colocan endoprótesis, cuatro realizan resecciones con láser, tres cuentan con argón-plasma, dos con crioterapia y sólo uno dispone de braquiterapia. En el apartado de diagnóstico, la mayoría de centros disponen de vídeo y fibrobroncoscopios (sólo seis centros tienen sólo fibrobroncoscopios, tres disponen de sistema de autofluorescencia y tres de ultrasonografía endoscópica).

## 3  Técnicas broncoscópicas

### 3.1  Terapéuticas

Las técnicas broncoscópicas terapéuticas incluyen el láser, el electrocauterio, el argón, la crioterapia, la terapia fotodinámica, la braquiterapia, las prótesis endobronquiales, las válvulas endobronquiales y la termoplastia bronquial.

El objetivo principal de la utilización del **láser** es la recanalización bronquial secundaria a obstrucciones por tumores (benignos o malignos), lesiones cicatriciales y procesos inflamatorios, en las vías respiratorias centrales, dado que de este modo se permite la ventilación, la movilización de secreciones y la paliación sintomática. Es un procedimiento compatible con tratamientos adyuvantes como quimioterapia, radioterapia, braquiterapia y colocación de prótesis. Aunque también se puede aplicar con broncoscopio flexible, especialmente para lesiones distales, es preferible aplicarlo con broncoscopio rígido. Son especialmente susceptibles del uso de láser las lesiones que reúnen las siguientes características: localización en la tráquea o el bronquio principal, forma polipoidea, corta longitud, gran componente endoluminal, pulmón distal a la lesión funcionante y luz distal a la lesión visible. Está contraindicado cuando la obstrucción está ocasionada por compresión extrínseca.[2] De los diferentes tipos de láser, el Nd-YAG es el más usado debido a su alta eficacia fotocoaguladora, su buena capacidad de penetración en el tejido y la capacidad hemostática.[3] En el lado negativo, se trata de una técnica no exenta de algunas complicaciones como la hemorragia, y que todavía está limitada a pocos centros por su elevado coste, complejidad y el grado de entrenamiento que requiere el endoscopista.

El **electrocauterio o diatermia** es un método consistente en la aplicación de calor mediante una corriente eléctrica de alta frecuencia para coagular, volatilizar o cortar un tejido. Puede aplicarse con broncoscopio rígido o flexible y sus indicaciones principales son: tratamiento paliativo y recanalización bronquial de lesiones malignas, resección de lesiones benignas (especialmente pólipos con gran componente endoluminal) y hemostasia.[4,5] Esta última indicación es preferible efectuarla con la modalidad de **argón plasma,** que produce una coagulación y necrosis de superficies más extensas. Su aplicación en el tratamiento de lesiones preinvasivas no está claramente establecida. Existe una gran gama de sondas disponibles que ofrecen múltiples opciones de aplicación: asas, pinzas, bisturís, etc. En la actualidad, el número de centros que disponen de esta técnica es cada vez mayor.

El principio básico de la **crioterapia** consiste en la utilización de frío extremo generado por un gas (óxido nitroso) aplicado con fines terapéuticos, dado que induce a la destrucción de los tejidos por contacto. En el ámbito respiratorio se aplica con éxito desde hace años en el tratamiento de lesiones tumorales endobronquiales, que obstruyen la vía aérea, mediante sondas introducidas a través de un broncoscopio (rígido o flexible) consiguiéndose una tasa elevada de recanalización bronquial.[6,7] Es una técnica bastante segura, con un menor coste y complejidad que el láser, pero con riesgo de sangrado, que puede necesitar varias sesiones y tiene un efecto menos inmediato, a pesar de que las criosondas de aplicación han ido aumentando su eficacia y rapidez. Recientemente, se ha descrito la posibilidad de utilizar criosondas en la obtención de biopsias bronquiales de mayor tamaño y menos artefactos que las obtenidas con pinzas convencionales.[8] Esta opción podría resultar especialmente atractiva para incrementar el bajo rendimiento diagnóstico de la biopsia pulmonar transbronquial en el estudio de neumopatías difusas; de esta manera se podrían ahorrar otros procedimientos diagnósticos más cruentos y costosos (véase la figura 1). A pesar de algunas experiencias preliminares positivas (Hetzel J et al., ATS International Conference, Toronto, 2008), todavía no se dispone de ningún ensayo clínico que evalúe el riesgo-beneficio de esta técnica diagnóstica.

Tanto la **terapia fotodinámica** como la **braquiterapia** sirven para destruir tejido tumoral abordable mediante broncoscopia a través de la utilización de una luz láser con una longitud de onda determinada o de una fuente radiactiva, respectivamente. Sus principales indicaciones son carcinomas de pulmón no aptos para otros tratamientos, con finalidad paliativa en la mayoría de casos, aunque también se han empleado como tratamiento curativo (único o adyuvante a otras terapias) de tumores incipientes microinvasivos y carcinomas *in situ*. A pesar de ser técnicas conocidas desde hace años, su uso está limitado a escasos centros y su papel exacto en el tratamiento del carcinoma bronquial no está determinado.[9-11]

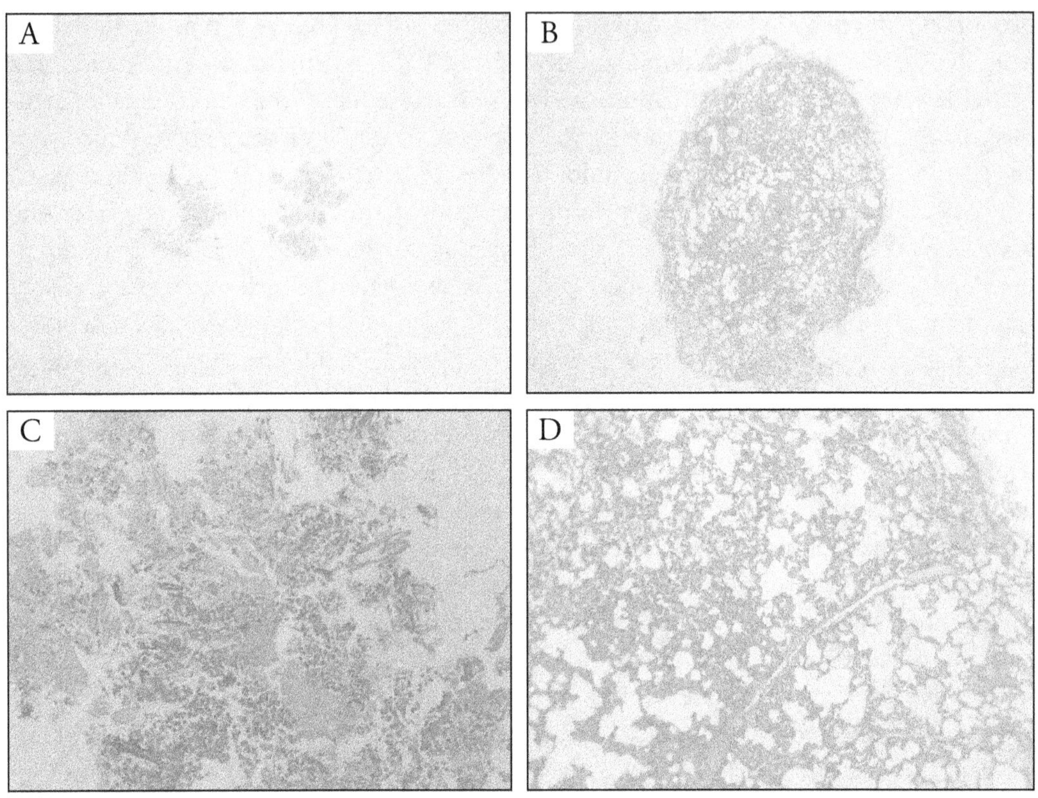

*Figura 1. Imagen de microscopia óptica con biopsias pulmonares transbronquiales realizadas con pinzas convencionales (A y C) y con criosondas (B y D) a cincuenta y doscientos aumentos respectivamente. Tinción de hematoxilina-eosina. Se observa el mayor tamaño y cantidad de estructuras tisulares bien preservadas en la muestra obtenida con criosondas.*

Las **prótesis tráqueo-bronquiales** (popularmente conocidas por el término anglosajón *stent*) son dispositivos tubulares de diferentes materiales (silicona, metálicas, mixtas), tamaños y formas para ser colocados en el interior de la luz traqueal o de grandes bronquios, con la finalidad de mantener un adecuado diámetro que permita la ventilación cuando está comprometida por causa tumoral (maligna o benigna) o no tumoral (traqueomalacia, cicatrices, amiloidosis, compresión extrínseca). Las prótesis de silicona son las más utilizadas al presentar un número menor de complicaciones y una mayor facilidad para retirarlas en caso necesario. A menudo, se combinan con otras técnicas de recanalización bronquial como las anteriormente citadas. Pueden colocarse con broncoscopio rígido (opción más frecuente) o flexible, dependiendo del tipo de patología y de prótesis. En general, si la indicación y la técnica son las correctas, las prótesis suelen tener éxito en la mayoría de los casos.

En pacientes con enfisema grave sintomático, refractario o no tributario a otros tratamientos, la cirugía de reducción de volumen pulmonar es una alternativa terapéutica que consiste en la resección de áreas de pulmón con enfisema que contribuyen muy poco a la función pulmonar. Su objetivo es mejorar la tolerancia al ejercicio y la calidad de vida.[12-14] No obstante, las complicaciones de esta técnica quirúrgica son importantes y frecuentes (90 % persistencia de fuga aérea, 45-60 % infecciones, 8 % mortalidad), por lo que se han ido buscando técnicas endoscópicas que consigan el mismo efecto de forma menos cruenta. De las tres evaluadas: fenestraciones bronquiales, balones de silicona y **válvulas endobronquiales**, ha sido el uso de las válvulas endobronquiales la técnica que ha generado mejores expectativas.

Las **válvulas endobronquiales** consisten en dispositivos unidireccionales que permiten el paso de aire espirado y secreciones hacia el exterior y que, una vez colocadas en bronquios lobares o segmentarios de zonas enfisematosas, evitan que el aire siga entrando. De esta manera se induce a un colapso de la zona tratada, lo que comporta descompresión del parénquima más sano, la mejora de la mecánica respiratoria y del gasto cardíaco. No son difíciles de colocar, se introducen plegadas a través del canal de trabajo de un broncoscopio flexible; sólo se precisa anestesia local y tienen la ventaja de que se pueden volver a retirar en caso necesario si hay ineficacia, migración u otras complicaciones asociadas a la válvula (infecciones, hemoptisis, neumotórax).[15,16] Dos compañías norteamericanas (Spiration, Redmon, Washington, EE.UU., y Emphasys Medical, Redwood City, California, EE.UU.) han ido desarrollando diferentes válvulas conocidas como «de paraguas» o «de silicona», respectivamente (véase la figura 2), siendo estas últimas de las que existe mayor información disponible. Los estudios publicados indican en su conjunto que se trata de un procedimiento bas-

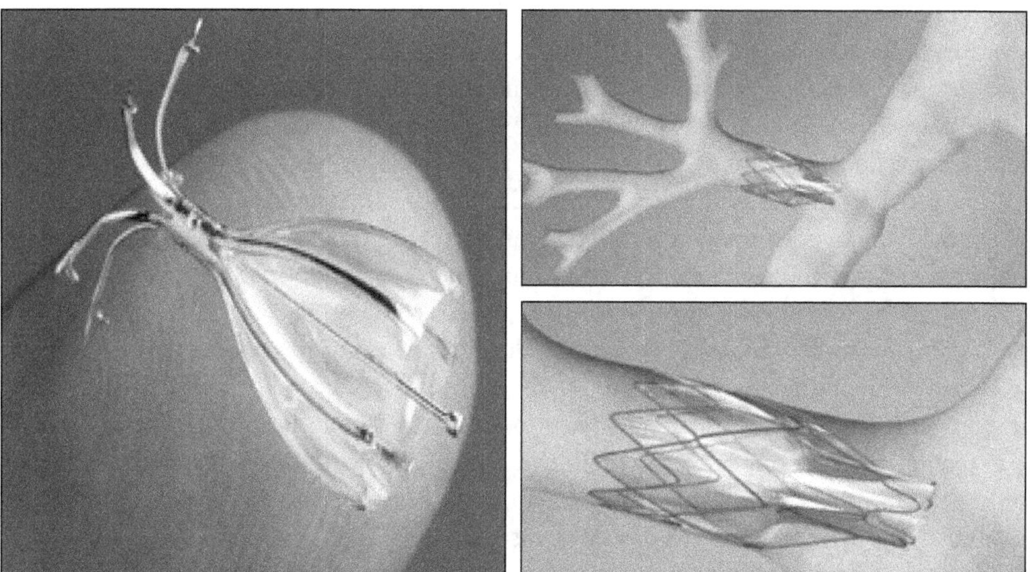

*Figura 2. A la izquierda, válvula endobronquial en forma de paraguas (Spiration, Redmon, WA, EE.UU.), y a la derecha, válvula endobronquial de silicona (Emphasys, Redwood City, Ca, EE.UU.).*

tante seguro (20 % neumotórax, 3 % neumonías) y que ofrece una mejoría moderada en las cifras de función pulmonar y en la tolerancia al ejercicio físico.[17-20] Sin embargo, existe un número importante de pacientes que no responden al tratamiento y sólo aquéllos en los que se consigue colapso del área tratada presentan una clara mejoría clínica y funcional. Se conjetura que la presencia de ventilación colateral, aumentada en los pacientes con enfisema, es el principal factor asociado al fracaso de la técnica. Si así fuese, los pacientes con enfisema bulloso heterogéneo, sin ventilación colateral y con cisuras pulmonares interlobares preservadas serían los más susceptibles de beneficiarse de esta técnica.[21] Para contestar algunas de estas dudas y tratar de establecer mejor los criterios de selección de pacientes están en marcha ensayos clínicos controlados y aleatorizados, cuyos resultados se publicarán durante los próximos meses. Por otro lado, han comenzado a aparecer trabajos sobre el uso de estas válvulas con otras indicaciones, como el tratamiento de fístulas broncopleurales.[22]

La **termoplastia bronquial** es un procedimiento basado en la aplicación de calor generado por radiofrecuencia sobre la mucosa bronquial con la finalidad de disminuir la cantidad y capacidad contráctil del músculo liso bronquial. Es una técnica comparable a la ablación de haces de conducción cardíacos en el tratamiento de arritmias, aunque de menor intensidad energética. Una empresa estadounidense ha desarrollado un catéter para su aplicación a través de broncoscopia flexible (catéter Alair®; Asthmatx Inc, Mountain View, California, EE.UU.) (véase la figura 3). Este procedimiento es una aproximación terapéutica novedosa para reducir la broncoconstricción en el asma. Los primeros estudios se realizaron en perros y pusieron de manifiesto que su aplicación reducía la cantidad de músculo liso bronquial, lo que se acompañaba de un descenso de la hiperreactividad bronquial.[23,24] En humanos, es una técnica viable pero comporta frecuentes efectos adversos (tos, hipersecreción, disnea, broncoespasmo), aunque la mayoría son leves y transitorios en la fase inicial postratamiento (entre uno y siete días).[25-28] Su aplicación requiere tres sesiones en días separados, dos para cada lóbulo inferior y una para ambos lóbulos superiores. En cada una de estas sesiones se tratan todos los bronquios visibles de tres a diez milímetros de diámetro, y se aplica energía térmica cada 0,5 cm, empezando por las zonas más distales a la visión endoscópica. La técnica requiere una hora aproximada para cada sesión, que el paciente esté sedado y un personal bien entrenado en la realización de broncoscopias.[29] Hay disponibles tres estudios en pacientes con asma, que incluyen un total de 86 pacientes tratados: 16 leves con período de seguimiento de dos años sin grupo control; y 70 con asma moderada o grave, un año de seguimiento y grupo control con tratamiento convencional. Analizados en su conjunto, estos trabajos indican que la aplicación de esta técnica conlleva un cierto beneficio clínico (en el número de agudizaciones y la presencia de síntomas) y de forma más discreta, una mejora funcional (en flujo espiratorio máximo, volumen espirado máximo en un segundo [VEMS] e hiperreactividad a metacolina).[26-28] Ninguno de estos trabajos incluyó la realización de broncoscopias placebo, lo que puede suponer una limitación en la interpretación de resultados. El asma es una patología con opciones terapéuticas eficaces en la mayoría de pacientes, por lo que este pro-

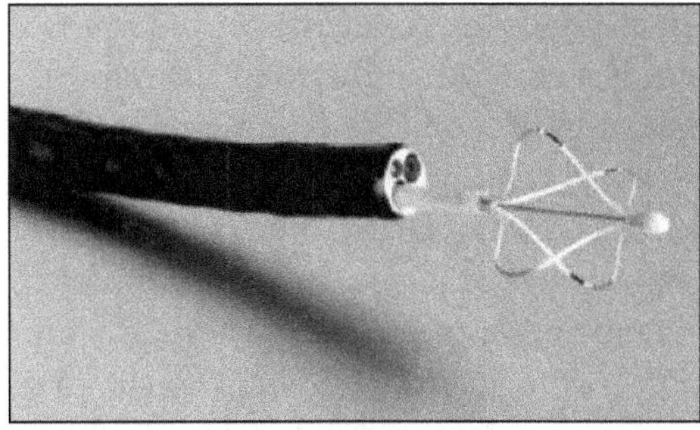

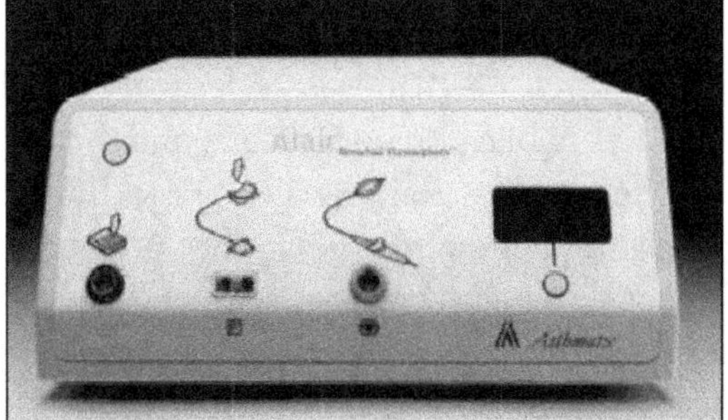

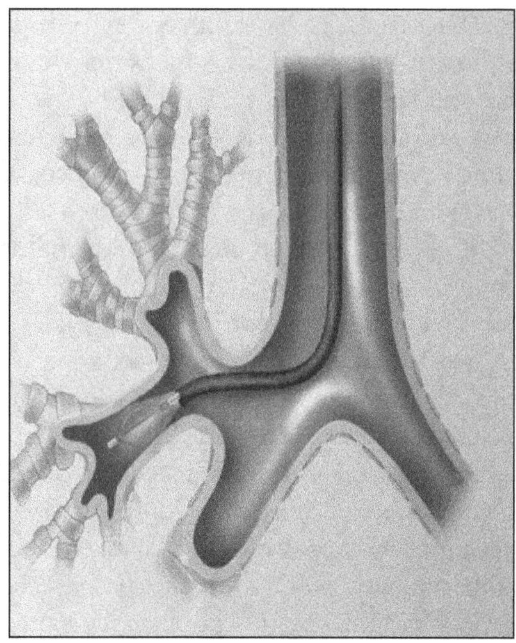

*Figura 3. A la izquierda catéter y sistema Alair® (Asthmatax Inc, Mountain View, California, EE.UU.). A la derecha dibujo de su aplicación bronquial. Imágenes obtenidas de www.asthmatx.com.*

cedimiento parecería estar justificado especialmente para formas graves, inestables y refractarias a otros tratamientos. Sin embargo, las diversas limitaciones y escasez de estudios disponibles hacen que todavía sea prematuro extraer conclusiones sobre el posible papel de esta técnica en el tratamiento del asma. Diversas dudas se deben ir contestando a medida que aparezcan nuevos estudios y ensayos clínicos, como son la posible repercusión sobre el proceso inflamatorio al variar las características contráctiles de la vía aérea, las consecuencias a largo plazo del tratamiento o el papel fisiológico del músculo liso bronquial.

## 3.2 Diagnósticas

Entre las técnicas diagnósticas destacan la autofluorescencia, la luz de banda estrecha, la ultrasonografía y el navegador electromagnético.

La broncoscopia con **autofluorescencia** se desarrolló para incrementar la sensibilidad en la detección de lesiones de la mucosa bronquial, en especial, lesiones premalignas que ofrecen pocos cambios respecto a la mucosa normal al ser observados con luz blanca, o bien para una mejor determinación de los márgenes de infiltración de una lesión invasiva. Es una técnica basada en la observación de que un tejido anormal tiene menor capacidad autofluorescente al incidir sobre él una luz con una longitud de onda específica

(380-460 nm). El valor superior en el diagnóstico de lesiones cancerígenas preinvasivas se ha demostrado en diversos ensayos clínicos que ponen de manifiesto su alta sensibilidad, en la que la baja especificidad es su principal limitación.[30-32] Otras ventajas son la compatibilidad con videobroncoscopia convencional, el hecho de que no supone una segunda exploración, y que alarga el procedimiento sólo tres o cuatro minutos.

La **luz de banda estrecha** consiste en la combinación de diferentes espectros lumínicos y colores que permiten una mejor identificación de capilares y estructuras vasculares subepiteliales por la absorción lumínica que realiza la hemoglobina. La aplicación clínica se basa en la mejor detección de la angiogénesis asociada a los procesos displásicos y cancerosos. La experiencia publicada sobre esta técnica se refiere especialmente a la endoscopia digestiva. La comercialización de broncoscopios flexibles con luz de banda estrecha es reciente, no así en endoscopia digestiva, y los primeros trabajos publicados ponen de manifiesto un incremento en la detección de lesiones displásicas de la mucosa bronquial.[33,34] En el futuro próximo, se espera la aparición de estudios que clasifiquen diferentes patrones vasculares de la mucosa traqueobronquial que sean específicos de algunas patologías. Es posible que ambas técnicas, autofluorescencia y luz de banda estrecha, se beneficien de su uso combinado para aumentar su sensibilidad y, sobre todo, su especificidad.

Actualmente, la realización de estas técnicas requiere entrenamiento en la interpretación de los hallazgos por parte del endoscopista, pero no suponen ninguna incomodidad añadida al paciente y se puede escoger entre diversas opciones comerciales para llevarlas a cabo. La realización de una broncoscopia con autofluorescencia es aconsejable, aunque no obligada, en la evaluación de pacientes con sospecha clínica de cáncer de pulmón o un esputo con células atípicas. Las técnicas radiológicas actuales (TC, tomografía por emisión de positrones [PET]) pueden combinarse con estas opciones endoscópicas para el diagnóstico del cáncer de pulmón en fases presintomáticas en sujetos de riesgo.[35] Sin embargo, la implantación de programas de cribado para el cáncer de pulmón y el balance riesgo-beneficio de los mismos no están todavía bien establecidos debido a la existencia de factores de confusión en la identificación de sujetos de riesgo, la falta de estudios que evalúen su impacto sobre la mortalidad real por cáncer de pulmón y al gran gasto que supondrían.

La utilización de **ultrasonidos** para poder identificar las capas inferiores a la mucosa bronquial se ha desarrollado notablemente durante la última década. Existen dos modalidades de sondas ecográficas: radiales y lineales. La forma radial es menos utilizada y requiere la introducción de la sonda ecográfica con balón inflable a través del canal del broncoscopio. La modalidad lineal se ha convertido en una herramienta de uso cada vez más extendido gracias a la introducción del fibrobroncoscopio con ecógrafo lineal y punción-aspiración transbronquial incorporada (sistema EBUS®). El aprendizaje de la técnica no es sencillo porque requiere la familiarización tanto con el equipo como con la imagen ecográfica de la anatomía bronquial y mediastínica, con ángulos diferentes a los axiales que ofrece la TC de tórax. Otros inconvenientes son su coste, el calibre de broncoscopio empleado y que, en la práctica, suele tratarse de una segunda exploración. La ecografía bronquial ha demostrado eficacia en la estadificación mediastínica del cáncer de pulmón por su mayor sensibilidad para acceder a los ganglios linfáticos que la punción a ciegas, según la información de la TC. Además, también puede ser usado para el diagnóstico de otras adenopatías (sarcoidosis) y tumores mediastínicos, así como para tumores intrapulmonares.[36-38]

Un procedimiento muy novedoso cuya finalidad es incrementar el rendimiento diagnóstico de la broncoscopia es el **navegador electromagnético**. Este sistema consiste en una combinación de tres técnicas que permiten combinar imágenes radiológicas con la visión endoscópica en tiempo real. En primer lugar, con la información de una TC torácica se obtiene una reconstrucción virtual y tridimensional del árbol traqueobronquial. El segundo componente del sistema es una sonda con un sensor de posición, flexible y con capacidad para navegar a lo largo de las vías respiratorias. Finalmente, bajo el paciente, se coloca una placa electromagnética que sincroniza la información virtual generada de la TC con la señal obtenida de la sonda localizadora a medida que progresa por el árbol bronquial. La sonda es introducida por el broncoscopio flexible y al sincronizar la señal que emite con la reconstrucción virtual, se puede ir guiando hasta zonas sin visión broncoscópica directa. La sonda dispone también de un canal para poder introducir algunas herramientas (aguja de punción, pinzas de biopsia o cepillo) con la finalidad de obtener muestras citohistológicas. De esta forma, se pueden alcanzar tanto lesiones pulmonares periféricas como adenopatías mediastínicas.[39-43] Los resultados en pacientes muestran que se trata de un procedimiento muy seguro –se han descrito pocos efectos adversos (< 5 % neumotórax)– para conseguir muestras de tejido pulmonar periférico y del mediastino con un alto rendimiento diagnóstico (74 % para nódulos periféricos y 100 % para adenopatías mediastínicas).[41,42] El navegador electromagnético superDimension® (Bronchus system, super Dimension Ltd, Hertzliya, Israel) (véase la figura 4) es del que

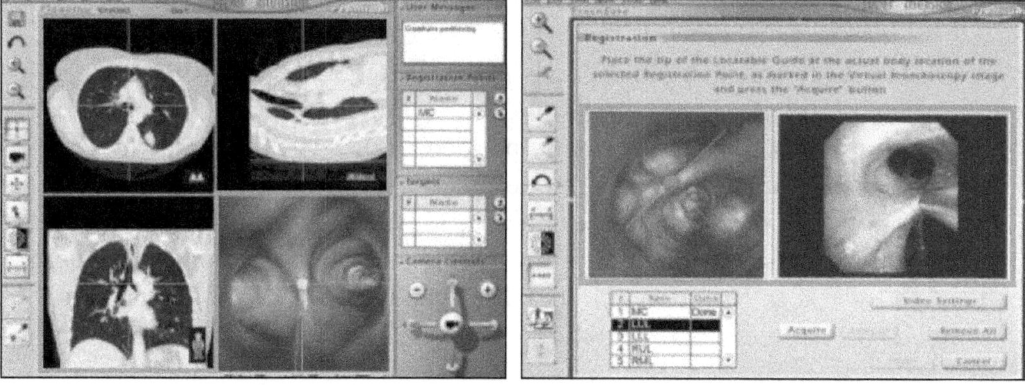

*Figura 4. Sistema superDimension. Reconstrucción tridimensional del árbol bronquial a partir de imágenes topográficas (imagen izquierda) y procedimiento de sincronización con la imagen endoscópica en tiempo real (imagen derecha). Imágenes obtenidas de www.superdimension.com.*

existe mayor información disponible y ha sido recientemente comercializado. Existen también trabajos preliminares con otros prototipos de navegadores electromagnéticos.[44,45] No obstante, este procedimiento no está exento de limitaciones y cuestiones por resolver. De un modo semejante a la ecografía, requiere una curva de aprendizaje incluso para endoscopistas expertos. El número de instrumentos auxiliares disponibles (pinzas, agujas, etc.) es escaso y plantea limitaciones prácticas. No están bien establecidas las características, tamaño y localización de las lesiones con más posibilidades de éxito diagnóstico. Además, puede conllevar un procedimiento largo e incómodo para el paciente, especialmente si se pierde la sincronización electromagnética, hecho que es posible con la tos o las secreciones respiratorias. En el futuro próximo se deberá determinar cuál es la capacidad y el papel diagnóstico del navegador en el estudio del cáncer de pulmón, teniendo en cuenta que existen técnicas disponibles que ofrecen buenas tasas de eficacia como son algunas técnicas de imagen (TC multicorte, PET-TC, etcétera), la ecografía bronquial y la punción torácica externa guiada por TC.

## 4  Algunas expectativas de futuro

Son múltiples las expectativas a medio plazo en los procedimientos endoscópicos respiratorios. En la actualidad, se experimenta con técnicas de magnificación que permiten obtener imágenes de alta calidad a través del broncoscopio. La utilización de sondas finas de **microscopia confocal** fluorescente de solamente un milímetro de diámetro introducidas a través del canal de un broncoscopio flexible permiten realizar estudios microscópicos *in vivo* (se ha denominando alveoloscopia). Estas sondas ultrafinas pueden identificar microestructuras de la superficie bronquial y diferenciar patrones de estructura tisular y mucosa distintos de la normalidad.[46] Otras técnicas de imagen en desarrollo son: la visión tridimensional, la reconstrucción virtual del árbol bronquial, el zoom digital, la tomografía endoscópica e incluso la resonancia magnética endoscópica. La información relativa a estas herramientas es limitada y todavía no existen ensayos respecto a su utilización clínica. La capacidad de diagnóstico y tratamiento también se modificará con el desarrollo de nuevos sistemas como la manipulación de los broncoscopios por control remoto, la implantación de células madre, la terapia génica, y la nanotecnología, aunque los primeros trabajos en relación con estas opciones se encuentran todavía en fases muy iniciales. En cualquier caso, no cabe duda de que el continuo desarrollo tecnológico promete grandes y beneficiosos avances en la broncoscopia.

## BIBLIOGRAFÍA

1. Curull V. Endoscopia respiratoria en Cataluña. Situación actual. Annals de Medicina 2008; 91; supl 4: 14-8.
2. Ramser ER, Beamis JF Jr. Laser bronchoscopy. Clinics in Chest Med 1995; 16: 277-91.
3. Mohan A, Guleria R, Mohan C, Sharma R. Laser bronchoscopy: current status. J Assoc Physicians 2004; 52: 915-20.
4. Bollinger CT, Sutedja TG, Strauzz J, Freitag L. Therapeutic bronchoscopy with immediate effect: laser, electrocautery, argon plasma coagulation and stents. Eur Respir J 2006; 27: 1258-271.
5. Choi HS, Kim SY, Choi CW, You JH, Kang HM, Park MJ. Use of bronchoscopic electrocautery in removing endotracheal metastasis. Lung Cancer 2007; 58: 286-90.
6. Hetzel M, Hetzel J, Schumann C, Marx N, Babiak A. Cryorecanalization: a new approach for the immediate management of acute airway obstruction. J Thorac Cardiovasc Surg 2004; 127: 1427-431.
7. Vergnon JM. Bronchoscopic cryotherapy. J Bronchol 1995; 2: 323-27.
8. Schumann C, Mattefeld T, Hetzel M, Hetzel J and Lepper PM. Improving the diagnostic yield of endobronchial biopsies by flexible crioprobe in lung cancer. Eur Respir J 2004; 24 supp48: s491.
9. Moghissi K, Dixon K, Thorpe JA, Stringer M, Oxtoby C. Photodynamic therapy (PDT) in early central lung cancer: a treatment option for patients ineligible for surgical resection. Thorax 2007; 62: 391-95.
10. Díaz Jiménez JP, Martínez Ballarín JL, Llunell A, Farrero E, Rodríguez AN. Randomized, phase III comparative study PDT versus Nd-Yag Laser for obstructing or partially obstructing bronchogenic carcinoma. Eur Respir J 1999; 14: 800-05.
11. Klopp AH, Eapen GA, Komakki RR. Endobronchial brachytherapy: an effective option for palliation of malignant bronchial obstruction. Clin Lung Cancer 2006; 203-07.
12. Ferguson GT, Fernández E, Zamora MR *et al*. Improved exercise performance following lung volume reduction surgery for emphysema. Am J Respir Crit Care Med 1998; 157: 1159-203.
13. Travalime JM, Furukawa S, Kuzma AM *et al*. Bilateral apical vs nonapical stapling resection during lung volume reduction surgery. Chest 1998; 114: 981-87.

14. National Emphysema Treatment Trial Research Group. A randomized trial comparing lung-volume-reduction surgery with medical therapy for severe emphysema. N Engl J Med 2003; 348: 2059-073.
15. Maxfield RA. New and emerging minimally invasive techniques for lung volume reduction. Chest 2004; 125: 777-83.
16. Sauleda J. Tratamiento endoscópico del enfisema. Arch Bronconeumol 2006; 42 (supl 2): 32-7.
17. Toma TP, Hopkinson NK, Hillier *et al*. Bronchoscopic volume reduction with valve implants in patients with severe emphysema. Lancet 2003; 361: 931-33.
18. Venuta F, Rendina EA, De Giacomo T *et al*. Bronchoscopic lung volume reduction with one-way valves in patients with heterogeneous emphysema. Ann Thorac Surg 2005; 79: 411-16.
19. Yima AP, Hwong TM, Lee TW *et al*. Early results of endoscopic lung volume reduction for emphysema. J Thorac Cardiovasc Surg 2004; 127: 1567-573.
20. Wan IY, Toma TP, Geddes DM *et al*. Bronchoscopic lung volume reduction for end-stage emphysema: report on the first 98 patients. Chest 2006; 129: 518-26.
21. Fessler HE. Collateral ventilation in the bane of bronchoscopic volume reduction. Am J Respir Crit Care Med 2005; 171: 423-24.
22. Toma TP, Kon OM, Oldfield W *et al*. Reduction of persistent air leak with endoscopic valve implants. Thorax 2007; 62: 830-33.
23. Cox PG, Miller J, Mitzner W, Leff AR. Radiofrequency ablation of airway smooth muscle for sustained treatment of asthma: preliminary investigations. Eur Respir J 2004; 24: 659-63.
24. Brown RH, Wizeman W, Danek C, Mitzner W. In vivo evaluation of the effectiveness of bronchial thermoplasty with computed tomography. J Appl Physiol 2005; 98: 1603-606.
25. Miller JD, Cox G, Vincic L, Lombard CM, Loomas BE, Danek CJ. A prospective feasibility study of bronchial thermoplasty in the human airway. Chest 2005; 127: 1999-2006.
26. Cox G, Miller JD, McWilliams A, Fitzgerald JM, Lam S. Bronchial thermoplasty for asthma. Am J Respir Crit Care Med 2006; 173: 965-69.

27. Cox G, Thomson NC, Rubin AS *et al*. AIR Trial Study Group. Asthma control during the year after bronchial thermoplasty. N Engl J Med 2007; 356: 1327-337.

28. Pavord ID, Cox G, Thomson NC *et al*. RISA Trial Study Group. Safety and efficacy of bronchial thermoplasty in symptomatic, severe asthma. Am J Respir Crit Care Med 2007; 176: 1185-191.

29. Mayse M, Laviolette M, Rubin A *et al*. Clinical pearls for bronchial thermoplasty. J Bronchol 2007; 14: 115-23.

30. Lam S, MacAulay C, LeRiche JC, Palcic B. Detection and localization of early luna cancer by fluorescence bronchoscopy. Cancer 2000; 89: 2468-473.

31. Häubinger K, BeckerH, Stanzel F *et al*. Autofluorescence bronchoscopy with white light bronchoscopy compared with white light bronchoscopy alone for the detection of precancerous lesions: a European randomized controlled multicentre trial. Thorax 2005; 60: 496-503.

32. Lam B, Wong MP, Fung SL *et al*. The clinical value of autofluorescence bronchoscopy for the diagnosis of lung cancer. Eur Respir J 2006; 28(5): 915-19.

33. Vincent BD, Fraig M, Sivestri GA. A pilot study of narrow-band imaging compared to white light bronchoscopy for evaluation of normal airways and premalignant and malignant airways disease. Chest 2007; 131(6): 1794-799.

34. Yamada G, Shijubo N, Kitada J *et al*. Narrow band imaging yields clear images of subepithelial microvessels in large airways in combination with high magnification bronchovideoscopy. J Bronchol 2007; 14: 75-9.

35. Loewen G, Natarajan N, Tan D *et al*. Autofluorescence bronchoscopy for lung cancer surveillance based on risk assessment. Thorax 2007; 62: 335-40.

36. Hertz FJ, Eberhardt R, Vilmann P, Krasnik M, Ernst A. Real-time endobronchial ultrasound guided transbronchial needle aspiration for sampling mediastinal lymph nodes. Thorax 2006; 61: 795-98.

37. Kou CH, Lin SM, Chen HC, Chou CL, Yu CT, Kou HP. Diagnosis of peripheral lung cancer with three echoic features via endobronchial ultrasound. Chest 2007; 132: 922-29.

38. Yasufuku K, Nakajima T, Chiyo M, Sekine Y, Shibuya K, Fujisawa T. Endobronchial ultrasonographty: current status and future directions. J Thorac Oncol 2007; 2: 907-09.

39. Hautmann H, Schneider A, Pinkau T, Peltz F, Feussner H. Electromagnetic catheter navigation during bronchoscopy: validation of a novel method by conventional fluoroscopy. Chest 2005; 128: 382-87.

40. Schwarz Y, Mehta AC, Ernst A *et al*. Electromagnetic navigation during flexible bronchoscopy. Respiration 2002; 69: 63-8.

41. Schwarz Y, Greif Y, Becker H, Ernst A, Mehta AC. Real-time electromagnetic navigation bronchoscopy to peripheral lesions using overlaid CT images: the first human study. Chest 2006; 129: 988-94.

42. Seijo LM, Bastarrika G, Lozano MD, Zulueta JJ. Preliminary experience with the use of electromagnetic navigation for the diagnosis of peripheral pulmonary nodules and enlarged mediastinal lymph nodes. Arch Bronconeumol 2007; 43: 460-63.

43. Gildea TR, Mazzone PJ, Karnak D, Meziane M, Mehta AC. Electromagnetic navigation diagnostic bronchoscopy: a prospective study. Am J Respir Crit Care Med 2006; 174: 982-89.

44. Shinagawa N, Yamazaki K, Onodera Y *et al*. CT-guided transbronchial biopsy using an ultrathin bronchoscope with virtual bronchoscopic navigation. Chest 2004; 125: 1138-143.

45. Asano F, Matsuno Y, Shinagawa N *et al*. A virtual bronchoscopic navigation system for pulmonary peripheral lesions. Chest 2006; 130: 559-66.

46. Thiberville L, Moreno-Swirc S, Vercauteren T, Peltier E, Cavé C, Heckly GB. *In Vivo* imaging of the bronchial wall microstructure using fibered confocal fluorescence microscopy. Am J Respir Crit Care Med 2007; 175: 22-31.

# Capítulo 2
# Los efectos respiratorios de la exposición a los vertidos de fuel

G. Rodríguez

Área de Neumología
Servicio de Neumología
Hospital Clínico San Carlos
Madrid

*Dirección para correspondencia*
Hospital Clínico San Carlos
Dra. G. Rodríguez
grodriguezt.hcsc@salud.madrid.org

## 1  Introducción

A lo largo de la historia se han producido múltiples naufragios de petroleros con la consiguiente contaminación del mar, la costa y el medio ambiente de la zona afectada. Tradicionalmente se ha prestado gran atención al impacto socioeconómico de estas catástrofes. Sin embargo, a pesar de su potencial riesgo tóxico, la valoración de la repercusión en términos de salud pública ha sido mucho más tímida. Este motivo se tratará en este capítulo.

El petróleo es un compuesto de origen orgánico que se extrae de la superficie terrestre y se distribuye por medio de oleoductos o a través de barcos petroleros. El petróleo sin refinar también se denomina crudo. En las refinerías, el crudo se separa en fracciones ligeras (gas de refinería, gasolina), fracciones medias (queroseno, gasoil) y fracciones pesadas (fueloil ligero, fueloil pesado, asfalto). Entre sus componentes fundamentales se encuentra una mezcla compleja de hidrocarburos aromáticos policíclicos, hidrocarburos saturados, compuestos orgánicos volátiles (benceno, tolueno, xilenos), oxígeno, nitrógeno, metales pesados, resinas, asfaltenos y heteromoléculas con átomos de azufre (véase la tabla 1). Estas sustancias, especialmente los compuestos orgánicos volátiles, los hidrocarburos aromáticos policíclicos y los metales pesados, son potencialmente peligrosas para la salud. Dichas sustancias pueden acceder al organismo por dos vías fundamentales: la cutáneomucosa y la inhalada. También hay que considerar, aunque con menor relevancia, la vía digestiva en el supuesto de ingesta accidental o por incorporación de los hidrocarburos aromáticos policíclicos y de los metales pesados a la cadena alimentaria. La cinética pos-

| | Composición | Toxicidad |
|---|---|---|
| **Hidrocarburos aromáticos** | *HA volátiles:* benceno, tolueno, xileno. | Síntomas agudos (respiratorios, neurovegetativos) carcinógenos. |
| | *HA policíclicos:* naftaleno, fenantreno, dibenzotiofeno, fluoranteno, criseno y alquil-derivados. | Posibles carcinógenos. Alteraciones endocrinas; irritantes de piel y mucosas. |
| | *HA de ⇑ peso molecular:* benzofluorantenos, perileno, benz[a]antraceno, benzo[e]pireno, benzo[a]pireno, etc. | Probables carcinógenos. Irritantes cutáneos. |
| **Hidrocarburos saturados** | | |
| **Resinas y asfaltenos** | | |
| **Heteromoléculas** con átomos de azufre, $O_2$, N, metales pesados (cadmio, plomo, níquel). | | Alteraciones endocrinas. Carcinógenos. |

*Tabla 1. Composición del petróleo y toxicidad descrita de sus componentes.*

terior es poco conocida. Estudios en animales muestran que los hidrocarburos se distribuyen sobre todo en órganos ricos en grasa y en el pulmón. Su detoxificación da lugar a la formación de metabolitos y conjugados que se eliminan por vía urinaria y fecal de manera que, en general, no permanecen en el organismo. Durante el proceso de metabolización se pueden generar moléculas reactivas que se unen al ADN formando aductos.

Por otra parte, la exposición aguda a compuestos orgánicos volátiles puede ocasionar, a su vez, alteraciones neurológicas como cefalea, náuseas, mareos o somnolencia. Además, puede producir dificultad respiratoria, vómitos y dolor abdominal. También hay que indicar que los hidrocarburos aromáticos policíclicos son responsables de efectos irritativos sobre la piel, los ojos y la garganta.[1,2]

La toxicidad crónica de los componentes del petróleo se atribuye fundamentalmente a las propiedades genotóxicas de los compuestos orgánicos volátiles e hidrocarburos aromáticos policíclicos. Según la clasificación de la International Agency for Cancer Research (IARC),[3] algunos compuestos orgánicos volátiles como el benceno pertenecen al grupo de carcinógenos humanos probados –grupo 1, muy relacionado con neoplasias hematológicas–. Otros como el tolueno, etilbenceno o estireno, pertenecen al grupo de posibles carcinógenos humanos –grupo 2B, definido por la evidencia de su actividad carcinogenética en animales–. Los hidrocarburos aromáticos policíclicos se han implicado en la génesis de tumores, principalmente cutáneos. El benzo[a]antraceno, el benzo[a]pireno y el dibenzo[a,h]antraceno se consideran probables carcinógenos en humanos –grupo

2A–, mientras que el naftaleno, el benzo[b]fluoranteno, el benzo[j]fluoranteno y el benzo[k]fluoranteno pertenecen al grupo 2B de posibles carcinógenos en humanos. Los metales pesados también tienen propiedades carcinogénicas y pueden afectar al sistema endocrino e inmunológico.


## 2  La exposición a las mareas negras y sus efectos sobre la salud: evidencia científica previa al vertido del Prestige

En torno a las múltiples mareas negras que se han producido en las últimas décadas en el mundo, se han realizado diversos estudios epidemiológicos con el objetivo de evaluar las consecuencias de la exposición sobre la salud de las poblaciones afectadas. Estos trabajos se centraron en el estudio de síntomas agudos o a corto plazo y en pocos casos se cuantificó la exposición. En todas las investigaciones se describe de manera consistente una asociación entre la exposición aguda al vertido y la presencia de síntomas neurovegetativos e irritativos de la piel, los ojos y la garganta. A continuación, se detalla la metodología y resultados principales de las investigaciones publicadas.


### 2.1  Exxon Valdez *(Alaska, 24 de marzo de 1989)*

Este es el primer naufragio del que se tiene cierta información científica. Se derramaron más de cuarenta mil toneladas de fuel y en su limpieza participaron más de once mil personas. Un informe del National Institute for Occupational Safety and Health (NIOSH) aporta datos sobre las 1.811 peticiones de indemnización que realizaron los trabajadores, de las cuales 800 (44 %) fueron por problemas traumáticos (cortes, esguinces, contusiones), 264 (15 %) por problemas respiratorios y 44 (2 %) por dermatitis.[4] Las investigaciones sobre este vertido se centraron en las repercusiones que causó en la salud mental. Este es el caso del estudio epidemiológico transversal de Palinkas y cols.[5] Mediante la utilización de cuestionarios –en una muestra de 599 hombres y mujeres estudiados un año después del vertido– observaron en los sujetos expuestos una probabilidad 3,6 veces mayor de padecer un desorden de ansiedad generalizado, 2,9 veces mayor de padecer síndrome de estrés postraumático y 2,1 veces mayor de tener una puntuación elevada en la escala de depresión.


### 2.2  Braer *(Escocia, 5 de enero de 1993)*

Este buque naufragó en el suroeste de las Islas Shetland y contenía 85.000 t de fuel. Una fuerte racha de vientos en la zona durante los días siguientes al naufragio produjo una importante contaminación de la costa. Tres días después del vertido, se midió el flujo espiratorio máximo (FEM) a niños entre cinco y doce años, los cuales eran residentes en un radio de cinco kilómetros. La medición, junto con la realización de una espirometría forzada, se repitió a los nueve y a los doce días. Participaron 44 niños en la primera medición (79 %) y 56 (92 %) en las siguientes. Incluso en los niños asmáticos, los valores obtenidos inicialmente estaban dentro del rango de referencia y no se observó deterioro posterior de la función pulmonar.[6] Utilizando un diseño transversal, Campbell y cols. estudiaron 420 expuestos (residentes en un radio de 5 km del accidente) y 92 no expuestos (residentes 95 km al norte de la zona afectada) en un período comprendido entre una y dos semanas después del naufragio.[7] Emplearon un cuestionario sobre síntomas antes (dos semanas) y después del accidente, medición del FEM, determinación de hemograma, perfil renal y hepático en sangre, medición de glucosa, proteínas, hematíes y marcadores de exposición a hidrocarburos aromáticos policíclicos (HAP) en orina. La tasa de respuesta fue del 66 % y se realizó un seguimiento telefónico de los que no respondieron. En comparación con los síntomas indicados dos semanas antes del naufragio, se observó en los expuestos una mayor prevalencia de cefalea, dolor de garganta, dermatitis y picor de ojos. Las diferencias para síntomas como diarrea, náuseas, sibilantes, tos y dolor torácico fueron mucho más sutiles. Al compararlos con los controles, se observó en los sujetos expuestos una mayor prevalencia de cefalea, dolor de garganta y picor de ojos. Los síntomas se iniciaron mayoritariamente al día siguiente del naufragio y en el 97 % de los casos se habían resuelto al cabo de una semana. No se encontraron diferencias en el FEM ni en las determinaciones en sangre y orina. Únicamente se detectó más ácido hipúrico urinario en los expuestos, lo que podría reflejar exposición a tolueno. Mediante un cuestionario amplio y repitiendo las mediciones de FEM y de marcadores en sangre y orina, los mismos autores volvieron a evaluar las dos cohortes (344 de los 420 expuestos y 77 de los 92 controles) al cabo de seis meses.[8] Se observó un descenso de la prevalencia de los síntomas irritativos de la garganta, los ojos y la piel en los individuos expuestos. Es interesante resaltar que estos sujetos presentaron mayor disnea de esfuerzo, irritación de garganta y sibilancias de nueva aparición que los controles. No se encontraron diferencias en las mediciones de función pulmonar ni en las determinaciones analíticas.

En relación con esta catástrofe, hay que destacar la rapidez en la realización del estudio tras el vertido y la buena tasa de respuesta. Sin embargo, hay que tener en cuenta que sesgos de memoria y notificación pueden estar afectando a los resultados. Por otro lado, las mediciones funcionales y de marcadores biológicos utilizadas fueron probablemente muy groseras para detectar efectos.

Con relación al vertido del buque *Braer*, también se realizó un estudio dirigido a evaluar el daño genético primario derivado de la exposición –utilizando la cuantificación de aductos de ADN–, así como la frecuencia de eventos genéticos inducidos por ese daño primario (daño citogenético o mutaciones genéticas).[9] Para ello se analizaron en el momento agudo, a las diez semanas y a los diez meses de la máxima exposición, muestras de veinte expuestos que fueron comparadas con siete controles. Los niveles de aductos de ADN y los eventos genéticos fueron similares en los diferentes momentos de la exposición. Tampoco se encontraron diferencias entre expuestos y controles.

## 2.3  Sea Empress *(Gales, 15 de febrero de 1996)*

Este petrolero contenía más de ciento treinta mil toneladas de crudo, de las que se derramaron unas setenta y dos mil, las cuales contaminaron doscientos quilómetros de costa. Lyons y cols. efectuaron un estudio de cohortes retrospectivo para evaluar el impacto agudo sobre la salud física y psicológica de los afectados.[10] Para ello, distribuyeron por correo un cuestionario siete semanas después del accidente. Esta encuesta contenía un diario de salud retrospectivo que hacía referencia a las cuatro semanas posteriores al accidente y una lista de síntomas utilizada en el estudio del *Braer*. Se distribuyó entre 539 sujetos residentes en la zona costera afectada (expuestos) y 550 residentes en una zona de la costa no afectada (no expuestos). La tasa de respuesta fue elevada (69 %) y similar en las zonas afectadas (68 %) y no afectadas (70 %). Después de ajustar por edad, sexo, tabaquismo, ansiedad y preocupación por los efectos, se demostró una asociación entre la exposición al vertido y cefalea (OR 2,35; IC 95 % 1,56-3,55), dolor ocular (OR 1,96; IC 95 % 1,06-3,62) y dolor de garganta (OR 1,70; IC 95 % 1,12-2,60). En este estudio no se realizó seguimiento posterior ni determinación de marcadores biológicos.

## 2.4  Nakhodka *(Japón, 2 de enero de 1997)*

Este petrolero ruso, que contenía diecinueve mil toneladas de fuel número seis, naufragó en el nordeste de las islas Oki, en el mar del Japón, derramando más de seis mil toneladas que contaminaron fundamentalmente la costa oeste de Japón. Morita y cols. realizaron un estudio epidemiológico para valorar los efectos agudos de la exposición en los participantes en la limpieza.[11] Los autores indican que las mediciones ambientales de hidrocarburos y sus componentes (máxima el día 15 de enero; 1,51 ppm), de partículas suspendidas (máxima el 18 de enero; 0,088 $mg/m^3$) y de azufre (< 0,001 ppm) no superaron en ningún momento los límites aceptados para exposiciones ocupacionales. Cuatro sujetos portaron medidores personales de carbón activado durante dos horas de trabajo en la limpieza del fuel veintinueve días después del naufragio. Las concentraciones de benceno, tolueno y xileno estuvieron muy por debajo de los niveles considerados tóxicos. Veinte días después del vertido, algunas enfermeras de salud pública entrevistaron a 282 residentes en el área contaminada, utilizando como instrumento un cuestionario que incluía detalles sobre la participación diaria en las actividades de limpieza, exposición directa al fuel, estado de salud y síntomas tras la exposición. En 95 participantes, que en su mayoría superaban los cuarenta años, se recogieron, además, muestras de orina al terminar la jornada de trabajo para determinar metabolitos derivados de la exposición a hidrocarburos (ácido hipúrico para el tolueno, ácido metil hipúrico para el xileno y ácido trans, trans-mucónico para el benceno). Los varones trabajaron en las actividades de limpieza una media de 4,7 días y las mujeres 4,4 días. Más del 40 % de los sujetos limpiaron sólo uno o dos días y sólo un 17 % más de diez días. Se produjo contacto directo con el fuel, sobre todo en la cara y en los brazos. En cuanto a las medidas de protección, todos utilizaron guantes y menos del 30 %, gafas. El uso de mascarilla fue muy superior en las mujeres (87 %); dado que los hombres sólo la emplearon en un 35 % de los casos. Los síntomas más frecuentes fueron dolor de espalda y piernas (34 % en varones, 38 % en mujeres), cefalea (9 % en varones, 28 % en mujeres), picor de ojos (21 % en varones, 36 % en mujeres) y picor de garganta (13 % en varones, 21 % en mujeres). La prevalencia, el número y la duración de los síntomas se relacionaron con el número de días de trabajo. Los principales factores de riesgo para desarrollar síntomas fueron ser mujer, el número de días de trabajo y el contacto directo con el fuel. De las determinaciones de metabolitos de hidrocarburos en orina, sólo tres participantes presentaron niveles ligeramente elevados de ácido hipúrico, que se habían normalizado en una segunda determinación cuatro meses después.

Como se ha descrito, este estudio también se centra en síntomas en fase aguda. En dicho estudio se midió exhaustivamente la exposición, aunque presenta el inconveniente de que no se utilizó un grupo control.


### 2.5   Erika *(Francia, 12 de diciembre de 1999)*

El petrolero naufragó a cincuenta y cinco kilómetros de la punta de Penmarch, en la costa sur de la Bretaña francesa. Contenía 28.000 toneladas de fuel pesado número seis, que llegó a la costa el 24 de diciembre. Schvoerer y cols.[12] efectuaron un estudio epidemiológico transversal mediante cuestionario autoadministrado que se envió por correo a 3.669 personas –voluntarios y trabajadores contratados– que participaron en las tareas de limpieza antes del 17 de enero de 2000. La selección de la población de estudio se basó en listados parciales de participantes en la limpieza, obtenidos en algunos ayuntamientos afectados. La tasa de respuesta fue baja (43 %), con datos de 1.465 personas. El 7,5 % indicaron haber presentado heridas y el 53 % algún problema de salud. Entre los más frecuentes fueron: dolor lumbar (30 %), cefalea (22 %) y dermatitis (16 %). En menor medida se detectaron irritación ocular (9 %), problemas respiratorios (7 %) y náuseas (6 %). La duración de las actividades de limpieza se identificó como factor de riesgo para todos los problemas de salud.

Como limitaciones a esta investigación, cabe señalar la ausencia de grupo de control y el uso de listados parciales, motivos que impiden definir correctamente la población de estudio, que unido a la baja tasa de respuesta, dificulta la generalización de los resultados. También hay que considerar posibles sesgos de notificación y de memoria.

En este vertido se llevaron a cabo estimaciones del riesgo teratológico o cancerígeno a largo plazo, considerándose despreciables excepto en el caso de los limpiadores de aves, entre los cuales existe un ligero aumento del riesgo de desarrollar cáncer de piel.[13]

## 3 El caso del *Prestige:* nuevas aportaciones al conocimiento científico

El 13 de noviembre de 2002 el petrolero monocasco *Prestige*, con una antigüedad de treinta años, lanzó un mensaje de socorro a la costa de Finisterre. Navegaba bajo bandera de conveniencia de Bahamas transportando fuel desde San Petersburgo (Rusia) y Ventspils (Letonia) a Singapur. El 16 de noviembre se observó la llegada de los primeros restos de fuel a la costa gallega. Tres días más tarde, el 19 de noviembre, se produjo el hundimiento del barco a 130 millas al suroeste de Finisterre y el subsiguiente vertido de parte de las 77.000 toneladas de fuel contenidas en sus depósitos.[14] El petróleo derramado alcanzó de lleno las costas de Galicia y también afectó a las de Asturias, Cantabria y País Vasco, dando lugar a la mayor catástrofe ecológica en España. La contaminación por fuel afectó a las playas, las zonas rocosas y los fondos marinos. Debido a las especiales características geográficas de la costa gallega, además de las condiciones climáticas y de las corrientes marinas, este hecho se produjo de un modo extenso pero heterogéneo (véase la figura 1).

La limpieza del fuel ha sido una ardua tarea en la que han participado vecinos de las localidades gallegas afectadas, así como habitantes del resto de la comunidad autónoma e incluso de otras comunidades autónomas y países, lo que ha constituido una de las mayores muestras de solidaridad. A causa del desastre, una gran parte de los tripulantes de la flota que faena habitualmente en aguas territoriales gallegas (aproximadamente veintiocho mil) no pudo pescar y tuvo que dedicarse diariamente durante meses –en algunos casos más de un año– a las tareas de limpieza.

El buque *Prestige* transportaba un fuel-oil pesado denominado, en función de su alto contenido en azufre (4 %), M100 según la clasificación rusa, número seis de acuerdo con la clasificación anglosajona y número dos según la clasificación francesa. Este fuel se caracteriza por su elevada densidad (992,1 kg/m$^3$ a 15 °C) y viscosidad (615 centiStokes a 50 °C y 30.000 centiStokes a 15 °C) y tiene una baja tendencia a evaporarse y dispersarse, formando emulsiones estables con el agua. Su capacidad de biodegradación es desconocida; los primeros meses probablemente es inferior al 10 %. Está compuesto por una mezcla compleja de hidrocarburos aromáticos (50 %), hidrocarburos saturados (22 %), heteromoléculas, resinas y asfaltenos (28 %).[15,16]

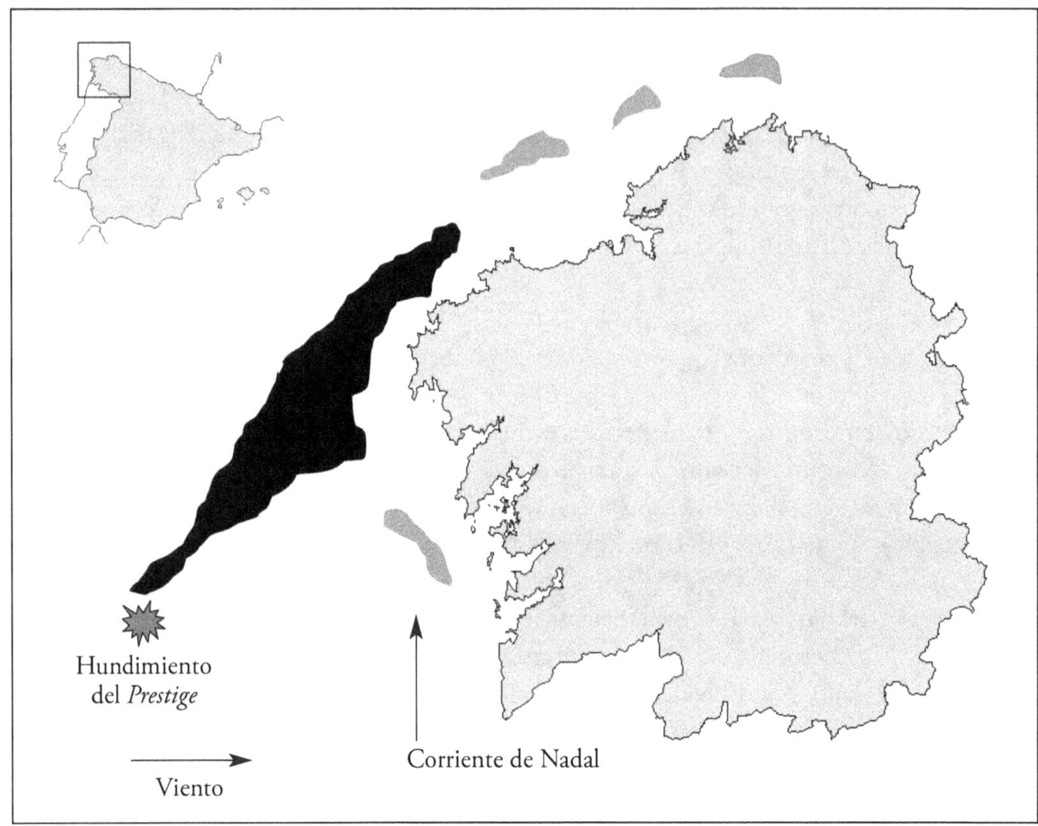


*Figura 1. Evolución de la mancha de fuel tras el vertido del* Prestige.

Gestal y cols.[17] llevaron a cabo un estudio epidemiológico longitudinal con un seguimiento de cinco días en voluntarios y trabajadores contratados para la limpieza. El trabajo de campo se desarrolló entre el 25 de marzo y el 31 de mayo de 2003 (habían transcurrido entre cuatro y seis meses tras el vertido). Se estudiaron 858 sujetos que participaron en la limpieza del fuel en zonas de alta contaminación: 244 voluntarios de un día, 322 voluntarios de una semana, 186 trabajadores contratados para limpieza de playas (cuatro meses; 6,5 horas/día) y 106 trabajadores que utilizaban limpiadoras con agua a presión (HL) (tres meses; 6,5 horas/día). Desde el punto de vista de la exposición ambiental, las mediciones mostraron, en el peor de los casos, niveles equivalentes a los de ciudades muy contaminadas como Atenas o México DF, con predominio de hidrocarburos ligeros como benceno, n-heptano, tolueno y n-octano. Los niveles de benceno fueron elevados (voluntarios 388 $\mu g/m^3$; trabajadores 115 $\mu g/m^3$) teniendo en cuenta que el valor medio anual recomendado no debe exceder 5 $\mu g/m^3$ (directiva 2000/69/CE). En cuanto a la exposición interna, en el grupo de voluntarios se observó un incremento de metabolitos de hidrocarburos en orina (del 40 % en los niveles de 1-hidroxipireno y del 55 % en los niveles de εhidroxifenantrenos) entre el primer y quinto día de trabajo. Como reflejo de la exposición previa acumulada, los trabajadores tenían concentraciones basales más elevadas y no mostraban cambios significativos entre las dos determinaciones. Los problemas de salud más frecuentes en los voluntarios, sin tener en cuenta los traumatismos, fueron cefalea (19 %), dolor lumbar (15 %) y mareos (11 %); con menor frecuencia dermatitis (4 %) y problemas respiratorios (4 %). Los trabajadores mostraban molestias de espalda (30 %), cefalea (12 %), irritación de ojos (10 %), molestias de garganta (9 %) y problemas respiratorios (4 %). Se evaluó la toxicidad genética mediante la prueba del *cometa*, que detecta roturas de cadena sencilla en el ADN, en 60 voluntarios que limpiaron playas tras cinco días de trabajo, 60 trabajadores de playa y 60 trabajadores de HL, comparándolos con 60 sujetos controles externos. Se observó un aumento significativo en los niveles de daño en el ADN en los tres grupos expuestos.[18] Sin embargo, estos hallazgos no se reprodujeron en un subgrupo de 25 voluntarios de playa tras cinco días de trabajo 4 horas/día, 20 trabajadores de playa (cuatro meses; 6,5 horas/día), 23 trabajadores de HL (tres meses; 6,5 horas/día) y 42 sujetos controles externos. En este caso, se utilizó la determinación de micronúcleos y la prueba de intercambio de cromátidas hermanas como medidas de toxicidad genética.[19]

Laffon y colaboradores[20] estudiaron el posible daño genotóxico agudo en voluntarios de la Universidad de A Coruña que limpiaron y realizaron autopsias de aves contaminadas por el fuel. Utilizaron la prueba del *cometa* y el ensayo de micronúcleos en 34 de ellos comparándolos con 35 sujetos control. Realizaron también una cuantificación de la exposición midiendo, por un lado, los compuestos orgánicos volátiles (COV) en el aire de la estancia donde se llevó a cabo el trabajo y, por otro, a través de la contabilización del número de horas de trabajo (35 % de los sujetos < 150 h, 29 % entre 150 y 500 horas y 35 % más de 500 horas). Los niveles de COV no excedieron los 200 µg/m$^3$, el equivalente en ciudades poco contaminadas, con cifras de benceno de 1,6 µg/m$^3$. El daño en el ADN medido mediante la prueba del *cometa* fue superior en los expuestos y se relacionó con el tiempo de exposición. No se encontraron diferencias en el ensayo de micronúcleos.

Suárez y cols.[21] llevaron a cabo un estudio transversal con el objetivo de evaluar los problemas agudos de salud ocasionados por el vertido. Se utilizó un registro aproximado, proporcionado por las autoridades de Salud Pública, de las personas que participaron en la limpieza en Cantabria y Asturias. Incluía voluntarios, marineros, trabajadores contratados y limpiadores de pájaros (4.117 en Asturias y 3.621 en Cantabria). Los autores realizaron un muestreo aleatorio estratificado por tipo de trabajo y número de días, con una muestra final de 799 sujetos (135 limpiadores de pájaros, 266 voluntarios, 265 trabajadores contratados y 133 marineros). A través de un cuestionario telefónico, realizado siete meses después del naufragio, evaluaron las características de la exposición, los problemas agudos de salud y el uso de medidas de protección. Los trabajadores contratados y los marineros fueron los colectivos que realizaron actividades de limpieza durante períodos más prolongados. La prevalencia global de síntomas no fue muy elevada: lesiones (7 %), dolor de espalda (5 %), cefaleas (8 %), síntomas oculares (8 %), síntomas neurovegetativos (11 %), problemas de garganta y respiratorios (8 %). A diferencia de otros estudios, los problemas de piel fueron muy raros. Un elevado porcentaje de marineros (49 %), que comieron en contacto con el fuel, fue el grupo que presentó una mayor prevalencia de síntomas, sobre todo picor de garganta, problemas respiratorios (30 % de los marineros entrevistados) y cefaleas (28 %). El síntoma más frecuente en los trabajadores contratados fue la cefalea (16 %); en los limpiadores de pájaros, lesiones como cortes o ampollas (19 %), y en los voluntarios, trastornos neurovegetativos como náuseas y vómitos (11 %). En los limpiadores de pájaros, las lesiones se asociaron con la duración del período de trabajo (OR 27,69 para períodos mayores de veinte días) y con la rotura de guantes (OR 11,10). Los factores de riesgo para presentar efectos tóxicos (cefaleas, irritación ocular, síntomas neurovegetativos, picor de garganta y problemas respiratorios) fueron trabajar más de veinte días en zonas de alta contaminación, realizar tres o más actividades de limpieza, haber tenido contacto cutáneo con el fuel y percibir olores desagradables. En un artículo posterior,[22] los autores aportaron más datos de este estudio relacionados con la información sanitaria recibida antes de la participación en la limpieza, el uso de medidas de protección y los problemas agudos de salud. El colectivo que recibió mayoritariamente información sanitaria fue el de los trabajadores contratados (94 %), mientras que los menos informados fueron los marineros (68 %). La información sanitaria se asoció con el uso de medidas de protección. Los sujetos que no habían recibido esa información presentaron un exceso de riesgo para todos los síntomas, principalmente picor de ojos (OR 2,67; IC 95 % 1,13-6,28), síntomas neurovegetativos (OR 2,09; IC 95 % 1,07-4,08) y problemas respiratorios y de garganta (OR 2,08; IC 95 % 1,02-4,24). Los marineros, el grupo que estuvo más expuesto al fuel, fueron los menos informados y los que presentaron una frecuencia más elevada de problemas agudos de salud.

Zock y cols.[23] investigaron por primera vez el impacto respiratorio a largo plazo de la exposición a vertidos de fuel. Con esta finalidad diseñaron un estudio transversal realizado entre enero de 2004 y febrero de 2005 (entre uno y dos años después del naufragio del *Prestige*). Mediante un cuestionario que incluía información cuantitativa y cualitativa sobre la participación en las actividades de limpieza del fuel y sobre síntomas respiratorios, se obtuvo información de 6.780 marineros y mariscadoras de 38 cofradías gallegas (tasa de respuesta del 76 %). La participación en la limpieza fue elevada (63 %). Los marineros y mariscadoras que limpiaron fuel presentaron una mayor prevalencia de síntomas nasales (OR 1,87; IC 95 % 1,62-2,16), tos crónica (OR 1,99; IC 95 % 1,64-2,42), expectoración crónica (OR 2,02; IC 95 % 1,67-2,43), disnea nocturna (OR 1,35; IC 95 % 1,09-1,68) y sibilancias (OR 1,61; IC 95 % 1,29-2,02), en los cuales la intensidad del efecto fue mayor en los sujetos que presentaron una mayor exposición. Se evidenció, de este modo, una relación «dosis-respuesta» en función del número de días de exposición, del número de horas y del número de actividades de limpieza realizadas. El riesgo de presentar síntomas fue menor en aquellos sujetos que usaron mascarilla a menudo o siempre. Los resultados no se modificaron al excluir del análisis los individuos con asma y bronquitis crónica. Los marineros manifestaron ansiedad y preocupación por los efectos de la exposición en un 20 % y 8 %, respectivamente. Esto no afectó, sin embargo, a la fortaleza de los resultados.

## 4   Conclusiones

En las últimas décadas se han producido un gran número de mareas negras tras el hundimiento de petroleros en diferentes lugares del mundo. Estas catástrofes, que pueden volver a repetirse, exponen a las poblaciones afectadas a diferentes compuestos tóxicos. Hasta la actualidad los potenciales efectos sobre la salud humana de estas catástrofes se han evaluado mediante estudios epidemiológicos realizados generalmente en fase aguda y con poblaciones de estudio relativamente pequeñas. Un hallazgo común de estas investigaciones es el aumento de prevalencia de síntomas respiratorios durante o poco tiempo después de la exposición.

Por otra parte, son escasos los estudios que han valorado, en profundidad, la repercusión de la exposición mediante marcadores funcionales o biológicos. Entre ellos destaca el hallazgo del aumento de daño en el ADN pocos meses después de la exposición al fuel. La repercusión de este dato está todavía por aclarar y requiere un seguimiento longitudinal de los sujetos expuestos que permita determinar si el daño ha sido reparado o si ha dado lugar a la generación continua de nuevas anomalías cromosómicas en el tiempo (inestabilidad cromosómica), lo que supondría un aumento del riesgo de cáncer.

A lo largo de la historia de los vertidos, sólo se ha realizado un estudio epidemiológico con el objetivo de determinar efectos respiratorios a largo plazo. Esta investigación demuestra que la participación en las actividades de limpieza de los vertidos de fuel puede ocasionar síntomas respiratorios persistentes de, al menos, dos años tras la exposición. Esto obliga a extremar las medidas de protección, especialmente respiratoria, si se producen nuevas catástrofes. Además, los individuos con exposición recurrente al fuel deberían someterse a un control médico con el fin de detectar precozmente potenciales patologías a largo plazo.

BIBLIOGRAFÍA

1. Agency for Toxic Substances and Disease Registry. US Toxicological Profile for Fuel-oils. June 1995. Departmentbof Health and Human Services. Public Health Service www.atsdr.cdc.gov/toxprofiles/tp75-c2.pdf.

2. Bosch X. Exposure to oil spill has detrimental effect on clean-up workers' health. Lancet 2003; 361: 147.

3. IARC, 1987; Overall evaluations of carcinogenicity an updating of IARC monographs volu-

mes 1 to 42. International Agency for Research on Cancer, Monographs on the Evaluation of Carcinogenic Risk to Humans, Suppl. 7. IARC, Lyon. Francia.

4. Gorman RW, Berardinelli SP, Bender TR. Health hazard evaluation report. HETA 89-200 and 89-273-2111, *Exxon/valdez* Alaska oil spill. Cincinnati: Hazard Evaluation and Technical Assistance Branch, NIOSH, Us Departament of Health and Human Services, 1991.

5. Palinkas LA, Petterson JS, Russell J, Downs MA. Community patterns of psychiatric disorders after the *Exxon Valdez* oil spill. Am J Psychiatry 1993; 150(10): 1517-523.

6. Crum J. Peak expiratory flow rate in schoolchildren living close to *Braer* oil spill. BMJ 1993; 307: 23-24.

7. Campbell D, Cox D, Crum J, Foster K, Christie P, Brewster D. Initial effects of the grounding of the tanker *Braer* on health in Shetland. The Shetland Health Study Group. BMJ 1993; 307: 1251-255.

8. Campbell D, Cox D, Crum J, Foster K, Riley A. Later effects of grounding of tanker *Braer* on health in Shetland. BMJ 1994; 309: 773-74.

9. Cole J, Beare DM, Waugh AP, Capulas E, Aldridge KE, Arlett CF, Green MH, Crum JE, Cox D, Garner RC, Dingley KH, Martin EA, Podmore K, Heydon R, Farmer PB. Biomonitoring of possible human exposure to environmental genotoxic chemicals: lessons from a study following the wreck of the oil tanker *Braer*. Environ Mol Mutagen 1997; 30: 97-111.

10. Lyons RA, Temple JM, Evans D, Fone DL, Palmer SR. Acute health effects of the *Sea Empress* oil spill. J Epidemiol Community Health 1999; 53: 306-10.

11. Morita A, Kusaka Y, Deguchi Y, Moriuchi A, Nakanaga Y, Iki M, Miyazaki S, Kawahara K. Acute health problems among the people engaged in the cleanup of the *Nakhodka* oil spill. Environ Res 1999; 81: 185-94.

12. Schvoerer C, Gourier-Frery C, Ledrans M, Germonneau P, Derrien J, Prat M *et al*. Etude épidémologique des troubles de santé survenus à court terme chez les personnes ayant participè au nettoyage des sites pollués par le fioul de l'*Erika*. 2000 [http://www.invs.sante.fr/publications/erika3/rapmaree dist.pdf].

13. Baars BJ. The wreckage of the oil tanker *Erika* - human health risk assessment of beach cleaning, sunbathing and swimming. Toxicology Letters 2002; 128: 55-68.

14. Universidade de Vigo. A marea negra do *Prestige*. Ficha do suceso-A marea negra do *Prestige*. http://webs.uvigo.es/c04/webc04/prestige/prod01.htm. (En gallego)

15. Consejo Superior de Investigaciones Científicas. Informe técnico CSIC *Prestige*. Caracterización del vertido y evolución preliminar en el medio. http://csicprestige.iim.csic.es/desarro/informcsic/1/index.htm.

16. Centre de documentation de recherche et d'expérimentations sur les pollutions accidentelles des eaux. June 2003. Accidents: *Prestige*. http://www.lecedre.fr/.

17. Gestal Otero JJ, Smyth Chamosa E, Figueiras Guzmán A, Montes Martínez A. Recollida e limpeza do fuel do *Prestige*. Avaliación da exposición e danos a saúde en voluntarios e traballadores. Área de Medicina Preventiva e Saúde Pública da Universidade de Santiago de Compostela, 2004. (En gallego)

18. Pérez-Cadahía B, Lafuente A, Cabaleiro T, Pásaro E, Méndez J, Laffon B., Inicial study on the effects of *Prestige* oil on human health, Environment International 2007; 33: 176-18520.

19. Pérez-Cadahia B, Laffon B, Pasaro E, Méndez J. Genetic damage induced by accidental environmental pollutans. Scientific World Journal 2006; 6: 1221-237.

20. Laffon B, Fraga-Iriso R, Pérez-Cadahia B, Méndez J. Genotoxicity associated to exposure to *Prestige* oil during autopsies and cleaning of oil-contaminated birds. Food Chem Toxicol 2006; 44(10): 1714-723.

21. Suárez B, Lope V, Pérez-Gómez B, Aragonés N, Rodríguez-Artalejo F, Marqués F *et al*. Acute health problems among subjects involved in the cleanup operation following the *Prestige* oil spill in Asturias and Cantabria (Spain). Environmental Research 2005; 99(3): 413-24.

22. Carrasco JM, Lope V, Pérez-Gómez B, Aragonés N, Suárez B, López-Abente G *et al*. Association between health information, use of protective devices and occurrence of acute health problems in the *Prestige* oil spill clean-up in Asturias and Cantabria (Spain): a cross-sectional study. BMC Public Health 2006; 6: 1-9.

23. Zock JP, Rodríguez-Trigo G, Pozo-Rodríguez F, Barberà JA, Antó JM, Bouso L *et al*. Prolonged respiratory symptoms in fishermen who participated in clean-up activities of the *Prestige* oil spill. Am J Respir Crit Care Med 2007; 176: 610-16.

# Capítulo 3
# Actualización clínico-terapéutica
# de las neumonías intersticiales idiopáticas

M. Molina-Molina

Servicio Neumología
Hospital de Mataró
Instituto de Investigaciones Biomédicas
Agustí Pi Sunyer (IDIBAPS)
Fundación Clínico
CIBER de Respiratorio
Barcelona

*Dirección para correspondencia*
Hospital de Mataró
Dra. M. Molina
mariamolinamolina@hotmail.com

## 1  Introducción

Las neumonías intersticiales idiopáticas (NII) representan el subgrupo más prevalente de las enfermedades pulmonares intersticiales difusas (EPID), en las que se engloban las siguientes entidades: fibrosis pulmonar idiopática (FPI), neumonía intersticial no específica (NINE), neumonía intersticial descamativa (NID), bronquiolitis respiratoria asociada EPID (BR/EPID), neumonía organizada criptogénica (NOC), neumonía intersticial aguda (NIA) y neumonía intersticial linfocítica (NIL) (véase la tabla 1). Estas enfermedades de origen desconocido, tienen en común la afectación principal de estructuras alveolo-intersticiales que da lugar a manifestaciones clínico-radiológicas de características similares. En los últimos años los principales avances en el conocimiento de las enfermedades pulmonares intersticiales han sido:

*a)* La determinación de unas bases firmes para el diagnóstico diferencial correcto de cada entidad, ya que difiere tanto el pronóstico como el enfoque terapéutico.

*b)* Investigación de los mecanismos fisiopatológicos que intervienen en la fibrogénesis pulmonar con el objetivo principal de identificar acciones terapéuticas que inhiban la progresión.

## 2  Diagnóstico

Las NII constituyen un grupo de enfermedades pulmonares en las que se da una alteración alveolo-intersticial en la que participa el componente inflamatorio y fibrótico de forma

1) **Neumonías intersticiales idiopáticas (NII)**
Fibrosis pulmonar idiopática (FPI).
Neumonía intersticial no específica (NINE).
Neumonía organizada criptogenética (NOC).
Bronquiolitis respiratoria con enfermedad pulmonar intersticial (BR/EPID).
Neumonía intersticial descamativa (NID).
Neumonía intersticial aguda (NIA).
Neumonía intersticial linfocítica (NIL).

2) **EPID de causa conocida o asociadas**
Asociadas a enfermedades del colágeno (esclerodermia sistémica, lupus eritematoso sistémico, artritis reumatoide, dermato/polimiositis).
Causadas por polvos inorgánicos: neumoconiosis, silicosis, asbestosis.
Causadas por polvos orgánicos: alveolitis alérgica extrínseca.
Inducidas por fármacos (amiodarona, metotrexate, bleomicina y otros quimioterápicos, sales de oro) y radioterapia.
Asociadas a enfermedades hereditarias (p. ej.: enfermedad de Hermansky-Pudlak).

3) **Primarias o asociadas a otros procesos no bien definidos**
Sarcoidosis y otras enfermedades granulomatosas (p. ej. Wegener).
Enfermedad de células de Langerhans o Histiocitosis X.
Linfangioleiomiomatosis.
Proteinosis alveolar.
Microlitiasis alveolar.
Eosinofilias pulmonares.
Amiloidosis.
Hemosiderosis pulmonar idiopática.

*Tabla 1. Clasificación de las neumonías intersticiales idiopáticas (NII) dentro de las enfermedades pulmonares intersticiales difusas (EPID).*

variable.[1-5] Estas enfermedades presentan manifestaciones clínicas, funcionales respiratorias y radiológicas similares, por lo que, en muchas ocasiones, los hallazgos anatomo-patológicos siguen siendo determinantes para el diagnóstico definitivo[1,4] (véase la figura 1).

La sospecha clínica suele establecerse ante un cuadro de disnea de esfuerzo y tos seca de varios meses de evolución. En algunas entidades la clínica respiratoria puede ser aguda o subaguda, con fiebre y síntomas sistémicos, como en la neumonía intersticial aguda, neumonía organizada criptogénica o neumonía intersticial no específica. En raras ocasiones el diagnóstico es casual en un paciente asintomático. La anamnesis es una herramienta imprescindible, ya que los antecedentes familiares, el contacto con determinadas sustancias o animales, y la historia ocupacional y tabáquica puede ser la clave en la orientación diagnóstica.[6] La exploración funcional respiratoria, caracterizada por una alteración ventilatoria restrictiva y de la difusión de gases, no sólo es útil para orientar el diagnóstico, sino también para monitorizar la evolución y valorar el pronóstico. No obstante, un es-

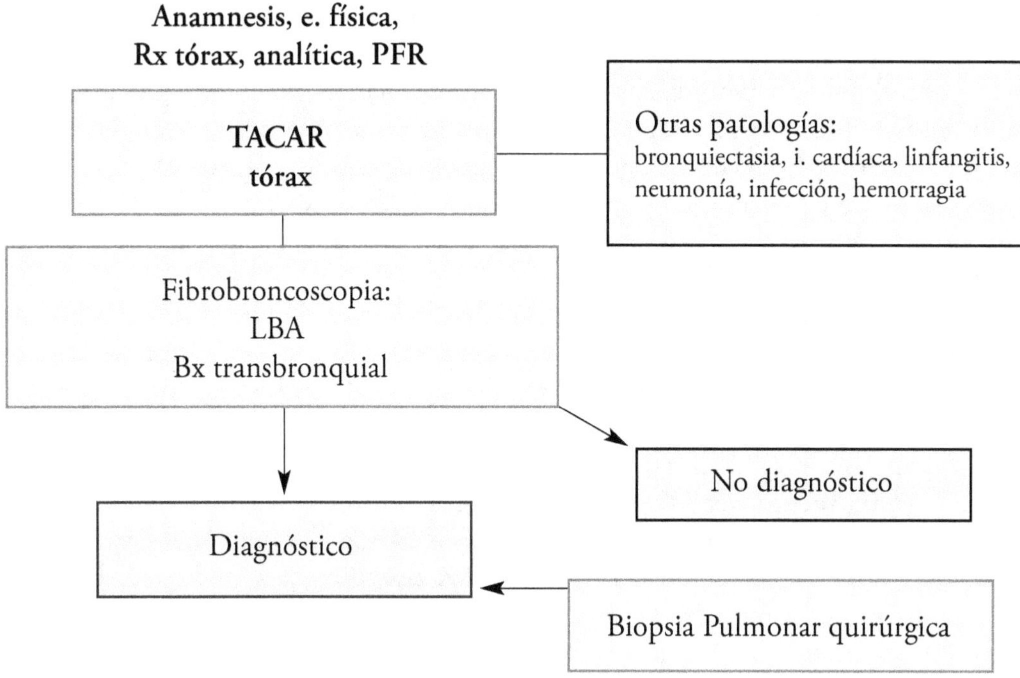


*Figura 1. Algoritmo diagnóstico en el estudio de las NII. Tras la anamnesis y las exploraciones básicas que orientan la sospecha de EPID, la TACAR de tórax y la fibrobroncoscopia son herramientas indispensables para el diagnóstico específico de estas enfermedades. La biopsia pulmonar quirúrgica se realiza en aquellos casos en los que no se ha podido determinar el diagnóstico con las exploraciones previas y siempre que las condiciones del paciente lo permitan. Es importante recordar que la administración de glucocorticoides durante el estudio diagnóstico puede interferir en el mismo, por lo tanto, es aconsejable no iniciar ningún tratamiento hasta determinar la entidad clínico-patológica.*

tudio funcional respiratorio normal no excluye el diagnóstico de NII. Las alteraciones funcionales se correlacionan con el grado de afectación del parénquima pulmonar, aunque no permite una diferenciación del tipo de lesión. Los hallazgos más frecuentes son disminución de capacidad vital forzada (CVF), relación con el volumen espirado en el primer minuto (VEM$_1$)/CVF $\geq$ 80, disminución de los volúmenes pulmonares, principalmente de la capacidad pulmonar total (CPT), y deterioro de la capacidad de transferencia del CO (DL$_{CO}$). En caso de NII asociada a enfisema pulmonar la CVF y la CPT pueden encontrarse dentro de los valores de normalidad y existir sólo afectación de la DL$_{CO}$. La gasometría arterial presenta aumento del gradiente alveolo-arterial de oxígeno (A-aO$_2$) con o sin hipocapnia.[1,2,4]

La radiografía de tórax muestra un patrón intersticial bilateral como hallazgo más frecuente, pero también se puede observar un patrón alveolar en la neumonía intersticial organizada, neumonía intersticial aguda o neumonía intersticial linfocítica. En el 5-10 % de casos diagnosticados la radiografía de tórax inicial no muestra alteraciones significativas. Debe realizarse el diagnóstico diferencial con otras patologías que cursan con un cuadro clínico-radiológico similar como insuficiencia cardíaca, neumonía o infección en inmunodeprimidos, neumonía lipoidea, linfangitis carcinomatosa, bronquiectasias, hemorragia pulmonar difusa, o tuberculosis miliar. La tomografía axial computerizada de alta resolución (TACAR) es la técnica radiológica más sensible y específica en el estudio de las NII siempre y cuando sea interpretada por radiólogos expertos.[1,4,7] La TACAR permite, junto con la valoración funcional respiratoria, evaluar el pronóstico, la evolución de los pacientes y la respuesta al tratamiento.[1,2,8-12]

Mediante fibrobroncoscopia se realizan el lavado broncoalveolar (LBA) y la biopsia transbronquial de la zona peribronquial que esté radiológicamente más afectada. El valor diagnóstico del análisis celular e inmunocitoquímico del LBA suele ser orientativo y puede ser también de utilidad para el pronóstico.[4,13-15] La biopsia transbronquial, además de excluir patología neoproliferativa o infecciosa, permite diagnosticar en algunos casos neumonía organizada criptogénica y neumonía intersticial aguda.[1,2,16]

La biopsia pulmonar abierta está indicada en los casos en los que con los métodos citados anteriormente no se obtenga el diagnóstico específico de la enfermedad.[1,4,7,17] La rentabilidad de esta técnica depende del acto quirúrgico (correcta localización de las áreas en las que practicar la biopsia guiada mediante la TACAR de tórax y toma de muestras de al menos dos áreas diferentes), así como de la habilidad práctica del anatomo-patólogo en el estudio de los hallazgos histológicos.[18-21] En los últimos años la realización de la biopsia quirúrgica mediante vídeo-toracoscopia, así como la reciente posibilidad de practicar esta técnica dentro de un programa de cirugía ambulatoria, ha proporcionado una menor incidencia de complicaciones asociadas a la intervención y una mejor tolerancia del paciente,[22-24] motivo por el cual el porcentaje de biopsias realizadas es creciente. Asimismo, el consenso en los criterios histológicos para la definición de las NII y la subespecialización en el estudio de estos patrones histológicos han permitido mejorar la rentabilidad diagnóstica.[1,5,7,25-27] Sin embargo, es primordial valorar la indicación de la biopsia pulmonar abierta en cada caso en particular, teniendo en cuenta el estado clínico del paciente y las ventajas diagnóstico-terapéuticas que se ofrezcan.[18,19,28] El diagnóstico final de la enfermedad es multidisciplinario, es imprescindible una interpretación de consenso de los resultados obtenidos entre especialistas entrenados (neumólogo, radiólogo y anatomo-patólogo), y también dinámico, ya que, en ocasiones, la evolución o la respuesta al tratamiento pueden inducir el replanteamiento del diagnóstico inicial.[20,29-32]


## 2.1  *Fibrosis pulmonar idiopática*

La fibrosis pulmonar idiopática (FPI) es la neumopatía intersticial difusa más frecuente en nuestro país, con una prevalencia de trece a veinte de cada cien mil habitantes, además de ser la que tiene un pronóstico más deficiente, con una supervivencia media de entre tres y cuatro años desde el diagnóstico. El sustrato anatomo-patológico es la neumonía intersticial usual (NIU), aunque este patrón histológico no es sinónimo de FPI, ya que también puede corresponder a otras entidades clínicas como asbestosis, fibrosis asociada a conectivopatias, fármacos o radioterapia. El origen de la FPI es desconocido pero se postula que existen unos desencadenantes ambientales o externos que inducirían la lesión epitelial e iniciarían la respuesta fibrogénica en sujetos predispuestos genéticamente.[1-6,33-35] Dadas las características clínicas y evolutivas diferenciales en esta enfermedad, uno de los grandes avances a partir del consenso diagnóstico establecido (ATS/ERS 2000) ha sido el poder discriminar esta entidad del resto de NII. Esto ha permitido un mayor avance en el estudio de su fisiopatología y, por lo tanto, en las perspectivas terapéuticas antifibróticas.

Las características clínico-radiológicas de la FPI son: edad de presentación generalmente superior a cincuenta años, inicio progresivo de disnea y tos seca, estertores crepitantes a la auscultación (90 % de los casos) y en ocasiones acropaquia (25-50 %). En la TACAR se observan imágenes reticulares, engrosamientos septales, bronquiectasias de tracción e imágenes en panal de abeja, de predominio bibasal, subpleural y bilateral, con ausencia o escaso vidrio deslustrado, micronódulos o nodulillos[1-5,8-11,36,37] (véase la figura 2A). La identificación de estos hallazgos radiológicos representa el patrón típico de NIU que caracteriza a la FPI, una vez descartadas otras patologías que también lo pueden asociar, como fibrosis por amiodarona, asbestosis, o alveolitis alérgica extrínseca crónica.[1,8-11,36] Sin embargo, hasta el 25 % de los casos de FPI pueden presentar hallazgos radiológicos atípicos no característicos de NIU.[1] La alteración funcional respiratoria se caracteriza por disminución en la $DL_{CO}$ y deterioro ventilatorio restrictivo. La fibrobroncoscopia permite descartar otros procesos patológicos mediante LBA +/– biopsia transbronquial. El recuento celular del LBA presenta un predominio macrofágico, en ocasiones con discreta neutrofilia, similar al observado en sujetos normales, y generalmente diferente del resto de NII en las que es más frecuente encontrar discreta o moderada linfocitosis.[13,15] Cuando el porcentaje de linfocitos es superior al 15 % o el de eosinófilos mayor del 20 %, deben descartarse otras enfermedades.[1,4]

El diagnóstico de FPI se establece siguiendo unos criterios diagnósticos clínico-radiológicos y anatomopatológicos. La confirmación histológica mediante biopsia pulmonar quirúrgica es imprescindible si no se cumplen los criterios clínico-radiológicos de consenso establecidos[1,4,7] (véase la tabla 2). Los factores que sugieren una peor evolución al diagnóstico son: disnea grado III-IV, hipertensión arterial pulmonar, porcentaje de panalización elevado en la TACAR, FVC < 50 % y $DL_{CO}$ < 35 %, neutrofilia en el LBA, y abundantes focos de miofibroblastos en la biopsia pulmonar.[1,5,27,34,37-39] Contrariamente, los indicadores que asocian mejor supervivencia son: escasa sintomatología y funcionalismo respiratorio relativamente preservado, presencia de vidrio deslustrado en la TACAR, y discreta linfocitosis en el LBA.[4] Asimismo, estas características atípicas en la TACAR y en el LBA suelen asociar una mejor respuesta al tratamiento convencional.

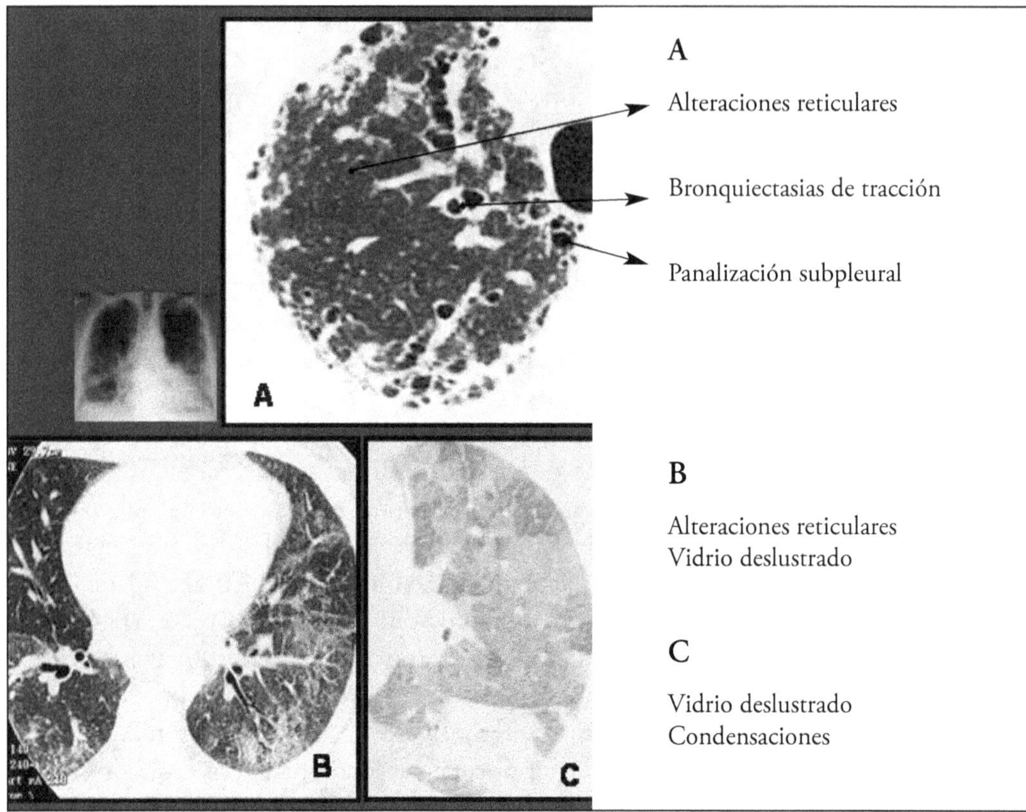


*Figura 2. Patrón radiológico en la FPI en comparación con otras NII. A: patrón radiológico en la TACAR característico de NIU: alteraciones reticulares, bronquiectasias de tracción, áreas de panalización subpleural, localización de las lesiones de predominio bibasal y periférico, ausencia o escaso vidrio deslustrado. B: patrón radiológico inespecífico, que podría corresponder a NINE, NID, NOC, en el que se observan alteraciones recitulares o retículo-nodulillares junto con abundante vidrio deslustrado; localización de las lesiones bilaterales y simétricas. C: patrón radiológico inespecífico, más frecuente en NIA y en síndrome de distrés respiratorio del adulto, en el que predomina el vidrio deslustrado junto con áreas de consolidación.*

La evolución de la FPI es evaluada cada cuatro o seis meses mediante la clínica, las pruebas funcionales respiratorias y las imágenes radiológicas. Se considera progresión de la enfermedad una disminución de la FVC $\geq$ 10 %, de la $DL_{CO} \geq$ 15 % y/o un aumento de la $(A-a)O_2 \geq$ 10 mmHg, aumento de alteraciones radiológicas en la TACAR y aparición de hipertensión pulmonar.[1,4] En los últimos años se ha introducido la prueba de marcha de seis minutos para valorar la tolerancia al esfuerzo, en el momento del diagnóstico y durante la evolución.[1,4,40] Aunque el empeoramiento de los pacientes suele ser progresivo, existen episodios de agudización grave que pueden precipitar la progresión de la enfermedad.[41] La agudización grave de la FPI se define como el empeoramiento súbito de la disnea (< 30 días), con deterioro del intercambio de gases y aparición de nuevas imágenes radiológicas en ausencia de infección intercurrente, insuficiencia cardíaca o tromboembolismo

---

Deberán cumplirse cuatro criterios mayores junto con un mínimo de tres de los criterios menores.

Criterios mayores:
- Exclusión de otras causas conocidas de EPID.
- Alteraciones en las PFR: disminución de la CVF y/o $DL_{CO}$, incremento del gradiente A-aO$_2$ basal o al esfuerzo.
- Alteraciones típicas en las imágenes de la TACAR de tórax.
- Biopsia transbronquial o LBA que descartan otros diagnósticos alternativos.

Criterios menores:
- Edad > 50 años.
- Disnea de esfuerzo progresiva no explicada por otras causas.
- Duración de los síntomas superior a tres meses.
- Crepitantes secos bibasales y persistentes.

---

Abreviaturas: EPID, enfermedad pulmonar intersticial difusa; PFR, pruebas de función respiratoria; CVF, capacidad vital forzada; $DL_{CO}$, difusión pulmonar de CO; A-aO$_2$, alveolo-arterial de oxígeno; TACAR, tomografía axial computarizada de alta resolución; LBA, lavado broncoalveolar.

*Tabla 2. Criterios diagnósticos en la fibrosis pulmonar idiopática.*

pulmonar.[42] Estos cuadros de agudización no son predecibles y no se ha demostrado relación con la edad, sexo o estadio de la enfermedad. El manejo terapéutico de las agudizaciones graves de la FPI sigue siendo empírico, ya que las dosis elevadas de glucocorticoides no han demostrado eficacia. Existen datos esperanzadores obtenidos con tratamiento anticoagulante o pirfenidona pero con un escaso número de pacientes, por lo que se requiere confirmar los resultados mediante ensayos clínicos aleatorizados.[43,44] Cuando estos pacientes presentan insuficiencia respiratoria aguda, sin otras causas tratables de la agudización, la intubación orotraqueal con ventilación mecánica no ha demostrado ofrecer ningún beneficio.[45] Por lo tanto, las agudizaciones graves en la FPI no sólo aceleran la progresión de la enfermedad, sino que también pueden precipitar la muerte del paciente.

El tratamiento convencional en la FPI, es decir, glucocorticoides e inmunosupresores (azatioprina o ciclofosfamida), no ha demostrado mejorar el pronóstico y provoca efectos secundarios significativos, por lo que su inicio se reserva en caso de existir un deterioro significativo clínico-funcional.[1,4] La asociación estandarizada en nuestro país es glucocorticoide vía oral (dosis de inicio 0,5 mg/kg/día y disminuir progresivamente hasta 0,125 mg/kg/día o 0,25 mg/kg/días alternos), asociado a azatioprina 150 mg/día (dosis de inicio 50 mg/día, incrementando 50 mg/día cada dos semanas, controlando la posible afectación hematológica y hepática mediante analítica).[4] La duración del tratamiento dependerá de la evolución de la enfermedad evaluada entre los seis y doce meses. En pacientes con escasa sintomatología y leve-moderada alteración funcional respiratoria se recomienda no iniciar la terapia combinada y valorar los criterios de inclusión en ensayos clínicos con antifibróticos. Los fármacos antifibróticos han sido estudiados experimentalmente en los últimos años, *in vivo* e *in vitro;* inhiben diferentes vías implicadas en la fibrogénesis pulmonar, pero su efectividad debe ser demostrada en los pacientes para ser introducidos en el mercado farmacéutico. Interferón-γ1b fue el primer antifibrótico ensayado en humanos durante más de tres años, pero los resultados no demostraron mejorar la mortalidad ni la calidad de vida. Por otro lado, el estudio realizado con el fármaco antioxidante N-Acetilcisteina, 600 mg/ 8 horas vía oral, durante un año, observó un menor deterioro de la $DL_{CO}$,[46] sin efectos secundarios nocivos. Por este motivo, N-Acetilcisteina se ha introducido en las opciones terapéuticas de pacientes con FPI, y puede administrarse asociado o no al tratamiento convencional. Actualmente, en nuestro país existen dos ensayos clínicos en marcha con antifibróticos para evaluar sus efectos a largo plazo; uno con pirfenidona, antioxidante inhibidor de la proliferación fibroblástica, y el otro con bosentan, antagonista de la endotelina-1. Uno de los criterios de inclusión comunes en estos ensayos clínicos es que el paciente debe encontrarse en una fase inicial de la enfermedad (criterios funcionales y radiológicos), lo que representa la principal limitación en la oferta de estas opciones terapéuticas a los pacientes. Por este motivo existe una creciente difusión sobre la importancia en detectar de forma temprana pacientes con FPI. Otras terapias antifibróticas estudiadas en laboratorio y que podrían ser aplicables en un futuro próximo son:[3,5,47]

a) *Inhibidores de los factores de crecimiento profibróticos:* imatinib mesilato o inhibidor del receptor PDGF, antagonistas del receptor 1 de la angiotensina II, anticuerpos contra el factor de crecimiento beta-1 (anti-TGFβ$_1$), o contra el factor de necrosis tumoral alfa (anti-TNFα) y anti-integrinas.

b) *Inhibidores de la migración-proliferación de fibroblastos y formación de miofibroblastos:* anti-leucotrienos, prostaglandina-E2, sildenafilo.

c) *Reconstituyentes del epitelio alveolar destruido.* Al principio de la presente década se postuló que si el problema residía en la reparación del daño epitelio-mesenquimal, quizás las células que intervienen en la correcta reparación por ser clave para la diferenciación, las células madre, podrían representar un tratamiento para la FPI. Como células madre adultas se consideran aquellas células pluripotenciales con capacidad para diferenciarse en otros tipos celulares que cumplen una función determinada (células hematopoyéticas y células mesenquimales). Además de estas células, los neumocitos tipo II en el pulmón normal se comportan como células madre unipotentes, ya que tienen capacidad para generar neumocitos tipo I tras la lesión o muerte celular de éstas. Cuando existe una lesión en el pulmón, se desconoce si las células progenitoras encargadas de regenerar la zona provienen del mismo órgano o de la médula ósea a través de la sangre. Asimismo, los escasos estudios realizados en modelos animales y celulares no han hallado una fórmula que evite el efecto nocivo del ambiente pro-fibrogénico sobre la célula madre. Por lo tanto, la terapia con células madre en la FPI sigue siendo una ilusión con grandes lagunas que se esperan resolver en un futuro próximo: tipo de célula madre a utilizar, sustento farmacológico, control de la diferenciación al llegar al pulmón fibrótico (evitar la diferenciación a miofibroblasto), resistencia a la apoptosis, cantidad a trasplantar, tiempos, etc. Recientemente, se ha publicado un estudio en el que el trasplante endobronquial de neumocitos tipo II en ratas fibróticas disminuye la fibrogénesis pulmonar inducida por bleocimina,[48] y se espera que en el futuro se pueda trasladar esta iniciativa a pacientes con FPI mediante fibrobroncoscopia.

En pacientes menores de sesenta y cinco años que presenten progresión de la enfermedad a pesar del tratamiento, con esperanza de vida menor a 1,5-2 años, debe considerarse siempre la opción de trasplante, dado que es la única intervención que ha demostrado mejorar la supervivencia.[49] Aunque no existe un protocolo homogéneo a seguir, se acepta como indicación para trasplante la existencia de disnea progresiva, hipoxemia severa en reposo o al esfuerzo, FVC < del 60 % y $DL_{CO}$ < 50 %. La opción quirúrgica preferible y más frecuente es el trasplante unipulmonar.[49] Es importante seleccionar a tiempo los pacientes que pudieran beneficiarse de esta opción para ser incluidos en lista de trasplante, puesto que el decalaje desde la inclusión en lista hasta el trasplante es de unos seis o doce meses, tiempo en el que muchos pacientes fallecen.[1,4]

## 2.1.1  *Neumonía intersticial no específica (NINE)*

La NINE puede ser idiopática o asociada a enfermedades del colágeno (esclerodermia sistémica, artritis reumatoide, dermatomiositis/polimiositis), neumonitis por hipersensibilidad crónica, fármacos, y antecedente de síndrome de distrés respiratorio agudo o broncoaspiración. Se distinguen dos tipos histológicos: uno en el que predomina el componente celular, menos frecuente, de mejor pronóstico y que suele responder a los glucocorticoides; y el otro, más frecuente pero con un pronóstico peor, en el que predomina el componente fibrótico. La mayoría de los pacientes con NINE presentan una mortalidad a los cinco años menor al 15 %, aunque aquellos que tienen un mayor componente fibrótico tomográfico o histológico presentan una evolución muy similar a la FPI.[50] En este sentido, se ha demostrado que los pacientes con $DL_{CO}$ < 35 % presentan una supervivencia semejante a la FPI.[51]

Las imágenes de la TACAR muestran vidrio deslustrado bilateral y simétrico, a veces con bronquiectasias de tracción, pequeñas áreas de consolidación y pérdida de volumen pulmonar.[7,9,11] Sin embargo, este patrón radiológico es común para otras NII como NIL, NID o BR/EPID (véase la figura 2B). De esta manera, el diagnóstico definitivo de NINE requiere biopsia pulmonar quirúrgica, lo que causa con frecuencia un infradiagnóstico de la enfermedad.[50] El tratamiento consiste en glucocorticoides vía oral, 1 mg/kg/día (máximo 80 mg/día), durante un mes, disminuyendo progresivamente y en función de la evolución del paciente hasta llegar a 20 mg/día que deben reducirse más lentamente hasta una dosis de mantenimiento de 5-10 mg/día. Esta dosis se mantendrá en función de la clínica y los parámetros funcionales respiratorios. En el supuesto de existir una respuesta escasa a glucocorticoides, se puede añadir azatioprina siguiendo la misma pauta que en la FPI. Si existe progresión de la enfermedad a pesar del tratamiento, se debe plantear trasplante pulmonar siempre que el paciente reúna las condiciones.

En los últimos años se ha sugerido que el porcentaje de NINE asociada a enfermedades del colágeno podría ser mayor al estimado, especialmente desde que se ha estudiado su incidencia en la enfermedad indiferenciada del tejido conectivo, una nueva entidad con parámetros analíticos autoinmunes alterados de forma inespecífica.[52] Por lo tanto, dado que la NINE asociada presenta mejor respuesta al tratamiento glucocorticoideo y pronóstico más favorable que la NINE idiopática, ante el diagnóstico histológico de NINE es de especial interés descartar causas asociadas. Por otro lado, la descripción en una misma biopsia pulmonar de la coexistencia de patrones histológicos de NIU y NINE ha abierto un debate sobre el significado real de la NINE. Algunos grupos abogan por la posibilidad que la NINE represente una fase inicial de NIU. Recientemente se ha postulado como más probable la posibilidad que la NIU por sí misma pudiera inducir áreas de inflamación secundaria y constituir de este modo zonas semejantes a NINE en un patrón histológico de NIU.[53] La heterogeneidad de la NINE sigue planteando múltiples incógnitas a resolver para poder estudiar su fisiopatología.


### 2.1.2  *Neumonía organizada criptogénica (NOC)*

Este nuevo término para denominar lo que antiguamente se conocía como bronquiolitis obliterante con neumonía organizada (BOOP o BONO) se asentó principalmente para evitar la confusión con las enfermedades centradas en las vías aéreas (bronquiolitis obliterante).[1] La NOC puede ser idiopática o asociada a colagenosis, enfermedad inflamatoria intestinal, infecciones, fármacos o radioterapia. La forma más común es la aguda o subaguda, que debuta con tos y disnea, en algunos casos con fiebre, astenia y pérdida de peso. Las imágenes radiológicas, consolidación unilateral o bilateral, son en ocasiones migratorias y recidivantes.[2,4,9] El diagnóstico diferencial debe realizarse con la neumonía bacteriana. Las formas de NOC crónica debutan con tos y disnea de meses de evolución. Las imágenes radiológicas pueden ser nodulares y reculonodulillares (véase la figura 2B). El LBA suele mostrar discreta linfocitosis y un cociente de linfocitos T CD4+/CD8 disminuido.[13] Aunque la mayoría de pacientes responden favorablemente al tratamiento glucocorticoideo, siguiendo las mismas dosis que en la NINE, hasta el 50-60 % de los pacientes presentan recidiva de la enfermedad a los seis y doce meses, coincidiendo con la finalización del tratamiento o incluso con dosis bajas de glucocorticoides.[2,4] En estos casos, el tratamiento vuelve a ser glucocorticoides vía oral, a 20-30 mg/día, alargando la pauta descendente de mantenimiento. Existen casos de NOC crónica con un gran componente fibrótico en la histología que pueden presentar escasa respuesta a los glucocorticoides y evolución tórpida a la insuficiencia respiratoria, en los que debe plantearse la opción del trasplante pulmonar.

### 2.1.3  *Bronquiolitis respiratoria asociada a EPID y neumonía intersticial descamativa*

Los pacientes con BR/EPID o NID suelen ser fumadores, con una edad media entre treinta y cincuenta años. Algunos casos descritos en no fumadores han presentado antecedentes de tabaquismo pasivo o inhalación de humos.[1] La estrecha asociación de ambas entidades con el hábito tabáquico, así como ocurre en la enfermedad de Langerhans, ha provocado que su estudio sea en ocasiones considerado de forma conjunta dentro del grupo de las EPID.[54] La NID suele debutar con tos y disnea progresiva, apareciendo acropaquia hasta en el 50 % de casos. La clínica en la BR/EPID suele ser menos llamativa, con tos seca y disnea, habitualmente sin acropaquia.[1] Sin embargo, en algunas ocasiones los síntomas clínicos de ambas entidades son indistinguibles. Las imágenes tomográficas muestran un patrón difuso en vidrio deslustrado o reticular, pero no son específicas.[9] En la BR/EPID también se pueden observar áreas parcheadas de atenuación por atropamiento aéreo.[9] En el LBA se encuentran macrófagos pigmentados. El diagnóstico se establece mediante biopsia pulmonar quirúrgica, en la que predomina el cúmulo de macrófagos intra-alveolares pigmentados. La afectación principal en la BR/EPID es bronquiolocéntrica, mientras que en la NID es difusa y uniforme, con infiltrado inflamatorio en septos alveolares. De acuerdo con estas características histológicas, se ha sugerido cambiar en el futuro el nombre de NID por neumonía alveolar macrofágica.[2] El tratamiento se basa en el abandono del hábito tabáquico, con lo que la enfermedad mejora en un elevado porcentaje de casos, y en la administración de glucocorticoides, a las mismas dosis que las utilizadas en la NINE. La prevalencia de estas entidades sigue siendo desconocida, así como su relación con otras EPID.[54] Aunque la principal incógnita planteada es si ambas entidades corresponden a una misma enfermedad, es decir, si la BR/EPID podría ser un estadio inicial de la NID o si un mismo mecanismo inicial podría provocar diferente evolución hacia una u otra alteración histológica dependiendo del paciente.[1,54]

### 2.1.4  *Neumonía intersticial aguda (NIA)*

La NIA, antiguamente denominada enfermedad de Hamman-Rich, es una entidad caracterizada por un síndrome de distrés respiratorio agudo idiopático, con presencia de daño alveolar difuso en el parénquima pulmonar. La clínica de debut es aguda (media de tres semanas), con mal estado general, artralgias, fiebre y disnea rápidamente progresiva hasta presentar insuficiencia respiratoria. La radiografía de tórax y la TACAR muestran imágenes de consolidación y vidrio deslustrado bilateral (véase la figura 2C).

La prevalencia de NIA puede estar infraestimada, dado que los pacientes suelen llegar al diagnóstico en unas condiciones que no permiten poder realizar pruebas diagnósticas invasivas.[1,55] Es una enfermedad de mal pronóstico, con una supervivencia del 50 % a los dos meses del diagnóstico, siendo un factor favorable el inicio temprano de los glucocorticoides (metilprednisolona endovenosa 100-250 mg/día).[55] Los casos que responden al tratamiento pueden evolucionar hasta la curación, presentar recidivas o lesiones fibrocicatriciales crónicas.[55]

### 2.1.5 *Neumonía intersticial linfocítica (NIL)*

La neumonía intersticial linfocítica es una enfermedad de la que se conoce poco dada su escasa incidencia. Se caracteriza por infiltrados linfocitarios intersticiales en el parénquima pulmonar.[1] El debut de la clínica es subagudo, con tos, disnea y síntomas sistémicos asociados (fiebre, pérdida de peso, artralgias). La NIL se asocia con frecuencia a otras enfermedades: colagenosis, enfermedades autoinmunes (tiroiditis de Hashimoto, miastenia gravis, cirrosis biliar primaria) e inmunodeficiencias (agammaglobulinemia).[4] Las imágenes tomográficas son inespecíficas y consisten en vidrio deslustrado, nodulillos y zonas reticulares.[9] En el LBA se aprecia marcada linfocitosis. El diagnóstico se establece mediante biopsia pulmonar quirúrgica. El tratamiento con glucocorticoides, en las mismas dosis que en la NINE, es efectivo en el 70 % de los casos, pero el 20-30 % puede evolucionar a fibrosis pulmonar irreversible.


BIBLIOGRAFÍA

1. American Thoracic Society/European Respiratory Society International Multidisciplinary Consensus Classification of the Idiopathic Interstitial Pneumonias. Am J Respir Crit Care Med 2002; 165: 277-304.
2. American Thoracic Society. Idiopathic pulmonary fibrosis: diagnosis and treatment. International consensus statement. American Thoracic Society (ATS), and the European Respiratory Society (ERS). Am J Respir Crit Care Med 2000; 161: 646-64.
3. Selman M, King TE Jr, Pardo A. Idiopathic pulmonary fibrosis: prevailing and evolving hypotheses about its pathogenesis and implications for therapy. Ann Intern Med 2001; 134: 136-51.
4. Xaubet A, Ancochea J, Blanquer R *et al.* Diagnóstico y tratamiento de las enfermedades pulmonares intersticiales difusas. Arch Bronconeumol 2003; 39: 580-600.
5. Fellrath JM, du Bois RM. Idiopathic pulmonary fibrosis/cryptogenic fibrosing alveolitis. Clin Exp Med 2003; 3: 65-83.
6. Khalil N, Churg A, Muller N, O'Connor R. Environmental, inhaled and ingested causes of pulmonary fibrosis. Toxicol Pathol 2007; 35: 86-96.
7. Hunninghake GW, Zimmerman MB, Schwartz DA *et al.* Utility of a lung biopsy for the diagnosis of idiopathic pulmonary fibrosis. Am J Respir Crit Care Med 2001; 164: 193-96.
8. Sung A, Swigris J, Saleh A, Raoof S. High-resolution chest tomography in idiopathic pulmonary fibrosis and nonspecific interstitial pneumonia: utility and challenges. Curr Opin Pulm Med 2007; 13: 451-57.
9. Sharma S, Maycher B. Is HRCT the best way to diagnose idiopathic interstitial fibrosis? Curr Opin Pulm Med 2006; 12: 232-330.

10. North I, Martínez FJ. Recent advances in idiopathic pulmonary fibrosis. Chest 2007; 132: 637-50.

11. Suhk RD, Goldin JG. High-resolution computed tomography of interstitial pulmonary fibrosis. Semin Respir Crit Care Med 2006; 27: 623-33.

12. Vagal AS, Shipley R, Meyer CA. Radiological manifestations of sarcoidosis. Clin Dermatol 2007; 25: 312-25.

13. Costabel U, Guzman J, Bonella F, Oshimo S. Bronchoalveolar lavage in other interstitial lung diseases. Semin Respir Crit Care Med 2007; 28: 514-24.

14. Drent M, Mansour K, Linssen C. Bronchoalveolar lavage in sarcoidosis. Semin Respir Crit Care Med 2007; 28: 486-95.

15. Ryu YJ, Chung MP, Han J et al. Bronchoalveolar lavage in fibrotic idiopathic interstitial pneumonias. Respir Med 2007; 101: 655-60.

16. Sveinsson OA, Isaksson HJ, Sigvaldason A, Yngvason F, Aspelund T, Gudmundsson G. Clinical features in secondary and cryptogenic organising pneumonia. Int J Tuberc Lung Dis 2007; 11: 689-94.

17. Ryu JH, Daniels CE, Hartman TE, Yi ES. Diagnosis of interstitial lung diseases. Mayo Clin Proc 2007; 82: 976-86.

18. Fishbein MC. Diagnosis: to biopsy or not to biopsy: assessing the role of surgical lung biopsy in the diagnosis of idiopathic pulmonary fibrosis. Chest 2005; 128: 520S-25S.

19. Riley DJ, Costanzo EJ. Surgical biopsy: its appropriateness in diagnosing interstitial lung disease. Curr Opin Pulm Med 2006; 12: 331-36.

20. Flaherty KR, Andrei AC, King TE Jr. et al. Idiopathic intersitial pneumonia: do community and academic physicians agree on diagnosis? Am J Respir Crit Care Med 2007; 175: 1054-060.

21. Leslie KO. Historical perspective: a pathologic approach to the classification of idiopathic interstitial pneumonias. Chest 2005; 128: 513S-19S.

22. Tiitto L, Heiskanen U, Bloigu R et al. Thoracoscopic lung biopsy is a safe procedure in diagnosing usual interstitial pneumonia. Chest 2005; 128: 2375-380.

23. Qureshi RA, Stamenkovic SA, Carnochan FM, Walker WS. Video-assisted thoracoscopic lung biopsy in patients with interstitial lung disease. Ann Thorac Surg 2007; 84: 2136-137.

24. Molins L. Ambulatory chest surgery. Arch Bronconeumol 2007; 43: 185-87.

25. Quigley M, Hansell DM, Nicholson AG. Interstitial lung disease the new synergy between radiology and pathology. Histopathology 2006; 49: 334-42.

26. Myers JL, Katzenstein AL. Fibroblasts in focus. Am J Respir Crit Care Med 2006; 174: 623-24.

27. Churg A, Müller NL. Cellular vs fibrosing interstitial pneumonias and prognosis. Chest 2006; 130: 1566-570.

28. Wells AU. Histopathological diagnosis in diffuse lung disease: an ailing gold standard. Am J Respir Crit Care Med 2004; 170: 828-29.

29. Kim DS, Collard HR, King TE Jr. Classification and natural history of the idiopathic interstitial pneumonias. Proc Am Thorac Soc 2006; 3: 285-92.

30. Collard HR, Loyd JE, King TE Jr, Lancaster LH. Current diagnosis and management of idiopathic pulmonary fibrosis: a survey of academic physicians. Respir Med 2007; 101: 2011-016.

31. Du Bois RM. Evolving concepts in the early and accurate diagnosis of idiopathic pulmonary fibrosis. Clin Chest Med 2006; 27: S17-S25.

32. Thomeer M, Demedets M, Behr J et al. Accuracy of diagnosis of idiopathic pulmonary fibrosis. Eur Respir J 2007; en Prensa.

33. Taskar VS, Coultas DB. Is idiopathic pulmonary fibrosis environmental disease? Proc Am Torca Soc 2006; 3: 293-98.

34. Lynch JP 3rd, Saggar R, Weigt SS, Zisman DA, White ES. Usual interstitial pneumonia. Semin Respir Crit Care Med 2006; 27: 634-51.

35. Raghu G, Freudenberger TD, Yang S et al. High prevalence of abnormal acid gastro-oesophageal reflux in idiopathic pulmonary fibrosis. Eur Respir J 2006; 61: 1091-095.

36. Gotway MB, Freemer MM, King TE Jr. Challenges in pulmonary fibrosis.1: Use of high resolution CT scanning of the lung for the evaluation of patients with idiopathic interstitial pneumonias. Thorax 2007; 546-53.

37. Sumikawa H, Johkoh T, Colby TV et al. Computed tomography findings in pathological usual interstitial pneumonia: relationship to survival. Am J Respir Crit Care Med 2007; en Prensa.

38. Kinder BW, Brown KK, Schwarz MI, Ix JH, Kervitsky A, King TE Jr. Baseline BAL neutrophilia predicts early mortality in idiopathic pulmonary fibrosis. Chest 2008; 133: 226-32.

39. Tiitto L, Bloigu R, Heiskanen U et al. Relationship between histopathological features and the course of idiopathic pulmonary fibrosis/usual interstitial pneumonia. Thorax 2006; 61: 1091-095.

40. Lederer DJ, Arcasoy SM, Wilt JS *et al.* Six-minute-walk distance predicts waiting list survival in idiopathic pulmonary fibrosis. Am J Respir Crit Care Med 2006; 174: 659-64.

41. Churg A, Müller NL, Silva CI, Wright JL. Acute exacerbation (acute lung injury of unknown cause) in UIP and other forms of fibrotic interstitial pneumonias. Am J Surg Pathol 2007; 31: 277-84.

42. Collard HR, Moore BB, Flaherty KR *et al.* Acute exacerbations of idiopathic pulmonary fibrosis. Am J Respir Crit Care Med 2007; 176: 636-43.

43. Kinder BW, Collard HR, King TE Jr. Anticoagulant therapy for idiopathic pulmonary fibrosis. Chest 2006; 130: 302-03.

44. Azuma A, Nukiwa T, Tsuboi E *et al.* Placebo-controlled trial of pirfenidone in patients with idiopathic pulmonary fibrosis. Am J Respir Crit Care Med 2005; 171: 1040-047.

45. Molina-Molina M, Badia JR, Marin-Arguedas A, *et al.* Outcomes and clinical characteristics of patients with pulmonary fibrosis and respiratory failure admitted to an intensive care unit. A study of 20 cases. Med Clin 2003; 121: 63-7.

46. Demedts M, Behr J, Buhl R *et al.* High-dose acetylcysteine in idiopathic pulmonary fibrosis. N Engl J Med 2005; 353: 2229-242.

47. Antoniou KM, Pataka A, Bouros D, Siafakas NM. Pathogenetic pathways and novel pharmacotherapeutic targets in idiopathic pulmonary fibrosis. Pulm Pharmacol Ther 2007; 20: 453-61.

48. Serrano-Mollar A, Nacher M, Gay-Jordy G *et al.* Intratracheal transplantation of alveolar type II cells reverses bleomycin-induced lung fibrosis. Am J Respir Crit Care Med 2007; 176: 1261-268.

49. De Meester J, Smits JM, Persijn G, Haverich A. Listing for lung transplantation: life expectancy and transplant effect, stratified by type of end-stage lung disease, the eurotransplant experience. J Heart Lung Transplant 2001; 20: 518-24.

50. Du Bois R, King TE. Challenges in pulmonary fibrosis x 5: The NSIP/UIP debate. Thorax 2007; 62: 1008-012.

51. Latsi PI, Du Bois, Nicholson AG *et al.* Fibrotic idiopathic interstitial pneumonia; the prognostic value of longitudinal lung function trends. Am J Respir Crit Care Med 2003; 168: 531-37.

52. Kinder BW, Collard HR, Koth L *et al.* Idiopathic nonspecific interstitial pneumonia: lung manifestation of undifferentiated connective tissue disease? Am J Respir Crit Care Med 2007; 176: 691-97.

53. Katzenstein AL, Zisman DA Litzky LA *et al.* Usual interstitial pneumonia: histologic study of biopsy and explant specimens. Am J Surg Pathol 2002; 26: 1567-577.

54. Wells AU, Nicholson AG, Hansell DM. Challenges in pulmonary fibrosis.4: smoking-induced diffuse interstitial lung diseases. Thorax 2007; 62: 904-10.

55. Suh GY, Kang EH, Chung MP *et al.* Early intervention can improve clinical outcome of acute interstitial pneumonia. Chest 2006; 129: 753-61.

# Capítulo 4
# Fenotipos de la EPOC

J. L. López-Campos

Unidad Médico-Quirúrgica
de Enfermedades Respiratorias
Hospital Universitario Virgen del Rocío
Sevilla

*Dirección para correspondencia*
Hospital Universitario Virgen del Rocío
Dr. J. L. López-Campos
lcampos@separ.es

## 1   Introducción

A mediados del siglo pasado era frecuente encontrar en la literatura conceptos como los de bronquitis crónica, enfisema, bronquiectasias y asma[1] para hacer referencia a una serie de cuadros clínicos con síntomas respiratorios crónicos y características clínicas, radiológicas o funcionales acompañantes, con frecuencia superponibles. Desde ese momento los neumólogos han realizado un esfuerzo por intentar delimitar cada una de estas patologías. De esta manera, a partir de finales de los años setenta se comenzó a acuñar el término de enfermedad pulmonar obstructiva crónica (EPOC)[2] para hacer referencia a una situación patológica consistente en síntomas respiratorios crónicos y obstrucción bronquial no reversible asociados al consumo de tabaco. Con el paso del tiempo, el término de EPOC ha ido evolucionando progresivamente, incorporando conceptos nuevos y descartando ideas antiguas hasta la situación actual de la enfermedad en la que los antiguos términos de bronquitis crónica, enfisema y otros relacionados con las diversas manifestaciones de la enfermedad han quedado considerados como algunas de las manifestaciones de la EPOC que constituyen los fenotipos de la enfermedad.[3]

Un fenotipo se define como la expresión de un genotipo en un determinado ambiente. Por tanto, para tener un fenotipo determinado se necesitan dos componentes: la carga genética que codifica una determinada característica y la que resulta de su interacción con el medio ambiente. Esta relación entre gen y medio ambiente, que en herencias monogénicas puede ser más simple, en el caso de la EPOC presenta una gran complejidad debido a la diversidad de características que puede tener un paciente y los diferentes entornos en los que puede vivir. Sin embargo, pese a la dificultad de su estudio, profundizar

| Aspectos clínicos<br>  – Percepción de la disnea.<br>  – Capacidad de ejercicio.<br>  – Exacerbaciones. | Aspectos funcionales<br>  – Declive del $FEV_1$.<br>  – Hiperinsuflación.<br>  – Reversibilidad bronquial. |
|---|---|
| Aspectos anatómicos<br>  – Afectación de vía aérea principal.<br>  – Afectación de vía aérea periférica.<br>  – Afectación del parénquima.<br>  – Afectación vascular. | Aspectos sistémicos<br>  – Inflamación sistémica.<br>  – Alteraciones nutricionales.<br>  – Miopatía periférica.<br>  – Efectos cardiovasculares. |

*Tabla 1. Principales variables que pueden influir en el fenotipo de la EPOC.*

en la delimitación de estos fenotipos es de especial importancia, ya que su mejor conocimiento y estratificación permitiría comprender mejor la enfermedad y detectar determinados subtipos de pacientes que puedan tener algunas consideraciones diagnósticas o ser más susceptibles a determinados tratamientos. A continuación, se presentan los principales fenotipos de la enfermedad con relevancia clínica, así como las iniciativas descritas para su estadificación.

## 2 Principales fenotipos en la EPOC

A la hora de estudiar los fenotipos de una enfermedad es importante fijarse unos límites razonables sobre las características que se van a estudiar. Es necesario que la característica a estudio se pueda medir de forma fácil y tenga relevancia clínica, ya sea como factor pronóstico, como una expresión clínica particular o como una respuesta concreta a un tratamiento determinado. En el caso de la EPOC, existen numerosos aspectos clínicos, anatómicos y funcionales que cumplen esta característica y que se tienen que tener en cuenta (véase la tabla 1).

### 2.1 *Aspectos clínicos*

Desde el punto de vista clínico, existen al menos tres características principales en los pacientes con EPOC que marcan la expresión de la enfermedad: el grado de disnea, la capacidad de ejercicio y el número de exacerbaciones.

El estudio de la percepción de la disnea en los pacientes con EPOC y su relación con diversos aspectos funcionales es un tema que ha generado numerosas publicaciones. Como se desprende de los diferentes estudios y de la práctica clínica habitual, este síntoma no es percibido de manera igual por todos los pacientes. Se conoce que la disnea no se correlaciona con el grado de obstrucción bronquial, sino que existen otros factores como el decondicionamiento muscular o cardiorrespiratorio, además de un fuerte componente ambiental y psicosocial, que influyen en su percepción.[4] De esta manera, la expresión del grado de disnea es un claro ejemplo de interacción entre la enfermedad y el medio ambiente, la cual constituye una de las manifestaciones más importantes de la enfermedad.

La limitada capacidad de ejercicio es una de las consecuencias clínicas de la EPOC y está muy relacionada con la percepción de la disnea y el detrimento de la calidad de vida de estos pacientes.[5] Su evaluación es importante, puesto que constituye una de las dianas terapéuticas y contribuye de manera relevante a la expresión clínica de la enfermedad.

El número de exacerbaciones anuales es un factor importante al estar relacionado con el pronóstico de la enfermedad y, por tanto, uno de los objetivos del tratamiento. En un amplio estudio de cohortes, Soler-Cataluña *et al.*[6] realizaron el seguimiento de 304 hombres con EPOC durante cinco años. Los autores observaron que el número de exacerbaciones estaba asociado con la supervivencia de la cohorte, de manera que los pacientes que tenían tres o más exacerbaciones anuales tenían un mayor riesgo de mortalidad con un riesgo relativo de 4,13 (intervalo de confianza al 95 %: 1,80-9,41). En este sentido, se sabe que existen pacientes con un número más elevado de exacerbaciones que otros,[7] sin que hasta el momento se hayan dilucidado claramente las causas de esta distinta expresión clínica. Este diferente número de exacerbaciones tiene importantes repercusiones clínicas y funcionales,[8] por lo que el número de exacerbaciones debe ser tenido en cuenta como un dato relevante en la expresión de la enfermedad.

## 2.2  *Aspectos anatómicos*

Con el avance del estudio de la EPOC, el conocimiento de las alteraciones estructurales que ocurren en el aparato respiratorio ha ido profundizándose. Inicialmente considerada como un modelo bicompartimental, en la EPOC se definían principalmente dos compartimentos, el parénquima y la vía aérea principal, que daban lugar, según su grado de afectación, a los dos grandes fenotipos de bronquitis crónica y enfisema.[1] Con el tiempo, la enfermedad ha pasado a considerarse como un modelo cuatricompartimental en el que se han incorporado la vía aérea periférica y el compartimento vascular como nuevas estructuras en el modelo; además, probablemente haya que añadir las manifestaciones sistémicas como un quinto compartimento. Cada uno de estos compartimentos puede tener un diferente grado de afectación, por lo que contribuyen a una expresión clínica diferente de la enfermedad.

La participación de la vía aérea principal y el parénquima han sido las más estudiadas. En concreto, el grado de enfisema ha ocupado la mayoría de las publicaciones, probablemente por su mayor facilidad de evaluación. Los estudios sobre el enfisema en EPOC revelan que su distribución es irregular en esta población. Makita *et al.*[9] estudiaron 274 sujetos con EPOC con objeto de evaluar el grado de enfisema mediante TACAR. Los autores observaron que la severidad del enfisema variaba considerablemente, incluso entre los pacientes con el mismo grado de severidad GOLD sin encontrar relación entre el grado de enfisema y la severidad de la enfermedad medida por el $FEV_1$. Además, los autores también destacaron que los síntomas respiratorios están distribuidos por igual entre los grupos de enfisema. Por tanto, la distribución y la severidad del enfisema son variables independientes asociadas a la EPOC.

El tercer compartimento de afectación en la EPOC lo constituye la vía aérea periférica. En esta localización se pueden estudiar diversos aspectos de la afectación bronquiolar, siendo la presencia de bronquiectasias la más estudiada y la que probablemente tenga más repercusiones clínicas. Patel *et al.*[10] estudiaron 54 pacientes con EPOC severa ($FEV_1$ 38 %) de los que la mitad tenían bronquiectasias diagnosticadas por tomografía computerizada de alta resolución y fueron seguidos durante dos años con objeto de evaluar la repercusión de estas bronquiectasias en el seguimiento. Los autores observaron que la presencia de bronquiectasias en los pacientes con EPOC se asociaba con agudizaciones más severas, colonización de vía aérea y aumento de diversos marcadores inflamatorios en esputo. Por lo tanto, la presencia de estas bronquiectasias parece tener una relevancia que condiciona la presentación clínica de la EPOC. Sin embargo, no hay estudios que aporten información sobre la naturaleza de estas bronquiectasias con la finalidad de evaluar si son parte del espectro de la enfermedad o si son un epifenómeno regido por otros factores.[11]

Finalmente, el compartimento vascular es de considerable importancia especialmente en relación con la principal manifestación, la hipertensión pulmonar. En este sentido, Thabut G, *et al.*[12] estudiaron a 215 pacientes con EPOC estadio IV de la GOLD y observaron que la mitad tenían hipertensión pulmonar. Característicamente, la mayoría de estos pacientes suelen tener una hipertensión pulmonar leve. Ese mismo año, Chaouat A, *et al.*[13] publicaron un estudio más pequeño en el que demostraban que pacientes con EPOC y una presión media superior a 40 mmHg tenían peor supervivencia que el resto de pacientes con EPOC tras diez años de seguimiento con una diferencia relevante a partir del primer año. A la luz de estos trabajos podemos concluir que la hipertensión pulmonar en la EPOC es frecuente y habitualmente leve. En los casos con hipertensión pulmonar severa se deben buscar otras causas y evaluar su posible tratamiento por su importancia pronóstica.

## 2.3  *Datos funcionales*

Desde el punto de vista funcional, el parámetro pronóstico más relevante y que define la enfermedad es el $FEV_1$ obtenido con una espirometría tras test broncodilatador en la fase estable de la enfermedad. El $FEV_1$ ha demostrado ser un importante marcador pronóstico, constituyendo su declive progresivo y acelerando la base conceptual de la enfermedad. No obstante, este declive del $FEV_1$ no es similar en todos los pacientes. Existen diversas variables que están relacionadas con este declive, como el número de exacerbaciones,[14] la exposición al humo del tabaco,[15] la actividad física[16] y probablemente algunos tratamientos,[17] entre otras. De hecho, no todos los pacientes con EPOC tienen un declive funcional similar, por lo que cabe la posibilidad conceptual de que un paciente no termine necesariamente en estadio GOLD IV al final de su enfermedad. En este sentido, es necesaria información sobre la historia natural de la enfermedad con un seguimiento prolongado. En cualquier caso, aunque se conoce que el declive del $FEV_1$ no es el único factor pronóstico, éste continúa siendo un dato fundamental en la evaluación de los pacientes con EPOC que condiciona el pronóstico de la enfermedad y su presentación clínica.

Otro aspecto funcional relevante en las alteraciones funcionales de la EPOC es la hiperinsuflación. De manera resumida, debido a las alteraciones morfológicas descritas, los pacientes con EPOC tienen una alteración funcional que afecta principalmente a la rama espiratoria. Esta alteración condiciona un aumento del tiempo espiratorio que culmina produciendo un atrapamiento aéreo y, por tanto, una situación de hiperinsuflación.[18] Esta hiperinsuflación se acentúa durante el ejercicio, dado que produce una hiperinsuflación dinámica con un mayor aumento transitorio de los volúmenes pulmonares durante el ejercicio que tiene importantes repercusiones mecánicas. Como consecuencia, la hiperinsuflación incrementa la sensación de disnea y limita la capacidad de ejercicio, dos de las principales manifestaciones de la enfermedad. Por tanto, su mayor o menor presencia es un factor que condiciona la presentación de la enfermedad y que tiene que ser tenido en cuenta en la valoración de los fenotipos.

Finalmente, un aspecto poco estudiado pero muy relevante en la expresión clínica de la enfermedad es la presencia de hiperreactividad bronquial o una reversibilidad bronquial significativa. Esta reversibilidad bronquial tras una prueba broncodilatadora está definida en las actuales guías clínicas como un aumento de 12 % y 200 ml.[3] El grado de reversibilidad bronquial es de especial importancia en la EPOC por los motivos que se detallan a continuación. En primer lugar, por su frecuencia; aunque inicialmente se consideraba que era frecuente que los pacientes con EPOC broncodilataran con una frecuencia del 21,7 %, en España,[19] estudios más recientes han indicado que este porcentaje es muy superior. Durante la realización del estudio UPLIFT, los autores analizaron la respuesta broncodilatadora de los pacientes incluidos tras la administración de 400 µg de salbutamol y 80 µg de ipratropio,[20] observando que el 53,9 % de los pacientes experimentaron una reversibilidad significativa (> 12 % y > 200 mL) y que el 65,6 % tuvieron una reversibilidad > 15 %. En segundo lugar, por las posibles implicaciones terapéuticas; dado que se conoce que el tratamiento antiinflamatorio tiene una especial relevancia en el tratamiento de la reversibilidad bronquial de los pacientes con asma bronquial, es posible que este fenómeno pueda ser aplicado a la EPOC. Sin embargo, la mayoría de los ensayos clínicos excluyen a los pacientes con reversibilidad bronquial, motivo por el cual no se dispone de demasiada información en este sentido. Uno de los escasos ensayos que aborda este aspecto fue el Lung Health Study II que comparaba el uso de Triamcinolona inhalada frente a placebo.[21] Los autores observaron que los pacientes en el brazo de tratamiento consiguieron tener menor hiperreactividad bronquial estudiada mediante una prueba de provocación inespecífica con metacolina. En tercer lugar, la presencia de esta hiperreactividad bronquial tiene importancia pronóstica, dado que en un reciente estudio realizado en Holanda, Hospers *et al.*[22] realizaron el seguimiento de 2.008 habitantes durante treinta años con test de histamina y observaron que aquellos habitantes que tenían hiperreactividad bronquial presentaban una mortalidad más elevada independientemente del resto de factores considerados como la edad, el sexo, el tabaco, la función pulmonar, el índice de masa corporal, la positividad de los test cutáneos, la eosinofilia, la presencia de asma bronquial y la ciudad de residencia. Por tanto, el estudio de la reversibilidad bronquial constituye un aspecto relevante en la evaluación de los pacientes con EPOC. Sin embargo, a pesar de su relevancia clínica en la expresión de la enfermedad y de las posibles repercusiones pronósticas y terapéuticas, los ensayos clínicos sistemáticamente excluyen a estos pacientes, así que es necesario disponer de trabajos que profundicen en el estudio de este fenotipo de la enfermedad y su respuesta a los distintos tratamientos.

## 2.4   Datos de afectación sistémica

En los últimos años, el estudio de las manifestaciones sistémicas de la enfermedad ha progresado de manera importante, considerándose estas alteraciones extratorácicas como parte del espectro de la misma.[3] El estudio de estos efectos sistémicos es de especial relevancia por su repercusión en la estrategia de tratamiento y por su importancia pronóstica. Existen diversos efectos sistémicos que presentan una expresión desigual entre los pacientes y que contribuyen a una manifestación diferente de la enfermedad.[23] Entre los efectos sistémicos más estudiados figuran la inflamación sistémica, los efectos sobre la función muscular periférica, la desnutrición y la relación con los eventos cardiovasculares.

La inflamación sistémica es un fenómeno que ha sido definido como una elevación de moléculas inflamatorias en la sangre. Esta inflamación sistémica adquiere una especial relevancia, dado que se considera un nexo de unión entre los distintos efectos sistémicos de la enfermedad, así como entre la afectación pulmonar y extrapulmonar.[24] Aunque se ha demostrado que existen numerosos marcadores inflamatorios elevados en los pacientes con EPOC, el más estudiado ha sido, sin duda, la proteína C reactiva (PCR). Uno de los datos más importantes sobre la PCR es que su elevación no es uniforme en todos los pacientes, sino que algunos pacientes presentan mayores niveles que otros, los cuales pueden incluso ser normales.[25] Las causas de esta elevación de la PCR, así como el origen de la inflamación son aspectos que están aún por dilucidar. Sin embargo, dada su trascendencia pronóstica,[26] constituye un factor importante en la evaluación fenotípica de los pacientes con EPOC.

Durante los últimos años se ha acumulado información suficiente que permite indicar que la disfunción muscular está presente en diverso grado en los pacientes con EPOC. La evidencia disponible nos indica que un decondicionamiento muscular por desuso no sería la única causa, sino que parece existir algún tipo de miopatía asociada a la enfermedad.[27] Esta disfunción muscular condiciona la manifestación clínica de la enfermedad en términos de percepción de la disnea y capacidad de ejercicio, por lo que su evaluación es relevante.

Parece claro que la desnutrición está presente en los pacientes con EPOC y que esta desnutrición está asociada al grado de afectación pulmonar.[28] En este sentido, parece que la reducción en la masa magra tendría mayor relevancia como parte de la afectación sistémica de la enfermedad. De esta manera, la evaluación del estado nutricional de los pacientes con

EPOC ha tomado una especial relevancia en los últimos años, especialmente desde que existen datos sobre su importancia pronóstica.[29] De manera similar, la obesidad parece estar relacionada con la expresión clínica y con las comorbilidades asociadas a la EPOC, lo que se suma a otros factores de riesgo que están relacionados con la supervivencia.[30] Por este motivo, la valoración ponderal de los pacientes con EPOC debe ser incluida en la evaluación de los pacientes como un elemento diagnóstico y como diana terapéutica.

La relación entre EPOC y eventos cardiovasculares es cada día más estrecha, ya sea por tener un factor de riesgo común, por ser comorbilidades que influyen entre sí con valor pronóstico o por considerarse la EPOC como un factor de riesgo cardiovascular.[31] En cualquier caso, parece que la diferente expresión de los eventos cardiovasculares en la EPOC condiciona aspectos como la percepción de la disnea y la supervivencia, por lo que son de importancia en la evaluación de la enfermedad.

## 3   Estadificación según fenotipos

Debido a la gran variedad de características que influyen en la presentación de la EPOC, es necesario poder disponer de alguna herramienta que permita estudiar fenotipos concretos. Con este objetivo, se pueden hacer dos aproximaciones distintas: construir escalas que incluyan algunas de las variables explicadas anteriormente como parte de índices multidimensionales o bien establecer una estratificación según fenotipos.

### 3.1   *Índices multidimensionales*

En los últimos años se han publicado al menos tres índices multidimensionales con importancia pronóstica. El índice BODE[32] fue el primero en publicarse y probablemente el más extendido actualmente. Incluye cuatro variables: el índice de masa corporal (B, del inglés *Body mass index),* el grado de obstrucción por espirometría (O), el grado de disnea (D) medido por la escala MRC y una evaluación de la capacidad de ejercicio (E) del paciente medida por el test de los seis minutos. Cada una de las variables del índice está estratificada en cuatro grupos que reciben una puntuación entre 0 y 3, salvo por el índice de masa corporal que se puntúa 0 o 1. Con esto se obtiene el total del índice sumando la puntuación de los distintos componentes y obteniéndose un valor final entre 0 y 10, donde 10 es la puntuación de peor pronóstico. El estudio inicial estratificó los resultados del índice en cuatro cuartiles de severidad.[32]

El índice SAFE[33] incluye tres variables: la calidad de vida medida mediante el cuestionario de St. George (S), el grado de obstrucción por espirometría (AF, del inglés *Air Flow limitation)* y la capacidad de ejercicio (E) medida por el test de marcha de los seis minutos. Cada variable fue estratificada en cuatro grupos que se puntúan entre 0 y 3 teniendo como novedad que los límites se establecieron por un análisis clúster a partir de los datos brutos de pacientes, por lo que no son iguales a los del BODE. El índice fue validado estudiando la validez del constructo y la validez de criterio, para lo que se utilizó el número de exacerbaciones como referente externo. Aunque los autores no relacionan el índice con la supervivencia de la cohorte, con probabilidad se trata de un predictor pronóstico.

El índice CPI[34] (del inglés, *Composite Prognostic Index)* se diseñó a partir de los datos agregados de diversos ensayos clínicos con el objetivo de poder aplicarse en atención primaria. El índice incluye una valoración de la calidad de vida que puede darse con el cuestionario de St. George o con el Chronic Respiratory Disease Questionnaire (CRDQ), el grado de obstrucción por espirometría, la edad, el sexo, el índice de masa corporal, el número de exacerbaciones previas y la presencia o no de antecedentes cardiovasculares. Cada variable está estratificada para recibir una puntuación cuyo sumatorio aporta un valor entre 0 y 100, donde 100 indica el peor estado de salud. El índice está validado y se ha relacionado no sólo con mortalidad, sino también con exacerbaciones y hospitalizaciones.


## 3.2   *Clasificación según fenotipos*

La clasificación de los distintos fenotipos según índices compuestos multidimensionales como los anteriormente expuestos aporta la ventaja de poder clasificar a los pacientes por niveles de isogravedad, de manera que sea sencillo agrupar pacientes con puntuaciones similares y compararlos entre sí. Sin embargo, si el objetivo es estudiar algún aspecto concreto de los fenotipos expuestos, entonces la utilización de índices combinados no es válida, por lo que necesitamos definir otra estrategia.

Para este cometido sería necesaria una aproximación distinta, de manera que los pacientes pudieran ser clasificados por fenotipos. Una aproximación similar se ha realizado con éxito en el caso del cáncer de pulmón en el que el estadiaje TNM permite identificar a los pacientes con una determinada característica pronóstica. Sin embargo, en el caso de la EPOC esto es considerablemente más complejo por varios motivos. En primer lugar, para ser exhaustivos, el número de variables a tener en cuenta es considerablemente elevado, lo que hace más complejo su cálculo y su posterior utilización. En segundo lugar, es posible que algunas variables cambien con el tiempo de manera significativa, lo que obligaría a reestadificar en cada visita. En el caso del cáncer esto no ocurre porque se hace una valoración inicial y las variables que lo componen siempre empeoran. En el caso de la EPOC, existen diversas variables descritas, como la reversibilidad de la obstrucción, la percepción de la disnea o el número de exacerbaciones, que pueden ser muy variables. Finalmente, es posible que algunas de las variables explicadas anteriormente midan un aspecto similar de la enfermedad y, por tanto, presenten colinealidad estadística en el momento de establecer el modelo. De este modo, el paso previo que debe hacerse es decidir qué variables se van a incluir para que sea representativo del máximo de fenotipos posibles, además de considerar su aplicabilidad posterior. En este sentido, esa aproximación fue iniciada por Celli *et al.* obteniendo un listado de variables considerable,[35] pero hasta ahora no se ha traducido en una iniciativa concreta.

## 4  Conclusión

El estudio de los fenotipos de la EPOC revela la existencia de numerosas características desde el punto de vista clínico, anatómico y funcional con importancia clínica o pronóstica. La correcta evaluación de estas variables es importante a la hora de desarrollar estudios clínicos, ya que permitiría controlar los resultados por variables confundentes y aplicarlos a grupos de pacientes concretos. Por tanto, es necesario que los estudios epidemiológicos y, en concreto, los ensayos clínicos que se desarrollen en el futuro tengan presentes estos fenotipos con la finalidad de detectar poblaciones susceptibles a los diversos tratamientos disponibles.

BIBLIOGRAFÍA

1. Heard BE, Khatchatourov V, Otto H, Putov NV, Sobin L. The morphology of emphysema, chronic bronchitis, and bronchiectasis: definition, nomenclature, and classification. J Clin Pathol 1979; 32(9): 882-92.
2. Tomashefski JF. Definition, differentiation, and classification of COPD. Postgrad Med 1977; 62(1): 88-97.
3. Rabe KF, Hurd S, Anzueto A, Barnes PJ, Buist SA, Calverley P, Fukuchi Y, Jenkins C, Rodríguez-Roisin R, van Weel C, Zielinski J; Global Initiative for Chronic Obstructive Lung Disease. Global strategy for the diagnosis, management, and prevention of chronic obstructive pulmonary disease: GOLD executive summary. Am J Respir Crit Care Med 2007 Sep 15; 176(6): 532-55.
4. O'Donnell DE, Banzett RB, Carrieri-Kohlman V, Casaburi R, Davenport PW, Gandevia SC, Gelb AF, Mahler DA, Webb KA. Pathophysiology of dyspnea in chronic obstructive pulmonary disease: a roundtable. Proc Am Thorac Soc 2007; 4(2): 145-68.
5. Pepin V, Saey D, Laviolette L, Maltais F. Exercise capacity in chronic obstructive pulmonary disease: mechanisms of limitation. COPD 2007; 4(3): 195-204.
6. Soler-Cataluña JJ, Martínez-García MA, Román Sánchez P, Salcedo E, Navarro M, Ochando R. Severe acute exacerbations and mortality in patients with chronic obstructive pulmonary disease. Thorax 2005; 60(11): 925-31.
7. Soler JJ, Martínez-García MA, Román P, Orero R, Terrazas S, Martínez-Pechuán A. Eficacia de un programa específico para pacientes con EPOC que presentan frecuentes agudizaciones. Arch Bronconeumol 2006; 42(10): 501-08.
8. Cote CG, Dordelly LJ, Celli BR. Impact of COPD exacerbations on patient-centered outcomes. Chest 2007; 131(3): 696-704.
9. Makita H, Nasuhara Y, Nagai K, Ito Y, Hasegawa M, Betsuyaku T, Onodera Y, Hizawa N, Nishimura M; Hokkaido COPD Cohort Study Group. Characterisation of phenotypes based on severity of emphysema in chronic obstructive pulmonary disease. Thorax 2007; 62(11): 932-37.
10. Patel IS, Vlahos I, Wilkinson TM, Lloyd-Owen SJ, Donaldson GC, Wilks M, Reznek RH, Wedzicha JA. Bronchiectasis, exacerbation indices, and inflammation in chronic obstructive pulmonary disease. Am J Respir Crit Care Med 2004; 170(4): 400-07.
11. Patuzzo C, Gilè LS, Zorzetto M, Trabetti E, Malerba G, Pignatti PF, Luisetti M. Tumor necrosis factor gene complex in COPD and disseminated bronchiectasis. Chest 2000; 117(5): 1353-358.
12. Thabut G, Dauriat G, Stern JB, Logeart D, Lévy A, Marrash-Chahla R, Mal H. Pulmonary hemodynamics in advanced COPD candidates for lung volume reduction surgery or lung transplantation. Chest 2005; 127(5): 1531-536.
13. Chaouat A, Bugnet AS, Kadaoui N, Schott R, Enache I, Ducoloné A, Ehrhart M, Kessler R, Weitzenblum E. Severe pulmonary hypertension and chronic obstructive pulmonary disease. Am J Respir Crit Care Med 2005; 172(2): 189-94.
14. Donaldson GC, Seemungal TA, Bhowmik A, Wedzicha JA. Relationship between exacerbation frequency and lung function decline in chronic obstructive pulmonary disease. Thorax 2002; 57(10): 847-52.

15. Anthonisen NR, Connett JE, Murray RP. Smoking and lung function of Lung Health Study participants after 11 years. Am J Respir Crit Care Med 2002; 166(5): 675-79.

16. García-Aymerich J, Lange P, Benet M, Schnohr P, Antó JM. Regular physical activity modifies smoking-related lung function decline and reduces risk of chronic obstructive pulmonary disease: a population-based cohort study. Am J Respir Crit Care Med 2007; 175(5): 458-63.

17. Vincken W, van Noord JA, Greefhorst AP, Bantje TA, Kesten S, Korducki L, Cornelissen PJ; Dutch/Belgian Tiotropium Study Group. Improved health outcomes in patients with COPD during 1 year's treatment with tiotropium. Eur Respir J 2002; 19(2): 209-16.

18. O'Donnell DE. Hyperinflation, dyspnea, and exercise intolerance in chronic obstructive pulmonary disease. Proc Am Thorac Soc 2006; 3(2): 180-84.

19. Peña VS, Miravitlles M, Gabriel R, Jiménez-Ruiz CA, Villasante C, Masa JF, Viejo JL, Fernández-Fau L. Geographic variations in prevalence and underdiagnosis of COPD: results of the IBERPOC multicentre epidemiological study. Chest 2000; 118(4): 981-89.

20. Tashkin DP, Celli B, Decramer M, Liu D, Burkhart D, Cassino C, Kesten S. Bronchodilator responsiveness in patients with COPD. Eur Respir J 2008; 31(4): 742-50.

21. Lung Health Study Research Group. Effect of inhaled triamcinolone on the decline in pulmonary function in chronic obstructive pulmonary disease. N Engl J Med 2000; 343(26): 1902-909.

22. Hospers JJ, Postma DS, Rijcken B, Weiss ST, Schouten JP. Histamine airway hyper-responsiveness and mortality from chronic obstructive pulmonary disease: a cohort study. Lancet 2000; 356(9238): 1313-317.

23. Agustí AG, Noguera A, Sauleda J, Sala E, Pons J, Busquets X. Systemic effects of chronic obstructive pulmonary disease. Eur Respir J 2003; 21(2): 347-60.

24. Agustí A. Systemic effects of chronic obstructive pulmonary disease: what we know and what we don't know (but should). Proc Am Thorac Soc 2007; 4(7): 522-25.

25. Pinto-Plata VM, Müllerova H, Toso JF, Feudjo-Tepie M, Soriano JB, Vessey RS, Celli BR. C-reactive protein in patients with COPD, control smokers and non-smokers. Thorax 2006; 61(1): 23-8.

26. Dahl M, Vestbo J, Lange P, Bojesen SE, Tybjaerg-Hansen A, Nordestgaard BG. C-reactive protein as a predictor of prognosis in chronic obstructive pulmonary disease. Am J Respir Crit Care Med 2007; 175(3): 250-55.

27. Couillard A, Prefaut C. From muscle disuse to myopathy in COPD: potential contribution of oxidative stress. Eur Respir J 2005; 26(4): 703-19.

28. King DA, Cordova F, Scharf SM. Nutritional aspects of chronic obstructive pulmonary disease. Proc Am Thorac Soc 2008; 5(4): 519-23.

29. Landbo C, Prescott E, Lange P, Vestbo J, Almdal TP. Prognostic value of nutritional status in chronic obstructive pulmonary disease. Am J Respir Crit Care Med 1999; 160(6): 1856-861.

30. Steuten LM, Creutzberg EC, Vrijhoef HJ, Wouters EF. COPD as a multicomponent disease: inventory of dyspnoea, underweight, obesity and fat free mass depletion in primary care. Prim Care Respir J 2006; 15(2): 84-91.

31. Sin DD, Man SF. Chronic obstructive pulmonary disease as a risk factor for cardiovascular morbidity and mortality. Proc Am Thorac Soc 2005; 2(1): 8-11.

32. Celli BR, Cote CG, Marín JM, Casanova C, Montes de Oca M, Méndez RA, Pinto Plata V, Cabral HJ. The body-mass index, airflow obstruction, dyspnea, and exercise capacity index in chronic obstructive pulmonary disease. N Engl J Med 2004; 350(10): 1005-012.

33. Azarisman MS, Fauzi MA, Faizal MP, Azami Z, Roslina AM, Roslan H. The SAFE (SGRQ score, air-flow limitation and exercise tolerance) Index: a new composite score for the stratification of severity in chronic obstructive pulmonary disease. Postgrad Med J 2007; 83(981): 492-97.

34. Briggs A, Spencer M, Wang H, Mannino D, Sin DD. Development and validation of a prognostic index for health outcomes in chronic obstructive pulmonary disease. Arch Intern Med 2008; 168(1): 71-9.

35. Celli BR, Calverley PM, Rennard SI, Wouters EF, Agusti A, Anthonisen N, Macnee W, Jones P, Pride N, Rodríguez-Roisin R, Rossi A, Wanner A. Proposal for a multidimensional staging system for chronic obstructive pulmonary disease. Respir Med 2005; 99(12): 1546-554.

# Capítulo 5
# Cuidados respiratorios del paciente con enfermedad neuromuscular

A. Antón

Departamento de Neumología
Hospital de la Santa Creu i Sant Pau
Barcelona

*Dirección para correspondencia*
Hospital de la Santa Creu i Sant Pau
Dr. A. Antón
panton@santpau.cat

## 1  Introducción

Las enfermedades y los enfermos que actualmente trata y tratará en un futuro el neumólogo moderno han cambiado radicalmente. En los últimos años ha habido un cambio en el perfil del paciente atendido por el neumólogo, por lo que han adquirido un mayor protagonismo enfermedades restrictivas que no afectan a las vías ni al parénquima respiratorio pero que pueden cursar con fracaso ventilatorio (FV). De entre estas enfermedades, sin duda, destacan las enfermedades neuromusculares (ENM). Hasta hace pocos años, estos enfermos sólo recibían asistencia neurológica, dado que no se disponía de tratamientos eficaces de las complicaciones respiratorias. Afortunadamente, en la actualidad, este panorama ha cambiado sustancialmente de forma, de modo que aunque no se puede cambiar el curso de algunas de estas enfermedades, sí se pueden tratar sus principales complicaciones.

## 2  Fisiopatología respiratoria básica del paciente con enfermedades neuromusculares

Se entiende por ENM aquellos procesos crónicos, habitualmente degenerativos y progresivos, que afectan a la vía piramidal y/o a la musculatura estriada.[1] La lesión puede estar en la primera motoneurona, el haz cortocomedular y corticoespinal, la segunda motoneurona, los nervios periféricos, la unión neuromuscular y los músculos estriados (véase la figura 1). Con carácter práctico, se pueden distinguir dos tipos de enfermedades en función de la evolución de la enfermedad: las ENM de rápida evolución (como las en-

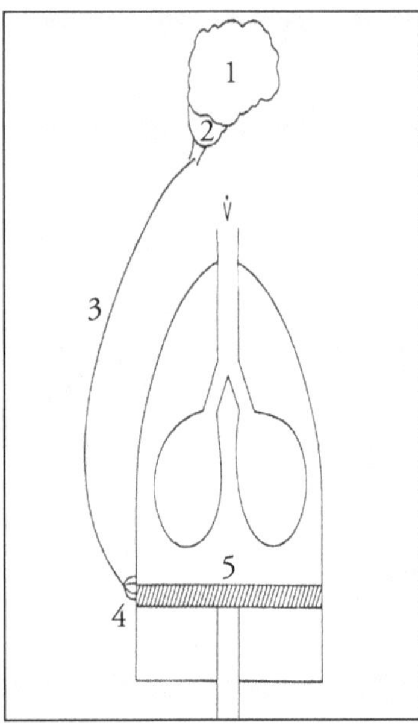

*Figura 1.*
*Enfermedades neuromusculares en función de su localización.*
*1: lesiones de la primera motoneurona.*
*2: enfermedades del tronco y la segunda motoneurona.*
*3: alteraciones de la conducción.*
*4: enfermedades de la placa motora.*
*5: enfermedades musculares.*

fermedades de las motoneuronas) y las ENM de lenta evolución (como las distrofias musculares). Es de suma importancia tratar de llegar al diagnóstico etiológico de las ENM para asegurar un tratamiento neurológico en el caso de que exista (por ejemplo una miastenia gravis) y conocer el pronóstico de la enfermedad. Desde el punto de vista respiratorio, tres son los grupos musculares de relevancia: el diafragma, los músculos espiratorios y de la tos, y la musculatura bulbar.

La disfunción muscular bulbar, que implica la alteración de la segunda motoneurona del tronco del encéfalo, afecta a dos funciones básicas de la glotis: el sello de la vía aérea durante la deglución y la apertura y cierre de las cuerdas vocales durante la tos. Así, las ENM que afecten a la musculatura bulbar tendrán como complicaciones respiratorias la presencia de aspiraciones (en ocasiones de forma silente) y la dificultad para el drenaje de secreciones. La afección del diafragma puede presentar una gravedad diferente en las ENM, siendo especialmente frecuente en algunas y rara en otras. La disfunción de este músculo, junto con el aumento de la elastancia toracopulmonar, provoca un cambio en el patrón ventilatorio (reduciendo el tiempo inspiratorio y aumentando la frecuencia respiratoria), una disminución de la ventilaciuón alveolar y, finalmente, la retención de $CO_2$.[2]

Para conseguir una tos eficaz, es indispensable que funcionen correctamente los tres grupos musculares implicados. Inicialmente es necesaria una inspiración profunda que sólo es posible si funciona correctamente el diafragma. Posteriormente, la contracción de los músculos de la tos (intercostales torácicos, oblicuos y rectos anteriores abdominales) junto con la musculatura glótica transmiten una presión crítica a la vía aérea que, tras la apertura brusca de la glotis, genera un gradiente de presión que posibilita el flujo necesario para el arrastre de las secreciones respiratorias.

## 3  Evaluación de las complicaciones respiratorias del paciente con ENM

La anamnesis y la exploración física son, por supuesto, el primer paso en la evaluación de estos pacientes. Durante el interrogatorio se tienen que analizar cuatro grupos de síntomas:

a) *Signos de disfunción diafragmática.* Es característica la presencia de ortopnea que aparece, típicamente, inmediatamente con el decúbito supino, hecho que lo distingue de otros procesos que cursan con ortopnea. En la exploración física es habitual la presencia de taquibnea, incoordinación toracoabdominal, signo de Hoover y activación de la musculatura respiratoria accesoria cuando el paciente está en decúbito. Con el paciente en sedestación es característica la reducción, normalmente asimétrica, del murmullo vesicular en las bases.

b) *Síntomas de hipoventilación.* En ocasiones, el paciente suele revelar la presencia clara de síntomas asociados a hipoventilación alveolar e hipercapnia como somnolencia, sueño inquieto y mareos o cefalea matinal. Sin embargo, otras veces, el paciente desarrolla hipercapnia sin una aparente traducción clínica, aunque ésta se revela de forma posterior al desaparecer síntomas sutiles con el inicio de la ventilación mecánica.

c) *Síntomas relacionados con la dificultad para el drenaje de secreciones.* Estos síntomas son comunes en pacientes con disfunción bulbar pero también pueden aparecer sin ella. La presencia de dificultad para el drenaje de secreciones puede ser evidente en el interrogatorio y en la exploración física, auscultándose estertores generalizados y observando la tos del paciente. En otras ocasiones, el paciente aqueja una sensación molesta por la presencia de secreciones localizadas en la región faringolaringea que no puede eliminar con la tos, pero que no se acompañan de disnea. Esta sintomatología es más común en los pacientes con disfunción bulbar y no se acompaña de dificultad para el drenaje de secreciones propiamente respiratorias necesariamente.

d) *Síntomas asociados a la disfagia.* En ocasiones, el paciente aqueja claramente la presencia de tos y disnea con la ingesta de determinadas sustancias (habitualmente líquidos) y la pérdida de peso. Sin embargo, es relativamente frecuente la existencia de disfagia documentada por videofluoroscopia, sin que el paciente aqueje esta sintomatología.

Finalmente, existen pacientes que a pesar de tener ciertas alteraciones funcionales respiratorias como, por ejemplo, la presencia de desaturación nocturna, no aquejan sintomatología respiratoria y plantean un gran reto terapéutico.

La evaluación funcional respiratoria de los pacientes con ENM comprende varias exploraciones. La espirometría y los volúmenes estáticos pulmonares muestran, en ausencia de la presencia de otra patología respiratoria, un característico patrón restrictivo. La caída de la capacidad vital forzada (CVF) con el decúbito es patognomónico de afección diafragmática.[3] La reducción de las presiones inspiratorias y espiratorias máximas es la primera alteración funcional respiratoria que presentan estos pacientes y tiene implicaciones pronósticas importantes.[4] Otros tests de función diafragmática como la medida de las presiones transdiafragmáticas o electromiograma de estimulación se reservan para el ámbito científico.[5] En pacientes con afección de la musculatura bulbar, la realización de espirometrías y medición de presiones máximas en boca puede ser inviable. Recientemente, se ha introducido el SNIF test como un nuevo método de medición de la función diafragmática que, aunque también es volitivo, tiene una mejor reproductibilidad, puede realizarse a la mayoría de los pacientes, incluso en estadios avanzados de la enfermedad, y tiene una gran implicación pronóstica.[6] Los gases arteriales en reposo proporcionan una información clínica fundamental. Cuando se produce una disfunción diafragmática importante (CVF inferior al 60 % del valor de referencia) puede aparecer hipoxemia e hipercapnia. En ocasiones, posiblemente por las peculiares características del patrón ventilatorio de cada paciente, no se desarrollan alteraciones gasométricas hasta el final de la enfermedad.[7] Sin embargo, en algunas ENM como la distrofia miotónica es frecuente la presencia de hipercapnia desproporcionada a las alteraciones funcionales diafragmáticas.[1,8] Se puede explicar este hecho por la presencia concomitante de afección del centro respiratorio y de apneas obstructivas. El incremento de los niveles de bicarbonato puede preceder al desarrollo de hipercapnia y suele ser indicativo de la presencia de hipoventilación nocturna. Por otra parte, algunos pacientes desarrollan hipoxemia sin hipercapnia, con el consiguiente incremento de la diferencia alveoloarterial. Esta alteración suele ser debida a patología aspirativa o al desarrollo de atelectasias pulmonares. Finalmente, los pacientes con ENM pueden presentar una alteración gasométrica muy peculiar, que consiste en la presencia de hipercapnia con una presión parcial de oxígeno en el rango de referencia y una diferencia alveoloarterial aparentemente reducida. Esta alteración, casi patognomónica de este tipo de pacientes, se debe a que el cociente respiratorio es inferior al habitual por la reducción en el consumo de oxígeno tisular. La evaluación de la tos es otro aspecto clave en la valoración del paciente.[9] La medición del pico/flujo de la tos es sencillo y sólo necesita un *peack-flow* portátil y una mascarilla facial, de modo que permite su medición en el domicilio del paciente. El análisis de la curva espiratoria de flujo durante la maniobra de medición del pico/flujo de tos puede dar una información adicional de las características de la tos y la estabilidad y función de la vía aérea superior, con importantes connotaciones pronósticas.[10] La presencia de un pico de flujo con la tos inferior a 4,25 l/segundo se asocia a la presencia de una dificultad para el drenaje de secreciones en pacientes con esclerosis lateral amiotrófica.[11] Finalmente, los pacientes con ENM pueden desarrollar hipoventilación durante las fases profundas del sueño debido a la reducción del volumen circulante, a pesar del incremento de la frecuencia respiratoria que suele observarse. Para intentar compensar la disfunción diafragmática durante la noche, se reducen las fases REM y se aumenta la actividad de los músculos accesorios.[12,14] En la actualidad, existe controversia sobre la necesidad de realizar estudios polisomnográficos a todos los pacientes.[15,16] Posiblemente, para el cribaje en la detección de alteraciones ventilatorias durante la noche, sea suficiente con la medición del nivel de bicarbonato y el análisis de la pulsioximetría y el $CO_2$

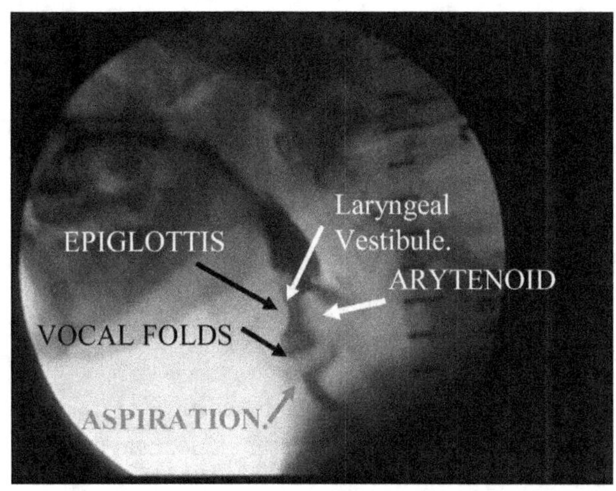


*Figura 2.*
*Videofluoroscopia que muestra una*
*aspiración.* (Cortesía del Dr. Pere Clave.)

transcutáneo. Los estudios radiográficos de los pacientes con ENM suelen revelar una reducción de los volúmenes pulmonares, con signos indirectos asociados como la presencia de interposición de contenido intestinal en posición subfrénica y la existencia de atelectasias laminares por compresión. La radioscopia es una técnica sujeta a la valoración del observador y, por tanto, en parte, subjetiva. Sin embargo, la constatación de una movilidad diafragmática inferior a dos centímetros debe considerarse patológica.[17,18] El análisis visual y dinámico del diafragma se obtiene mejor por la videorresonancia, que permite calcular, además, aunque de forma estimada, los cambios de volumen pulmonar con la respiración. Finalmente, aunque hay varios test sencillos para el estudio de la disfagia, la prueba fundamental es la videofluoroscopia (véase la figura 2), dado que proporciona una información no sólo de la existencia de alteraciones en la deglución, sino también de la naturaleza de éstas y de sus posibilidades de rehabilitación o compensación.

## 4   Toma de decisiones

Una vez evaluado el paciente y su enfermedad, tiene lugar uno de los momentos claves: la elección de la vía invasiva o no invasiva en el tratamiento de las complicaciones respiratorias. El proceso consta de tres fases sucesivas: la informativa, la electiva y la ejecutiva.[19]

   *a) Fase informativa:* para escoger uno u otro abordaje se deberá conocer primero qué sabe y desea conocer el paciente de la enfermedad que padece. Ésta es una fase especialmente difícil, dado que se pone en conocimiento del paciente informaciones con implicaciones pronósticas que pueden ser lesivas para el mismo. El saber cuál es el límite de la información que desea tener cada paciente es uno de los aspectos más difíciles del proceso.

*b) Fase electiva:* una vez conocida en su totalidad o en parte la evolución de la enfermedad, se impone la elección del tipo de tratamiento. En ocasiones es el paciente el que lleva toda la iniciativa en la toma de decisiones pero, en otras, delega esta responsabilidad en el equipo médico. En cualquier caso, si se escoge la vía invasiva del tratamiento, el equipo médico deberá asegurarse bien de que el paciente conoce todas las consecuencias que esta decisión tiene a largo plazo.

*c) Fase ejecutiva:* una vez conocidas las voluntades del paciente, se impone diseñar un plan que asegure el cumplimiento de éstas. No siempre es fácil asegurar el cumplimiento de estas voluntades, especialmente en la fase final de la enfermedad.

Durante el curso de la enfermedad, el momento en el que debe tener lugar la toma de decisiones no está bien establecido.[20] En algunos entornos, este proceso tiene lugar al inicio de la enfermedad y en otros, nunca. Posiblemente, el mejor momento de abordar el tema es cuando se inician las complicaciones respiratorias. Por este motivo, es fundamental hacer un seguimiento clínico estrecho que permita la detección precoz de dichas complicaciones.

En la toma de decisiones se tendrá que contemplar, además de las voluntades del paciente y el tipo de enfermedad, otros aspectos, como pueden ser el papel de la familia, las posibilidades económicas, el lugar de residencia, las creencias religiosas y espirituales. Se tiene que tener presente que la mayoría de pacientes que escogen una vía no invasiva para su tratamiento suelen mantener esta decisión con la evolución de la enfermedad, ya que no se suele dar la situación inversa.[21] El médico tiene la obligación de informar en ocasiones, pero de aconsejar siempre. En cualquier caso, si se aborda la posibilidad de optar por el tratamiento invasivo, se deberá informar detalladamente al paciente, incluida la posible situación final de *locked-in syndrome*. En ocasiones, el paciente presenta una complicación respiratoria aguda que precisa apoyo ventilatorio invasivo antes de establecerse el diagnóstico de la enfermedad. Esta situación no deseada debería reducirse al mínimo si existiera una adecuada concienciación de este tipo de enfermedades que permitiera un rápido diagnóstico y diseño de estrategias terapéuticas futuras.

## 5    Tratamiento no invasivo de las complicaciones respiratorias

Este es el tipo de tratamiento mayoritariamente escogido por los pacientes con ENM;[22] supone prescindir del acceso directo e invasivo de la vía aérea mediante la colocación de una cánula de traqueostomía.

### 5.1    Fracaso ventilatorio

La disfunción diafragmativa y el fracaso ventilatorio pueden tratarse hoy en día de forma eficaz mediante VNI. Actualmente se dispone de estudios controlados realizados en pa-

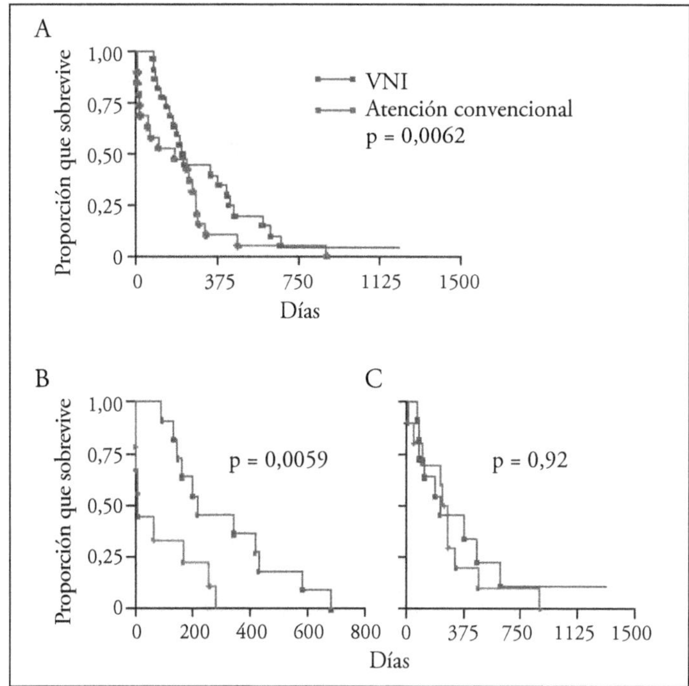

*Figura 3.*
*Evolución de la supervivencia en pacientes con esclerosis lateral amiotrófica tratados con ventilación mecánica domiciliaria (azul).*
*A: total de pacientes.*
*B: pacientes sin afección bulbar.*
*C: pacientes con afección bulbar.*[14]

cientes con ENM de curso rápido que demuestran que la VNI reduce la mortalidad y mejora la calidad de vida de pacientes en situación de fracaso ventilatorio[23] (véase la figura 3). Sin embargo, no hay estudios controlados en pacientes con ENM de curso lento, aunque la presencia de hipercapnia en estos pacientes está asociada a un mal pronóstico a corto plazo, por lo que la realización de estudios sería éticamente reprobable. Pese a que no hay un consenso sobre el momento en el que se tiene que iniciar el tratamiento, teniendo en cuenta que los tratamientos profilácticos no han aportado beneficios clínicos,[24] la VNI debería iniciarse cuando el paciente presenta clínica (ortopnea y síntomas de hipoventilación) en presencia de alteración funcional que evidencia disfunción diafragmática (presiones inspiratorias y capacidad vital forzada inferiores al 50 % del valor de referencia) o hipercapnia.[25-27] No existe evidencia de que la presencia de desaturación nocturna en pacientes NM sea una indicación *per se* de tratamiento.[28,29] Obviamente, a la hora de decidir el inicio del tratamiento se tendrá que tener en cuenta la evolución de la enfermedad. La indicación de soporte ventilatorio en ENM de curso lento cuando concurren las condiciones previamente citadas es indiscutible.[27] En estos pacientes, no se puede permitir la indicación de la VNI sin precipitación después de la verificación de los criterios de tratamiento. No es infrecuente que el paciente no presente clínica aparente de hipoventilación en presencia de hipercapnia ligera o desaturación nocturna. En estos casos, en pacientes paucisintomáticos, es aconsejable realizar un ensayo terapéutico, dado que con frecuencia el paciente presenta una mejoría clínica al desaparecer síntomas más

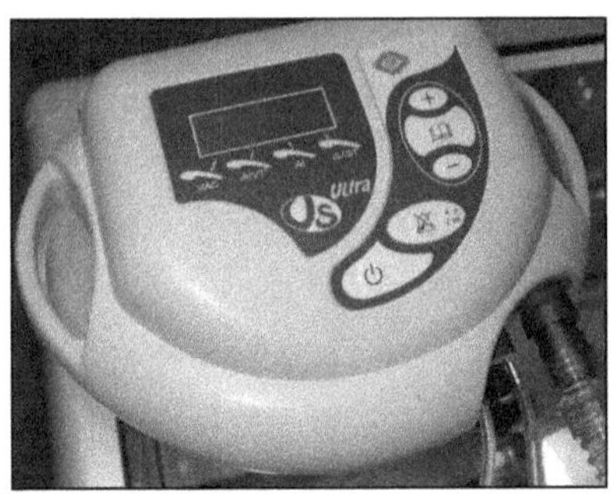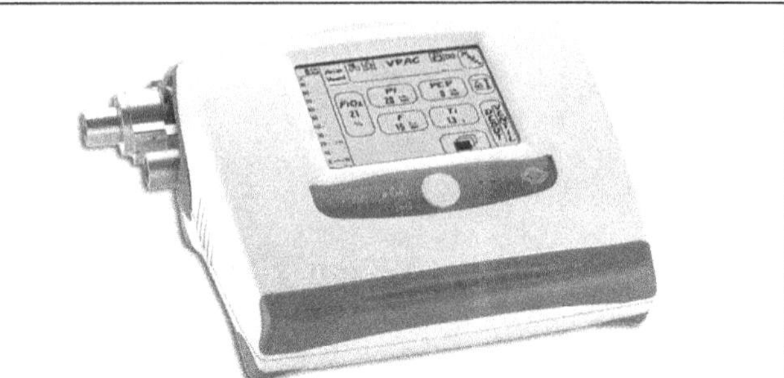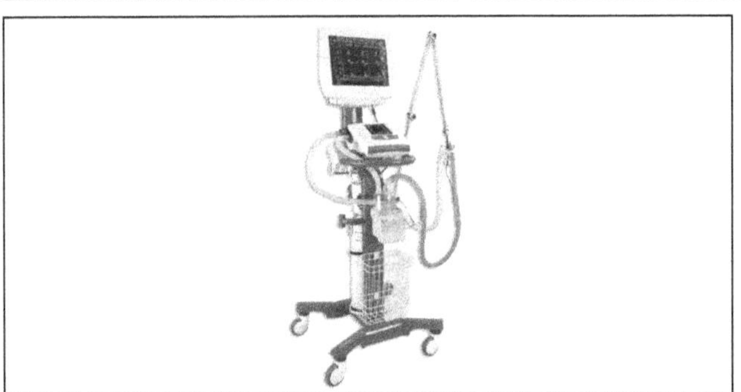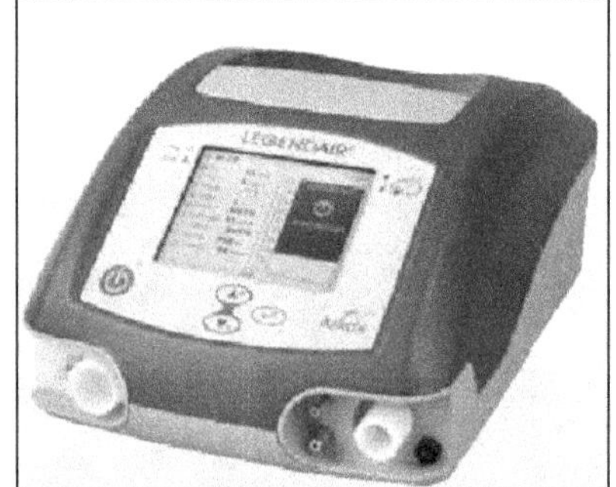

*Figura 4. Respiradores portátiles con múltiples modos de ventilación.*

sutiles que el paciente no identificaba como nuevos. En las ENM no se puede esperar la verificación de la indicación de tratamiento. Si en una visita se detecta hipercapnia u ortopnea, no se deberá posponer el inicio del tratamiento. Finalmente, en el momento de indicar la VNI, se tendrá que tener presente si la musculatura bulbar está o no intensamente alterada. Aunque para algunos autores la VNI está formalmente contraindicada en pacientes con gran disfunción bulbar,[25,30] si se ha rechazado firmemente la vía invasiva de tratamiento, se podrá realizar un ensayo terapéutico con VNI.

La técnica y la tecnología de las que se dispone han revolucionado el tratamiento de la disfunción ventilatoria en pacientes neuromusculares. Actualmente, existen respiradores portátiles de reducidas dimensiones y peso pero con unas grandes prestaciones que permiten un soporte vital y que llevan incorporados en sus menús todos los modos de ventilación clínicamente útiles (véase la figura 4). Sin embargo, en situación clínica de inestabilidad, no todos los respiradores pueden ofrecer las mismas prestaciones.[31] Con el paciente en situación de fracaso ventilatorio agudo, además de una estrecha monitorización del mismo, es necesaria la utilización de respiradores de alta prestación que consigan una buena sincronización paciente/ventilador. Hoy en día se puede encontrar en el mercado respiradores portátiles específicamente diseñados para el tratamiento con VNI de pacientes críticos. Estos respiradores están dotados de pantallas accesorias que informan del comportamiento de la curva de presión y flujo y ayudan a seleccionar los mejores modos y parámetros de ventilación. Además, también hay que destacar la importan-

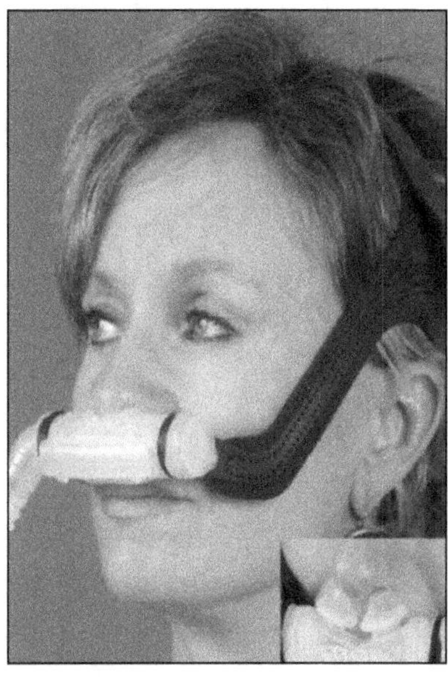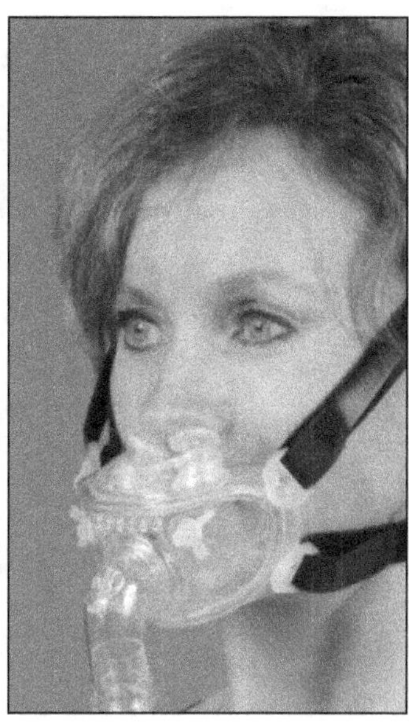

*Figura 5.*
*Interfaces sin apoyo en dorso nasal.*

cia de la evolución tecnológica de las interfaces para ventilación. Actualmente, existe una amplia muestra de mascarillas que se pueden clasificar en mascarillas nasales, mascarillas nasobucales, interfaces sin apoyo nasal e interfaces sin apoyo facial (Helmets y careta facial). Por lo tanto, es posible ventilar permanentemente a un paciente sin utilizar mascarillas nasales, razón por la cual se reduce así la posibilidad de lesión en el dorso nasal, el gran problema de la VNI prolongada[32] (véase la figura 5).

No está establecido *a priori* cuál debe ser el modo de ventilación. Como se ha comentado anteriormente, los modernos respiradores permiten seleccionar cualquier tipo de ventilación, por lo que la dualidad de respirador de presión o volumétrico es obsoleta. Si el paciente mantiene cierta autonomía ventilatoria, presenta una mayor lógica seleccionar un modo espontáneo de ventilación, con una frecuencia y tiempo inspiratorio mínimo asegurado. Aunque no hay estudios comparativos, algunos autores recomiendan utilizar una presión de soporte de doce o catorce centímetros, PEEP cuatro centímetros, frecuencia de seguridad doce ciclos/minuto y un tiempo de presurización de 150-300 ml/s.[32] También se puede seleccionar un modo híbrido de ventilación en el que se programa un modo espontáneo de ventilación pero se asegura un volumen circulante mínimo. Si se escoge un modo controlado de ventilación, en el que el respirador comanda el tiempo inspiratorio, es aconsejable programar una elevada frecuencia respiratoria y unos volúmenes o presiones no muy elevados.[33] Además, en el momento de seleccionar los parámetros se tendrá que tener en cuenta la mascarilla seleccionada y si la ventilación es en vigilia o con el sueño. Algunos respiradores actuales pueden seleccionar y memorizar ya varios menús de programación adaptados a cada circunstancia y momento. Farfulla *et al.* han demostrado que la selección de parámetros en fun-

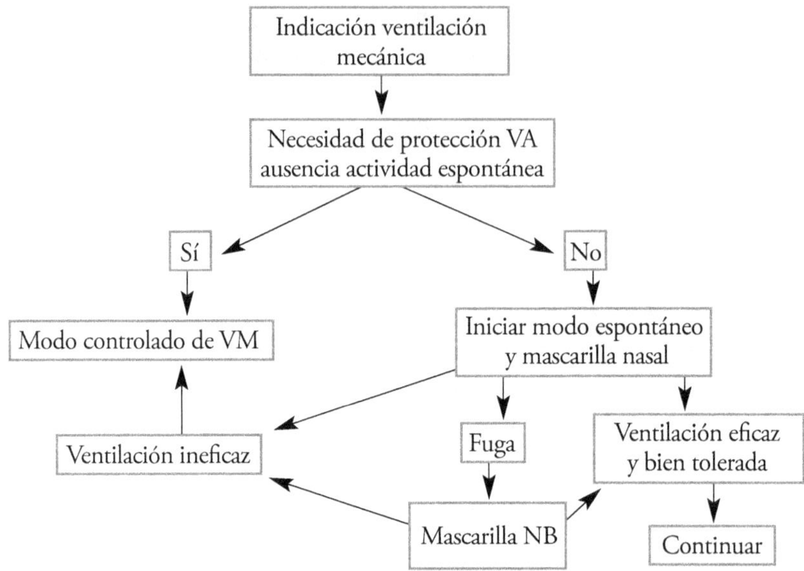

*Figura 6. Manejo del fracaso ventilatorio en pacientes con enfermedad neuromuscular.*

ción de la tolerancia y comodidad del paciente puede no ser adecuada, de modo que es aconsejable guiarse por otras variables, como la reducción adecuada de la contracción diafragmática.[34] Sin duda, en un futuro no muy lejano, los respiradores dispondrán de menús inteligentes de forma que los parámetros los seleccionará el propio respirador en función de las necesidades concretas de cada paciente en cada momento. En la actualidad, ya se dispone de respiradores y modos ventilatorios semiinteligentes.[35] La estrategia terapéutica se detalla la figura 6.

## 5.2 Dificultad para el drenaje de secreciones

También en este campo la tecnología actual ha revolucionado el tratamiento de este tipo de complicaciones, ya que hay varias técnicas de ayuda al drenaje de secreciones. En primer lugar, las técnicas de fisioterapia que emplean compresión espiratoria externa han demostrado aumentar los valores del flujo espiratorio, y así de la tos eficaz. Las técnicas de inspiración forzada *(air-staking)* en pacientes sin disfunción bulbar han sido defendidas por algunos autores,[36] pero los resultados de la misma son contradictorios.[37] Sin duda, el tratamiento fundamental para la ayuda y asistencia de la tos consiste en la asistencia mecánica mediante respiradores con sistema de in-exuflación. Estos respiradores proporcionan una presión alternante positiva y negativa que aumenta el flujo espiratorio y permite una tos eficaz.[38] El tratamiento es a demanda, ya sea por la presencia de secreciones audibles o por la comprobación de desaturación arterial puntual.[39] Esta técnica consiste en la aplicación, mediante mascarilla facial, de varias sesiones de duración breve (cinco ciclos de presión inspiratoria/espiratoria en cinco tandas con pausas de dos minutos) hasta obtener la respuesta clínica deseada. La presión espiratoria debe ser máxima (40 cm de $H_2O$), aunque la presión inspiratoria puede no ser tan elevada, dado que es mejor tolerada.[40] Puede ser de ayuda, antes de las sesiones previas de asistencia mecánica para la tos, el uso de técnicas de fisioterapia asistida que permitan el desplazamiento de las secreciones periféricas como, por ejemplo, el uso de sistemas de ventilación a alta frecuencia (Percusionair) o de presión positiva inspiratoria con tiempos crecientes de presurización (Alpha). Finalmente, se tendrá que tener presente que si se está ante una disfunción bulbar grave, los equipos de presión negativa espiratoria de asistencia para la tos pueden ser completamente ineficaces, dado que pueden provocar un colapso de la vía aérea superior.[38]

## 6  Tratamiento invasivo de las complicaciones respiratorias

El tratamiento invasivo de las complicaciones respiratorias se reserva para aquellos pacientes con disfunción bulbar grave que requieren un acceso directo a la vía aérea o para aquellos que necesitan un soporte ventilatorio prolongado y completo. Habitualmente, se utilizan cánulas de traqueotomía con neumooclusión permanente, pero en pacientes que tienen cierta autonomía ventilatoria, de forma intermitente, puede desinflarse el balón y colocar una válvula de fonación durante las pausas. En muchos pacientes con enfermedades neuromusculares de lenta evolución es posible obtener una ventilación eficaz sin neumooclusión o con un mínimo inflado. La cánula y modelo de traqueotomía seleccionada deberá adaptarse al paciente. Además, si bien el diámetro de conexión es en todos los modelos de quince milímetros, los diámetros internos y externos no son equivalentes en cada modelo de cánula, de modo que se tendrán que consultar las tablas de equivalencias y diámetros si se quiere cambiar el modelo de cánula. En enfermos que presenten escasas secreciones puede ser útil el empleo de cánulas no rígidas sin cánula interna, ya que su duración es superior y no requieren cambios repetidos que obligan a que el paciente tenga que ser trasladado al hospital. Las cánulas de PVC tienen un balón de neumooclusión perecedero, así que se deberán cambiar cada cuatro o seis semanas. El cuidado de la cánula de traqueotomía es clave en la prevención de complicaciones, como pueden ser los granulomas, las estenosis, las fístulas traqueoesofágicas, las infecciones y los sangrados, que se pueden prevenir si se selecciona una cánula adecuada y se realizan los pertinentes cuidados de la misma.[41] Es fundamental que el cuidador del paciente conozca perfectamente el manejo de la traqueotomía, ya que en caso de accidente deberá cambiarla. Por este motivo es aconsejable disponer de un modelo de cánula que tenga un diámetro externo menor que facilite su colocación de forma urgente.

En la mayoría de ocasiones, la adaptación al respirador portátil se hace en la unidad de cuidados intensivos. Actualmente, los modernos respiradores portátiles disponen de todos los modos de ventilación, por lo que la transferencia del respirador estático de UCI al por-

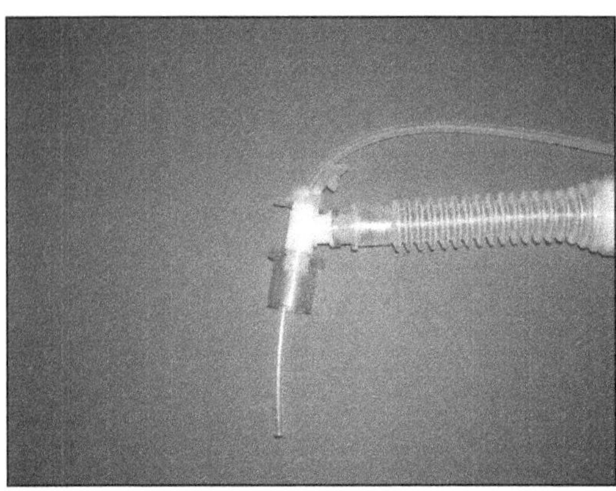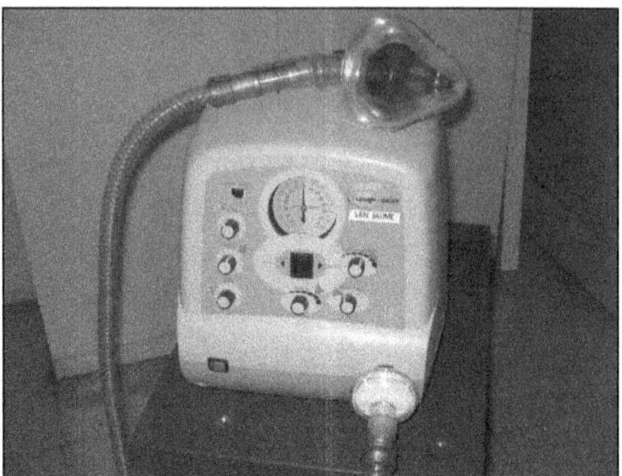

*Figura 7. Equipo de asistencia mecánica para la tos (in-exuflator) y conexión para su administración por traqueotomía.*

tátil de ventilación domiciliaria no suele ser compleja. Aunque pueden utilizarse modos espontáneos de ventilación, es preferible el empleo de modos controlados, ya que suele tratarse de pacientes con una reducida autonomía ventilatoria. El modo de presión control con un mínimo de volumen asegurado parece el modelo ideal al asegurar una correcta ventilación sin el riesgo de barotrauma que tienen los modos controlados por volumen (hasta ahora universalmente utilizados). Las reducidas dimensiones de los actuales respiradores y sus baterías permiten que hoy en día la utilización de ventilación mecánica permanente no suponga una limitación para los desplazamientos del paciente. Todo paciente con ventilación mecánica prolongada deberá tener en su domicilio dos respiradores, aspirador de secreciones, baterías o generadores eléctricos y un dispositivo de ventilación manual tipo AMBU.

La cánula de traqueotomía permite un acceso directo a la vía aérea para el drenaje activo de secreciones mediante sonda de aspiración. Sin embargo, debe reservarse la aspiración de secreciones para el momento en que sea imprescindible. En muchas ocasiones, el cambio de la cánula interna es suficiente para mantener la vía aérea permeable. En cualquier caso, la aspiración de secreciones debe hacerse con las máximas medidas de higiene y garantizar que la sonda de aspiración no lesione la pared traqueal (la sonda debe pasar la cánula de traqueotomía a escasos centímetros). La mayoría de los pacientes no requieren medidas adicionales para el drenaje de secreciones. Sin embargo, otros no lo consiguen si no es con sistemas adyuvantes como los equipos de in-exuflación, que pueden adaptarse a la cánula de traqueotomía mientras se realiza una aspiración continua de secreciones (véase la figura 7).

## 7   Tratamiento paliativo y aspectos éticos

Un control sintomático adecuado en todas las fases de la enfermedad debe considerarse un aspecto prioritario en la asistencia de estos pacientes. Actualmente, los cuidados pa-

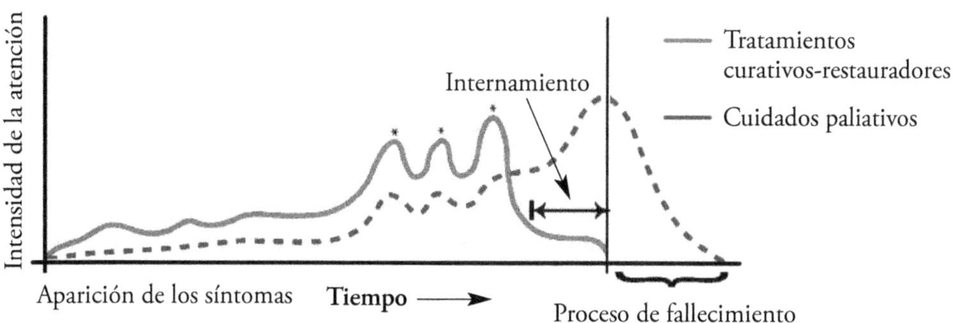



*Figura 8. Intensidad de los cuidados curativos y paliativos a lo largo de la enfermedad.*[19]

liativos son complementarios a los tratamientos curativos, aunque al final de la enfermedad deberán ser los únicos que reciba el paciente[19] (véase la figura 8).

El tratamiento paliativo de los ENM se tiene que centrar en el control de la disnea y el dolor si éstos aparecen a pesar del tratamiento médico instaurado. La oxigenoterapia se ha utilizado de forma extensiva en los cuidados paliativos. Sin embargo, su beneficio clínico parece limitado, ya que incluso podría ser pernicioso.[42] El tratamiento paliativo fundamental consiste en la administración de mórficos y benzodiacepinas. De forma contraria a las creencias populares, el uso de mórficos en dosis mínimas y ajustadas para el control de la disnea no suele provocar complicaciones respiratorias graves. Es muy importante prevenir los efectos secundarios de estos fármacos, especialmente el estreñimiento.

La sedación paliativa puede ser necesaria para el control sintomático durante la muerte. Antes de iniciar este tratamiento, deberemos estar seguros de que el paciente está iniciando el proceso de fallecimiento y que con el resto de medidas terapéuticas, incluido el tratamiento paliativo con mórficos, no se consigue un adecuado control sintomático. Si se utiliza una técnica correcta, que incluya una dosis adecuada de benzodiacepinas, no se precipitará, necesariamente, el fallecimiento del paciente.[43] Durante la sedación del paciente se pueden reducir los parámetros ventilatorios o suspender la ventilación mecánica.[19] La legislación actual da cobertura a aquellos pacientes que desean interrumpir el tratamiento con ventilación mecánica, siempre que lo manifiesten de forma inequívoca, dado que este acto no pude considerarse como eutanasia.[19]

## 8   Atención coordinada e integral del paciente con enfermedades neuromusculares

Los pacientes con ENM precisan de la atención de muchos profesionales sanitarios. La figura del neurólogo es determinante en la toma de decisiones que, aunque colegiada, debe tener siempre un médico de referencia. Los comités multidisciplinarios permiten una atención integral del paciente, facilitan la comunicación entre profesionales, aumentan la satisfacción del paciente y, posiblemente, mejoran los resultados clínicos. Existen varios modelos de atención multidisciplinaria. Posiblemente, la atención multidisciplinaria más utilizada sea la visita conjunta o sucesiva de diferentes profesionales como neurólogos, neumólogos, fisioterapeutas y enfermeras respiratorias, logopedas y nutricionistas. Se vista al paciente cada 1-4 meses en función de la evolución de su enfermedad. En cada visita, además del control clínico, se realiza una valoración funcional respiratoria que incluye la práctica de una espirometría, pico-flujo en la tos, presión nasal inspiradora máxima y gases arteriales. Tras la visita, el caso es estudiado por todo el equipo en su conjunto, que toma las pertinentes decisiones. La atención multidisciplinaria tiene el inconveniente de la excesiva duración de las visitas y, posiblemente, la pérdida de la intimidad médico/paciente.

Finalmente, se debe intentar que el paciente pueda permanecer en su domicilio atendido por cuidadores experimentados que no siempre sean sus familiares. Sin duda, el entorno ideal del paciente es su domicilio, de modo que hay que evitar los ingresos hospitalarios y, especialmente, los ingresos en unidades de cuidados intensivos u hospitales de pacientes crónicos. El ingreso sólo estaría justificado en presencia de complicaciones o en la fase final de la enfermedad si ésta no puede llevarse a cabo en su domicilio.


### BIBLIOGRAFÍA

1. Lagui F, Tobin J. Disorders of the respiratory muscles. Am J Respir Crit Care Med 2003; 168: 10-48.
2. Misuri G, Lanini B, Gigliotti F, Iandelli I, Pizzi A, Bertolini MG, Scano G. Mechanism of $CO_2$ retention in patients with neuromuscular disease. Chest 2000; 117: 447-53.
3. Allen SM, Hunt B, Green M. Fall in vital capacity with posture. Br J Dis Chest 1985; 79: 267-71.
4. Vitacca M, Clini E, Facchetti D, Pagani M, Poloni M, Porta R, Ambrosino N. Breathing pattern and respiratory mechanics in patients with amyotrophic lateral sclerosis. Eur Respir J 1997; 10: 1614-621.
5. ATS/ERS statement on respiratory muscle testing. Am J Respir Crit Care Med 2002; 166: 518-624.
6. Morgan R, McNally S, Alexander M, Conroy R, Hardiman O, Costello RW. Use of sniff-nasal inspiratory force to predict survival in amyotrophic lateral saclerosis. Am J Respir Crit Care Med 2005; 171: 269-74.
7. Lyall RA, Donaldson N, Polkey MI, Leigh PN, Moxham J. Respiratory muscle strength and ventilatory failure in amyotrophic lateral sclerosis. Brain 2001; 124: 2000-013.
8. Douglas BE, Clagett TO. The prognosis in idiopathic diaphragmatic paralysis. Chest 1960; 37: 294-97.
9. Polkey MI, Lyall RA, Green M, Nigel LP, Moxham J. Expiratory muscle function in amyotrophic lateral sclerosis. Am J Respir Crit Care Med 1998; 158: 734-41.
10. Chaidri MB, Liu C, Hubbard R, Jefferson D, Kinnear wj. Relationship between supramaximal flow during cough and mortality in motor neuron disease. Eur Respir J 2002; 19: 434-38.
11. Sancho J, Servera E, Díaz J, Marín J. Predictors of ineffective cough during chest infections in patients with stable amyotrphic lateral sclerosis. Am J Respir Crit Care Med 2007; 175: 1266-271.
12. Arnulf I, Similowski T, Salachas F, Garma L, Mehiri S, Attali V, Behin-Bellhesen V, Meininger V, Derenne JP. Sleep disorders and diaphragmatic func-

tion in patients with amyotrophic lateral sclerosis. Am J Respir Crit Care Med 2000; 161: 849-56.

13. White JE, Drinnan MJ, Smithson AJ, Griffiths CJ, Gibson GJ. Respiratory muscle activity and oxygenation during sleep in patients with muscle weakness. Eur Respir J 1995; 8: 807-14.

14. Bourke SC, Shaw PJ, Gibson GJ. Respiratory function vs sleep-disordered breathing as predictors of QOL in ALS. Neurology 2001; 57: 2040-044.

15. Bourke SC, Gibson GJ. Sleep and breathing in neuromuscular disease. Eur Respir J 2002; 19: 1194-201.

16. Gay PC, Westbrook PR, Daube JR, Litchy WJ, Windebank AJ, Iverson R. Effects of alterations in pulmonary function and sleep variables on survival in patients with amyotrophic lateral sclerosis. Mayo Clin Proc 1991; 66: 686-94.

17. Arborelius M Jr, Lilja B, Senyk J. Regional and total lung function studies in patients with hemidiaphragmatic paralysis. Respiration 1975; 32: 253-64.

18. Alexander C. Diaphragm movements and the diagnosis of diaphragmatic paralysis. Clin Radiol 1966; 17: 79-83.

19. ATS end of care task force. An official American Thoracic Society clinical policy statement: Palliative care for patients with respiratory diseases and critical illnesses. Am J respire Crit Care Med 2008; 177: 912-27.

20. Mitchell JD, Borasio GD. Amyotrophic lateral sclerosis. Lancet 2007; 369: 2031-041.

21. Danis M, Garret J, Harris R, Patrick DJ. Stability of choices about life-sustaining treatments. Ann Intern Med 1994; 120: 567-73.

22. Moss AH, Casey P, Stocking CB, Roos RP, Brooks BR, Siegler M. Home ventilation for amyotrophic lateral sclerosis patients: outcomes, costs, and patient, family, and physician attitudes. Neurology 1993; 43: 438-43.

23. Bourke SC, Tomlinson, M, Williams, TL *et al.* Effects of non-invasive ventilation on survival and quality of life in patients with amyotrophic lateral sclerosis: a randomised controlled trial. Lancet Neurol 2006; 5: 140-47.

24. Raphael, J-C, Chevret, S, Chastang C *et al.* Randomised trial of preventive nasal ventilation in Duchenne muscular dystrophy. Lancet 1994; 343: 1600-604.

25. Melo J, Homma A, Iturriaga E, Frierson L, Amato A, Anzueto A, Jackson C. Pulmonary evaluation and prevalence of non-invasive ventilation in patients with amyotrophic lateral sclerosis: a multicenter survey and proposal of a pulmonary protocol. J Neurol Sci 1999; 169: 114-17.

26. American College of Chest Physicians. Clinical indications for non-invasive positive pressure ventilation in chronic respiratory failure due lung restrictive disease, COPD and nocturnal hypoventilation. A consensus conference report. Chest 1999; 116: 521-34.

27. Simonds AK. Recent advances in respiratory care for neuromuscular disease. Chest 2006; 130: 1879-886.

28. Gay PC, Westbrook PR, Daube JR, Litchy WJ, Windebank AJ, Iverson R. Effects of alterations in pulmonary function and sleep variables on survival in patients with amyotrophic lateral sclerosis. Mayo Clin Proc 1991; 66: 686-94.

29. Phillips MF, Smith PE, Carroll N, Edwards RH, Calverley PM. Nocturnal oxygenation and prognosis in Duchenne muscular dystrophy. Am J Respir Crit Care Med 1999; 160: 198-202.

30. Cazzolli PA, Oppenheimer EA. Home mechanical ventilation for amyotrophic lateral sclerosis: nasal compared with tracheostomy-intermittent positive pressure ventilation. J Neurol Sci 1996; 139: 123-28.

31. Battisti A, Tassaux D, Jansens JP, Michotte JB, Jaber S, Jolliet P. Performance characterictics of 10 home mechanical ventilators in pressure support mode. A comparative bench study. Chest 2005; 127: 1784-792.

32. Hess DR. Noninvasive ventilation in neuromuscular disease. Equipment and application. Res Care 2006; 51: 896-912.

33. Pariera VF, Jounieaux V, Delguste P, Aubert G, Dury M, Rodenstein DO. Determinants of effective ventilation during nasal intermittent positive pressure ventilation. Eur Respir J 1997; 10: 1975-982.

34. Farfulla F, Delmastro M, Berardinelli A, Lupo ND, Nava S. Effects of different ventilator settings on sleep and inspiratory effort in patients with neuromuscular disease. Am J Respir Crit Care Med 2005; 172: 619-24.

35. Teschler, H, Dohring, J, Wang, YM *et al.* Adaptive pressure support servo-ventilation: a novel treatment for Cheyne-Stokes respiration in heart failure. Am J Respir Crit Care Med 2001; 164: 614-19.

36. Bach JR. Mechanical insufflation-exsufflation: comparison of peak expiratory flows with manually

assisted and unassisted coughing techniques. Chest 1993; 104: 1553-562.

37. Mustfa N, Aiello M, Lyell RA, Nikoletou D, Olivieri D, Leigh PN, Davidson AC, Polkey MI, Moxham J. Cough augmentation in amyotrophic lateral sclerosis. Neurology 2003; 61: 1285-287.

38. Sancho J, Servera E, Díaz J, Marín J. Efficacy of insufflation-exufflation in medically stable patients with amyotrophic lateral sclerosis. Chest 2004; 125: 1400-405.

39. Perrin C, Unterborn JN, Ambrosio CD, Hill NS. Pulmonary complications of chronic neuromuscular diseases and their management. Muscle nerve 2004; 29: 5-27.

40. Pajares V, Fortuna A, Puy C, Calaf N, Casan P, Antón A. Efectos de la variación de presión inspiratoria en la producción de tos eficaz utilizando un sistema de insuflación y exuflación mecánica. Estudio piloto. Annals de medicina 2008; vol 2: S4-28.

41. Lewarski J. Long-term care of the patient with a tracheostomy. Respiratory Care 2005; 50: 534-37.

42. Gay P, Edmonds LC. Severe hypercapnia after low-flow oxygen therapy in patients with neuromuscular disease and diaphragmatic dysfunction. Mayo Clin Proc 1995; 70: 327-30.

43. Sykes N, Thorns A. The use of opioids and sedatives at the end of life. The Lancet Oncology 2003; 4: 312-18.

# Capítulo 6
# Remodelado bronquial en el asma.
# Mecanismos y tratamientos

D. Ramos-Barbón

Unidad de Investigación Respiratoria
Instituto de Investigación Biomédica de A Coruña (INIBIC)
Servicio de Neumología
Complejo Hospitalario Universitario A Coruña
A Coruña

Profesor adjunto
Departamento de Medicina
McGill University
Montreal

*Dirección para correspondencia*
Instituto de Investigación Biomédica (INIBIC)
Dr. D. Ramos-Barbón
david.ramos-barbon@canalejo.org

## 1 Introducción

El concepto de remodelado bronquial hace referencia a una serie de alteraciones estructurales patológicas que se desarrollan en la pared de las vías respiratorias, en asociación con la inflamación crónica en el asma.[1,2] Estas alteraciones incluyen hiperplasia de células caliciformes, aumento del número y tamaño de las glándulas mucosas, fibrosis subepitelial, incremento de la cantidad de músculo liso relativo al tamaño de la vía respiratoria, angiogénesis y, en conjunto, aumento del grosor de la pared bronquial y bronquiolar a expensas de todas sus capas. Las primeras referencias acerca de alteraciones histopatológicas bronquiales en los asmáticos que describen el aumento del músculo liso y la fibrosis subepitelial, se remontan a hace ya cerca de cien años.[3] Sin embargo, sólo recientemente ha acaparado atención el fenómeno del remodelado bronquial como clave importante en la patogenia del asma. A partir de mediados del siglo XX, la atención en el asma se centró sobre el fenómeno de la broncoconstricción y obstrucción del flujo aéreo por contracción exagerada de un músculo liso bronquial que se sospechaba alterado intrínsecamente, y sobre la inflamación crónica de las vías respiratorias, que pasó a ser un elemento cardinal y definitorio del asma. Estos conceptos y la investigación que han motivado dieron forma progresivamente a los avances terapéuticos logrados en las pasadas décadas (fármacos broncodilatadores, corticosteroides inhalados, antagonistas de leucotrienos) y a las directrices para el manejo del asma que han llegado a nuestros días, que tienen por objeto el control sintomático y de la inflamación. Sin embargo, en el curso de la última década, el concepto del asma como enfermedad de curso episódico reversible se modificó sustancialmente. Hasta los años noventa, el informe del Panel de Expertos del Programa Nacional de Educación y Prevención sobre el Asma del National Heart, Lung and Blood Institute (NHLBI) de los Estados Unidos, así como varias directrices internacionales para el diagnóstico y manejo del asma, destacaban la obstrucción variable del flujo aéreo y la hiperreactividad bronquial como elementos cardinales de la enfermedad, junto con la inflamación crónica de las vías respiratorias. A partir de su edición de 1997 y hasta su revisión más reciente en 2007,[4] las directrices del NHLBI han considerado en el asma la existencia de alteraciones estructurales de las vías respiratorias, que pueden subyacer a un deterioro progresivo e irreversible de la función pulmonar, para el que en la actualidad no hay una terapia efectiva. En el año 2002, una actualización de las guías del NHLBI reconocía un cambio de paradigma en la forma de entender el asma, en el que los conceptos han evolucionado de la inflamación y broncoconstricción hacia el remodelado. En el 2004, el Consenso Canadiense sobre el Asma del Adulto introducía en la propia definición de asma el papel del remodelado de las vías respiratorias como un mecanismo principal que conduce al desarrollo y mantenimiento de la enfermedad.[5] Como resultado del conocimiento aportado por la investigación en el curso de los últimos años, el remodelado de las vías respiratorias ha pasado a ser considerado parte de los mecanismos patogénicos que subyacen a las manifestaciones clínicas del asma, así como un factor de probable importancia en la instauración de la enfermedad y en la determinación de su evolución. De este modo, este hecho ha condicionado un viraje en los intereses de investigación sobre el asma, hacia entender mejor los mecanismos biológicos básicos del remodelado, además de una posible manipulación terapéutica.

## 2   Consecuencias funcionales y clínicas del remodelado

Los datos clínicos y experimentales producidos durante años recientes sugieren que las manifestaciones clínicas del asma pueden ser consecuencia del remodelado de vías respiratorias. Actualmente, la evidencia disponible ha sido en conjunto contribuida por estudios sobre biopsias bronquiales, algunos de ellos observacionales y otros realizados en el contexto de ensayos clínicos, estudios mediante técnicas de imagen, estudios *post mortem*, modelación de asma experimental en animales y modelación matemática de la mecánica de las vías respiratorias (véase la figura 1). Todos los cambios estructurales que en conjunto conforman el fenómeno del remodelado se siguen potencialmente de efectos que les son atribuidos en cuanto a relevancia clínica.[1,2] El resultado final es probablemente consecuencia de una compleja interacción entre estas distintas alteraciones y, pese a que faltan datos necesarios para un buen conocimiento del tema, es razonable esperar que el remodelado y sus componentes no se presenten y comporten de forma homogénea en todos los asmáticos, sino que más bien varíen según los distintos fenotipos de asma, los cuales a su vez están todavía pobremente definidos.

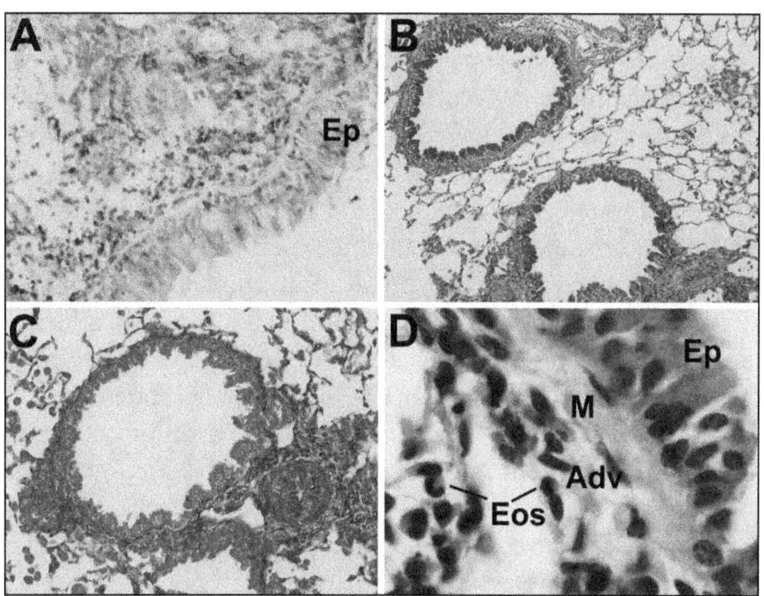



*Figura 1. Aspectos del remodelado de vías respiratorias. (A) Biopsia bronquial humana de asmático grave. El campo microscópico abarca el epitelio bronquial (Ep) y la* lamina propria *o tejido conjuntivo subepitelial. Se ha realizado inmunohistoquímica para la detección de CD3 (células T, señal negra) y α-actina de músculo liso (miofibroblastos en el caso de la imagen mostrada, señal marrón). Contratinción: verde de metileno. Se aprecia un denso infiltrado inflamatorio de células T y abundantes miofibroblastos en la* lamina propria. *(B-D) Vías respiratorias en un modelo murino de asma experimental. (B) La detección de moco mediante tinción PAS revela metaplasia mucoide del epitelio respiratorio con hiperplasia de células caliciformes. (C) Bronquiolo con importante fibrosis subepitelial (color azul) identificada mediante tinción de tricrómico de Masson. (D) Detalle a alta magnificación con tinción de hematoxilina-eosina. Bajo el epitelio (Ep) se identifica una capa muscular engrosada (M) y una capa adventicia (Adv) subyacente con intenso infiltrado mononuclear y eosinófilo (Eos).*

## 2.1  Epitelio respiratorio y glándulas mucosas

La metaplasia mucoide del epitelio respiratorio debida a la hiperplasia de células caliciformes y su estado de hiperactivación, junto con el aumento de las glándulas mucosas, constituye el soporte para un aumento de la producción de moco que contribuye a facilitar la obstrucción al flujo aéreo, así como la oclusión total de vías respiratorias, como se observa con frecuencia en casos de asma fatal.

## 2.2  Estrato conectivo subepitelial

Bajo el epitelio, la *lamina propria* o capa de tejido conjuntivo situada entre la membrana basal epitelial y la capa muscular puede encontrarse engrosada y amplificar geométricamente el efecto de un determinado grado de contracción del músculo liso bronquial sobre el estrechamiento de la vía respiratoria. Esta capa es, a su vez, una zona de distribución de microvasculatura de la circulación bronquial. La densidad aumentada de esta microvasculatura a causa de la angiogénesis, que da como resultado vasos neoformados de permeabilidad potencialmente alterada, puede facilitar en situaciones de crisis asmática la rápida formación de edema subepitelial, lo que potencia el cierre de la vía respiratoria. La zona subyacente al epitelio es también un asiento de otro de los componentes del remodelado, la fibrosis subepitelial, por depósito aumentado de varios componentes de matriz extracelular incluyendo colágenos tipo I, III y V, fibronectina, tenascina, lumican y biglican. Las observaciones iniciales bajo microscopia óptica convencional de este depósito en forma de una hialinización situado debajo del epitelio condujeron a acuñar el término *engrosamiento de la membrana basal*, que continuó siendo utilizado con frecuencia hasta la actualidad. Sin embargo, el análisis ultraestructural mediante microscopia electrónica ha puesto en cuestión este término, ya que se ha podido observar que el depósito aumentado de matriz extracelular bajo el epitelio no ocurre necesariamente como parte y continuidad de la *lamina reticularis* o capa inferior constituyente de la membrana basal propiamente dicha. En cualquier caso, el papel de la fibrosis subepitelial en las manifestaciones clínicas del asma es uno de los aspectos controvertidos sobre el remodelado en la actualidad. Por su contribución al engrosamiento de la capa de tejido conectivo interior al músculo, puede ser una contribución más al efecto de la contracción de éste sobre el estrechamiento de la vía respiratoria. Sin embargo, se ha especulado que la fibrosis subepitelial podría, también, ejercer un efecto protector contra la oclusión de la vía respiratoria al aumentar la rigidez de su zona más interna, lo que opondría resistencia a la contracción del músculo liso.[6] En la actualidad, no existen datos que demuestren de forma mecánica ninguna de las dos hipótesis.

## 2.3    *Músculo liso*

La siguiente capa de la pared de la vía respiratoria es el músculo liso. Su incremento estandarizado por el tamaño de la vía respiratoria, medida a la que se ha aplicado el término de *masa de músculo liso*, es un componente prominente del remodelado. Según predicciones de la modelación matemática de la mecánica de vías respiratorias,[7,8] con las que han resultado consistentes posteriores datos de modelación de enfermedad experimental,[9-11] el incremento de la masa del músculo liso puede explicar el fenómeno de la hiperreactividad bronquial, aunque las células musculares lisas y su contractilidad sean intrínsecamente normales. Los datos disponibles sugieren en conjunto que una capa de músculo liso bronquial o bronquiolar engrosada puede originar obstrucción al flujo aéreo, bajo la misma intensidad de contracción y grado de acortamiento celular que en condiciones normales no producirían ese efecto. Este es un aspecto interesante porque al no existir una evidencia suficiente de que el músculo liso de las vías respiratorias sea intrínsecamente anormal en el asma, proporciona una explicación del mecanismo de la hiperreactividad bronquial basada en esta alteración estructural. Junto con los modelos matemáticos, los trabajos realizados en animales han mostrado correlación entre la masa de músculo liso y la reactividad bronquial frente a agonistas colinérgicos, tanto en el caso de la modelación experimental de asma,[9-11] como en la comparación de distintas especies[12] y cepas caracterizadas por niveles de reactividad bronquial distintos.[11,13] Esta relación proporciona una base para proponer la medición de reactividad bronquial a metacolina como un indicador funcional no invasivo de remodelado de vías respiratorias. Es interesante y quizás discrepante que, en humanos, el grosor total de la pared bronquial medido mediante tomografía computerizada de alta resolución se correlaciona positivamente con la reactividad bronquial a metacolina (correlación inversa con la $PC_{20}$) en aquellos asmáticos con un componente de obstrucción fija al flujo aéreo, pero no en los asmáticos con obstrucción variable y $FEV_1$ basal normal.[14] En la interpretación de estos datos, se debe tener en cuenta que el TAC de alta resolución permite únicamente medir el grosor total de la vía respiratoria, pero no discrimina sus componentes estructurales. Debido a la geometría de la vía respiratoria, un incremento importante de la masa de músculo liso (superior al doble) se traduce en un engrosamiento radial poco aparente, pero con consecuencias fisiológicas significativas mostradas experimentalmente. De manera adicional, con el uso de técnicas de inmunofluorescencia y morfología cuantitativa se ha observado que el incremento de la masa de músculo liso se debe en parte a una mayor compactación de sus haces, siendo éste un componente que no se traduce en un incremento de su grosor total. Por lo tanto, es plausible que existan diferentes fenotipos de remodelado bronquial asociados a distintos fenotipos clínicos de asma y que el engrosamiento de la pared evaluado mediante tomografía computerizada sea una medición insuficientemente sensible para determinar la forma en que el remodelado se presenta, especialmente en lo que se refiere a la contribución del crecimiento del músculo liso. Los incrementos de grosor que la tomografía computerizada detecta podrían deberse al componente fibrótico del remodelado, que origina una vía respiratoria más rígida relacionada, a su vez, con la obstrucción fija al flujo aéreo.

## 2.4　Adventicia

Por último, la capa más externa de la pared de las vías respiratorias, denominada adventicia, es nuevamente una capa de tejido conjuntivo por la que se distribuyen vasos de la circulación bronquial y fibras nerviosas. Al igual que la *lamina propria*, es zona de tráfico leucocitario y puede alojar edema e infiltrados inflamatorios, que resultan en un engrosamiento de su espesor. En el límite externo de esta capa se asientan los anclajes de las paredes alveolares del parénquima pulmonar circundante. Por este motivo, una consecuencia del aumento de espesor de la adventicia es la relajación de la interdependencia mecánica entre vía aérea y parénquima, que afecta de manera negativa a una de las fuerzas que mantienen las vías respiratorias abiertas y permeables, y añade así una contribución más a los mecanismos de obstrucción al flujo aéreo.

| Citocina | Origen en vías respiratorias | Acciones sobre el remodelado |
|---|---|---|
| IL-4 | Células T, mastocitos. | Factor de crecimiento de linfocitos Th2 e inductora de cambio a producción de IgE. Inhibición de la proliferación de células musculares lisas. |
| IL-13 | Células T. | Induce la proliferación de células B, monocitos, músculo liso y células epiteliales. Participa en la aparición de hiperrespuesta bronquial, eosinofilia, producción de moco y fibrosis. Puede tener efecto mitógeno directo sobre el músculo liso y aumentar la respuesta a otros mitógenos. |
| IL-6 | Músculo liso, fibroblastos, células dendríticas. | Induce la proliferación de linfocitos Th2 e inhibe la aparición de linfocitos T reguladores (Treg). Hipertrofia e hiperplasia de músculo liso. |
| IL-1β | Macrófagos, monocitos, músculo liso. | Induce la proliferación e hipertrofia de células musculares lisas secundarias a la secreción de PDGF. Reduce el efecto relajante del isoproterenol y $PGE_2$. Induce hiperrespuesta bronquial mediante la inducción de NGF. Induce la expresión del receptor de IL-1 y TNF-α, que contribuyen a mediar la hiperrespuesta bronquial. |
| IL-9 | Linfocitos T, eosinófilos, neutrófilos y mastocitos. | Hiperplasia de células caliciformes, activación de genes de mucina, incremento de la producción de moco y colágeno. Estimula la acumulación de mastocitos en la mucosa. |
| TNF-α | Mastocitos, macrófagos. | Estimula o inhibe la proliferación de células musculares lisas dependiendo de la concentración y tiempo de acción. Potencia la respuesta a metacolina. Participa en la activación de genes proinflamatorios como los de IL-8, IL-6 y el propio TNF-α. |
| GM-CSF | Células T, mastocitos, macrófagos, eosinófilos, epitelio bronquial. | Incrementa la respuesta fibrogénica a TGF-β1, estimulando la producción de colágeno-I y fibronectina por el músculo liso. Ello puede favorecer indirectamente la proliferación de células musculares lisas. Induce acúmulo de miofibroblastos. |

PDGF: *plateled-derived growth factor*. PG: prostaglandina. NGF: *nerve growth factor*. TNF: *tumor necrosis factor*. GM-CSF: *granulocyte-monocyte colony stimulation factor*.

*Tabla 1. Mediadores moleculares del remodelado: citocinas.*

## 3  Mecanismos del remodelado de vías respiratorias

En el curso de los últimos diez años, se ha generado una espiral desbordante de datos clínicos y experimentales sobre los efectos e interacciones de agentes celulares y moleculares, una lista que crece continuamente, a los que se atribuye una participación en los mecanismos del remodelado de vías respiratorias. En las tablas 1-4 se ofrece una sinopsis no exhaustiva de aspectos destacados. Sin embargo, la abundancia de información de carácter puntual o específico no se ha acompañado de una paralela y suficiente capacidad de integración, comprensión del origen y desarrollo del remodelado, necesarias para abordar su manipulación terapéutica. La necesidad de un avance conceptual es muy importante, porque desde hace casi un siglo y de forma acelerada en los últimos años, se ha puesto de manifiesto que el remodelado tiene relación con la gravedad del asma y subyace probablemente de forma especial a los fenotipos de difícil manejo o refractarios. El contexto interpretativo actual de los datos que la investigación sobre los mecanismos del remodelado genera, se enmarca en teorías plausibles pero incompletas, y con interrogantes de carácter general aún abiertos.

| Eicosanoide | Origen en vías respiratorias | Acciones sobre el remodelado |
|---|---|---|
| $LTD_4$ | Mastocitos, macrófagos. | Potente mitógeno del músculo liso en forma directa, actuando sobre los receptores correspondientes expresados por las células musculares lisas. Los cisteinil-leucotrienos pueden tener efecto sinérgico con otros factores de crecimiento tales como los IGF, que actúan a través de tirosin-quinasas. Los antagonistas del $LTD_4$, del receptor LT1 de cisteinil-leucotrienos y de la 5-lipooxigenasa impiden la síntesis de ADN y el incremento de la masa muscular inducidos por sensibilización alérgica y broncoprovocación repetida en la rata. Recientemente se ha descrito su papel como inductor de la secreción de moco en el asma, actuando sobre la regulación del gen MUC2. |
| $TxA_2$ | Plaquetas, monocitos, macrófagos, neutrófilos y parénquima pulmonar. | Potente constrictor del músculo liso bronquial y estimulador de la proliferación de las células musculares lisas. Estimulación indirecta de la proliferación a través de la activación de la fosfolipasa A2 y liberación de $LTD_4$, el cual actúa como mitógeno paracrino. |
| LT: leucotrieno. IGF: *insulin-like growth factor.* TX: *tromboxano.* | | |

*Tabla 2. Mediadores moleculares del remodelado: eicosanoides.*

| Factor de crecimiento | Origen en vías respiratorias | Acciones sobre el remodelado |
|---|---|---|
| EGF | Epitelio bronquial, macrófagos. | Potente mitógeno sobre el músculo liso. Metaplasia de células caliciformes y mesenquimales. Diferenciación celular y producción de matriz extracelular. |
| PDGF | Plaquetas, macrófagos. | Mitógeno sobre células musculares lisas y fibroblastos en cultivo. Induce la proliferación de células musculares lisas. |
| bFGF | Epitelio bronquial. | Potente mitógeno sobre células mesenquimales. Puede estimular directamente la proliferación y migración de células de músculo liso en el asma. |
| Endotelina-1 | Epitelio bronquial. | Débil mitógeno del músculo liso, que induce modestos incrementos en la síntesis de ADN. Puede ser sinérgico con otros factores de crecimiento. Es un péptido proinflamatorio, profibrótico, bronco y vasoconstrictor, que juega un papel importante en el desarrollo de la inflamación y remodelado. Sus niveles aparecen elevados en pacientes con asma inestable. |
| IGFs | Macrófagos, fibroblastos, epitelio bronquial, músculo liso. | Mitógenos sobre músculo liso en cultivo. |
| VEGF | Células epiteliales. | Induce migración y mitosis de células endoteliales y estimula la angiogénesis. Quimiotáctico para macrófagos y granulocitos. Participa en el proceso de remodelado e inflamación en conjunción con el NO. |

EGF: *epidermal growth factor.* PDGF: *platelet-derived growth factor.* bFGF: *basic fibroblast growth factor.* IGFs: *insulin-like growth factors.* VEGF: *vascular endothelial growth factor.*

*Tabla 3. Mediadores moleculares del remodelado: factores de crecimiento.*

## 3.1 *Respuesta inmunitaria adaptativa, inflamación y remodelado*

La asociación con la inflamación crónica es uno de los hechos sobre el remodelado de las vías respiratorias que se hizo obvio tempranamente. En la patogenia del asma subyace una respuesta inmunitaria adaptativa (véase la figura 2) dirigida por células T CD4$^+$ cooperadoras que presentan un fenotipo de activación tipo Th2, definido por su patrón de secreción de citocinas.[15] El papel de la rama adaptativa del sistema inmunitario es montar respuestas defensivas de eficacia superior a las que las barreras del sistema inmunitario innato presentan, de modo que este incremento de la eficacia se base en funciones de

| MMPs y TIMPs | Origen en vías respiratorias | Acciones sobre el remodelado |
|---|---|---|
| MMP12 | Macrófagos, células musculares lisas. | Niveles elevados en asmáticos, inducidos por IL-1β. Por su actividad elastolítica participa en el remodelado bronquial. |
| MMP9 | Granulocitos, neutrófilos, eosinófilos, células epiteliales bronquiales, macrófagos, mastocitos. | Niveles elevados en lavado broncoalveolar, esputo y suero de pacientes asmáticos, en relación con el número de granulocitos y eosinófilos presentes. En ratones, participa en el reclutamiento de células dendríticas al lugar de inflamación. Posible papel en el remodelado a través de los receptores de proteasas PAR2 de la superficie de células epiteliales. |
| MMP8 | Plaquetas, macrófagos, neutrófilos. | Niveles elevados en modelos de asma en ratón. Posible papel en la inducción de la apoptosis en neutrófilos. |
| MMP2 | Fibroblastos, células epiteliales bronquiales, células musculares lisas. | Mitógeno de células de músculo liso. Participa en la destrucción de la membrana basal junto con MMP9. |
| MMP1 | Fibroblastos, macrófagos, células musculares lisas (también neumocitos tipo II en el parénquima pulmonar). | Secretada principalmente por células hiperplásicas de músculo liso. Posible papel en la hiperplasia mediante activación de IGFs. |
| TIMP1 | Fibroblastos, células epiteliales bronquiales, células musculares lisas, neutrófilos, macrófagos, granulocitos. | Inactiva a MMP9 y MMP2. Los niveles en asmáticos son menores que en controles, lo que genera un desequilibrio proteasa/antiproteasa que participa en el remodelado. |
| TIMP2 | Células musculares lisas (también neumocitos tipo II en el parénquima pulmonar). | Promueve la inactivación de MMP2. |
| ADAM33 | Fibroblastos, miofibroblastos y células musculares lisas. | Gen polimórfico de susceptibilidad de asma asociado a la aparición de hiperrespuesta bronquial y deterioro de la función pulmonar en niños. Probable participación en los mecanismos de morfogénesis durante el desarrollo pulmonar. |

MMP: *metalloproteinase*. IGFs: *insulin-like growth factors*. TIMP: *tissue inhibitors of metalloproteinases*. ADAM: *A dysintegrin and metalloproteinase*.

*Tabla 4. Mediadores moleculares del remodelado: metaloproteinasas de matriz e inhibidores tisulares de metaloproteinasas.*

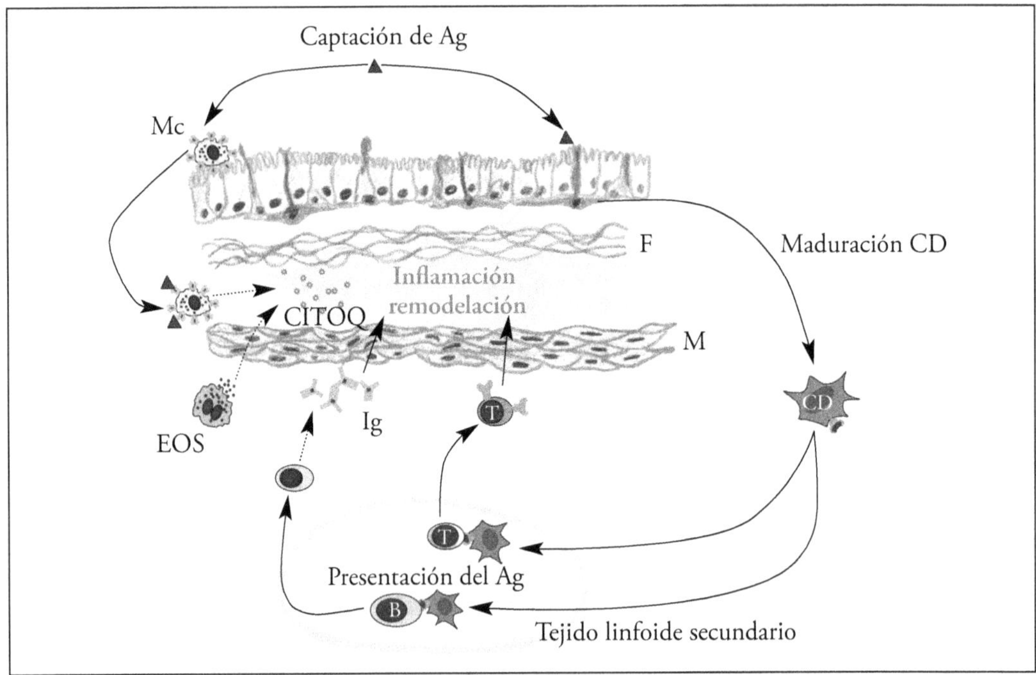



*Figura 2. Inflamación y remodelado. Los antígenos alergénicos son captados por células dendríticas, las células presentadoras de antígeno profesionales, las cuales forman una red subepitelial con protuberancias hacia la luz de la vía respiratoria para el muestreo constante de antígenos inhalados. Las células dendríticas migran hacia el tejido linfoide secundario de drenaje, maduran fenotípicamente y presentan el antígeno procesado a células T CD4⁺. Aquellas células T CD4⁺ con especificidad para el epítopo presentado se activan como resultado de diversas señales proporcionadas por la célula dendrítica y se diferencian hacia un fenotipo efector, tipo Th2 en el caso de la sensibilización alérgica atópica. Estas células T efectoras desempeñan varias funciones entre las que se encuentran: activación de células B e inducción de su maduración hacia células plasmáticas productoras de IgE; vigilancia inmunológica basada en especificidad y memoria; migración selectiva hacia focos de inducción de inflamación; y maduración y reclutamiento de eosinófilos. Por su parte, la IgE específica se ancla sobre receptores portados por los mastocitos y los activa ante un encuentro con el alérgeno. El conjunto de mediadores liberado por estas cascadas de respuesta inmunitaria ejerce acciones diversas sobre las células estructurales de la vía respiratoria e induce alteraciones estructurales o remodelado. CD: célula dendrítica. EOS: eosinófilo. Ig: inmunoglobulina IgE. F: fibrosis subepitalial. M: músculo liso hiperplásico e hipertrófico. Ilustración de Óscar Amor Carro.*

reconocimiento específico de estructuras antigénicas y memoria inmunológica. Un hecho central en el desencadenamiento de una respuesta inmunitaria adaptativa es la activación de células T CD4⁺ con una determinada capacidad de reconocimiento antigénico específico, por células presentadoras de antígeno. Dependiendo de diversas circunstancias en torno a la presentación del antígeno, entre las que destacan los mensajes vehiculados por citocinas entre la célula presentadora de antígeno y la célula T, esta última se puede diferenciar (no como opción única) hacia uno de dos fenotipos de célula T cooperadora, denominados Th1 y Th2, subespecializados respectivamente en dirigir respuestas de inmunidad celular contra agentes intracelulares, y respuestas de inmunidad humoral incluyendo las antiparasíticas mediadas por IgE. Las células T CD4+ Th2 son las ejecutoras centrales de la inflamación crónica de vías respiratorias en el asma. A través de las citocinas que producen, tales como interleucina (IL)-4, IL-5 e IL-13, inducen la maduración y reclutamiento de eosinófilos hacia el foco inflamatorio, así como la activación de células B y su maduración hacia células plasmáticas secretoras de inmunoglobulina de clase IgE, la cual se ancla sobre receptores que portan los mastocitos y los activa ante un encuentro con el antígeno. También hay que destacar que la presencia de células T CD4+ Th2 activadas es propia tanto del asma asociada a enfermedad alérgica en un contexto de atopia (véase la figura 2), como de las formas de asma en las que no se identifica un mecanismo de hipersensibilidad tipo I, siendo la fase efectora de ambas formas de asma extensamente superponible en relación con lo que se conoce sobre sus mecanismos inmunológicos. La asociación entre remodelado e inflamación ha orientado la investigación hacia el objetivo de conocer el papel que en el remodelado pueden jugar los distintos tipos celulares y mediadores solubles que participan en la inflamación, lo cual ha proporcionado abundante información.

Se han definido numerosas acciones que contribuyen al remodelado para diversas citocinas y otros mediadores inflamatorios (véanse las tablas 1 y 2). Desde el punto de vista celular, algunos mecanismos de acción directa de carácter paracrino o mediante contacto intercelular pueden ser importantes. Por una parte, la observación de infiltración del músculo liso bronquial de los asmáticos por mastocitos ha originado el concepto de una *miositis* en el asma por acción inmediata de los mediadores liberados por los mastocitos sobre el músculo.[16] Por otra parte, las células T CD4+ que coordinan la respuesta inflamatoria podrían intercambiar bidireccionalmente mensajes con las células musculares lisas u otras células mesenquimales, mediante el establecimiento de una *sinapsis* intercelular a través de la cual las células T comunican a las células estructurales instrucciones inductoras de morfogénesis que resultan en remodelado y, por otra parte, las células estructurales influyen sobre la función de las células T, lo que estimula la perpetuación de la inflamación crónica.[17]

## 3.2   *Unidad trófica epitelio-mesenquimal*

Complementariamente a su asociación con la inflamación, otro ángulo de generación de hipótesis sobre los mecanismos del remodelado es el papel que el epitelio bronquial dañado puede desempeñar en dirigir fenómenos de proliferación celular mesenquimal y depósito de matriz extracelular en las estructuras conectivas subyacentes, en el contexto de un intento de respuesta reparadora.[18] El esquema patogénico lineal de sensibilización alérgica seguida de inflamación crónica mantenida por exposición repetida al alérgeno e inducción de remodelado por las células y mediadores inflamatorios, no es una explicación satisfactoria para aquellos fenotipos de asma que ocurren en ausencia de un perfil atópico con pruebas cutáneas positivas frente a aeroalérgenos, y que pueden, en conjunto, incluir la mayoría de los casos de asma. La atopia es un factor de riesgo bien establecido para el desarrollo de asma, pero la proporción de sujetos atópicos que desarrolla asma es aproximadamente del 10 % al 14 % y, en éstos, los niveles de exposición alergénica temprana no se relacionan con el desarrollo de asma.[19] Por otra parte, los ensayos clínicos basados en el bloqueo de IL-5 mediante anticuerpos o en intentos de desviación inmunitaria hacia perfil Th1 mediante la administración de IL-12 recombinante, lograron el efecto buscado en cuanto a la reducción del número de eosinófilos en sangre periférica y muestras de pulmón, pero resultaron frustrantes por su inhabilidad para modificar satisfactoriamente los indicadores clínicos de asma medidos en los ensayos, tales como la hiperreactividad bronquial y la respuesta broncoconstrictora tardía tras provocación con alérgeno.[20] Otros estudios mostraron disociaciones entre la hiperreactividad bronquial y la presencia de eosinófilos en las vías respiratorias,[21] y modelos experimentales de retirada de las broncoprovocaciones alérgicas mostraron que la inflamación declina, pero el remodelado prosigue disociado de ésta.[22] En conjunto, los datos de epidemiología observacional, ensayos clínicos y modelación experimental sugieren que ni la atopia ni los eosinófilos son esenciales o imprescindibles para la expresión de las manifestaciones del asma, sin perjuicio de su contribución a los mecanismos de la enfermedad. Esta perspectiva ha conducido a la proposición de que la acción de diversos factores medioambientales impacta sobre el epitelio respiratorio, la cubierta protectora más inmediata de nuestra superficie de exposición al exterior en el tracto respiratorio, hecho que desencadena en combinación con factores genéticos de susceptibilidad un proceso de lesión y respuesta reparadora anormal que da lugar conjuntamente a la inflamación y el remodelado de las vías respiratorias[18] (véase la figura 3). Según esta teoría, el remodelado y la propia inflamación tendrían su origen en los mecanismos fisiológicos de reparación programados en las superficies de cubierta epitelial. Frente a una lesión epitelial, el epitelio, su sustrato mesenquimal y la barrera del sistema inmunitario de la que el propio epitelio forma parte, activan un programa de alerta de invasión microbiana como interpretación por defecto. Este programa desarrolla una respuesta consistente en la liberación de citocinas, factores de crecimiento, agentes quimiotácticos y otros mediadores, lo que induce a un reclutamiento leucocitario e inflamación, e inicia el proceso de reparación mediante la proliferación y diferenciación de células mesenquimales (fibroblastos, miofibroblastos) y depósito de matriz extracelular. En el caso del asma, esta teoría propone que el remodelado de las vías respiratorias se origina en una disregulación de este programa de reparación, como consecuencia de la interacción entre factores genéticos de susceptibilidad en ciertos individuos, y factores ambientales a los que es atribuible la escalada sostenida de la prevalencia de asma durante las últimas décadas en nuestro medio. Entre estos factores se postula la contribución de contaminantes atmosféricos industriales y del tráfico rodado (dióxido de azufre, ozono, dióxido de nitrógeno, derivados del diésel, par-

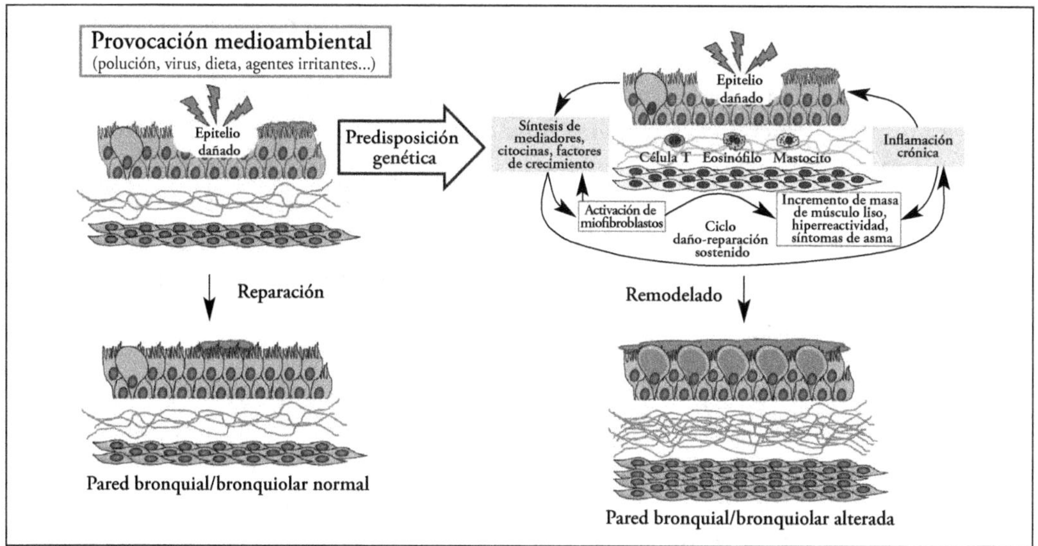


*Figura 3. Teoría de la unidad trófica epitelio-mesenquimal. Los recubrimientos epiteliales y tejidos conectivos subyacentes (mesénquima) contienen programas de reparación. Ante una agresión, se activan mecanismos de proliferación y diferenciación celular, depósito de matriz extracelular y organización de estos componentes tisulares, originando restitución estructural y funcional de la estructura original si es posible, o sustitución por una cicatriz limitada. En ciertos individuos con predisposición genética, diversos agentes medioambientales asociados al modo de vida en los países industrializados producen daño sostenido del epitelio respiratorio e inducen una respuesta de reparación disregulada que es origen del remodelado de las vías respiratorias en el asma.*
Ilustración de Laura Núñez Naveira.

tículas en suspensión), infecciones virales repetidas del tracto respiratorio, exposición intrauterina y extrauterina al humo del tabaco, dietas pobres en antioxidantes y modificaciones de la respuesta a alérgenos por interacción de estos agentes varios.

## 3.3　Integración de teorías y nuevos frentes

Durante estos últimos años, las investigaciones que se ha desarrollado sobre los mecanismos biológicos del remodelado (tanto la asociación con la inflamación como la teoría de la unidad trófica epitelio-mesenquimal) han sido puntos de partida fructíferos para la generación de hipótesis y producción de abundantes datos, que indican la plausibilidad de estos enfoques. Sin embargo, existen lagunas conceptuales fundamentales. Las limitaciones de la inflamación alérgica para explicar el remodelado en distintas variantes fenotípicas de asma son sólo el principio. Una de las incógnitas más importantes en la inmunobiología del asma viene dada por el hecho de que tanto en el asma atópica como en la no asociada a hipersensibilidad alérgica demostrable, los patrones de respuesta inmunológica que se observan son superponibles en cuanto a la evidencia de activación de células T CD4$^+$ con perfil Th2, las citocinas participantes y la infiltración inflamatoria eosinófila, que sugieren la existencia de respuestas inmunitarias adaptativas dirigidas por células T como eje patogénico en todos o la mayoría de los fenotipos de asma. En el asma asociada a atopia, la respuesta inmunitaria se debe a la sensibilización alérgica, al menos en parte. En el resto de los casos, la causa de la activación de células T se desconoce, por lo que esta cuestión es un tema en el que los avances han sido extremadamente escasos, y la investigación está limitada por importantes dificultades. Desde el punto de vista clínico, sería extremadamente complejo caracterizar la clonalidad de las células T activadas e identificar retrógradamente el origen de su activación. No existen, de hecho, estudios que hayan abordado este cometido. Experimentalmente, los modelos de asma existentes se basan en sensibilización alérgica o en la activación y transferencia adoptiva de células T CD4$^+$ transgénicas que expresan un receptor TCR (*T cell receptor*) con especificidad idiotípica para un determinante antigénico concreto y conocido. En el caso de la transferencia adoptiva, los modelos desarrollan infiltrados inflamatorios linfocitarios y eosinofílicos, hiperreactividad bronquial y respuestas broncoconstrictoras tardías tras la provocación con alérgeno, todo ello en ausencia de respuestas alérgicas inmediatas y de mecanismos mediados por IgE. En consecuencia, la estrategia de transferencia adoptiva genera modelos que reflejan mecanismos biológicos de asma dependientes de células T CD4$^+$ efectoras, desligados de un contexto de sensibilización alérgica. Estos modelos pueden reflejar, con limitaciones y necesidad de interpretación cautelosa, mecanismos comunes a las distintas formas de asma, atópica o no atópica. En cualquier caso, no existen propiamente modelos animales de asma «intrínseca». En relación con la teoría de la unidad trófica epitelio-mesenquimal, si bien ofrece un buen contexto explicativo para integrar una contribución ya ampliamente documentada del epitelio bronquial en los mecanismos del remodelado, ofrece dos limitaciones importantes. En primer lugar, el principio del que parte, el daño epitelial, es un aspecto controvertido del asma. Existe discrepancia en la interpretación de los hallazgos histopatológicos que sugieren daño del epitelio respiratorio en el asma. Asimismo, aunque es verosímil que en la fase eferente de la enfermedad o asma establecida el daño epitelial forme parte de un circuito retroalimentado en el que la inflamación crónica induce daño y este daño favorece y perpetúa la inflamación, no se cuenta en la actualidad con evidencia suficiente que sugiera que el daño sostenido del epitelio bronquial por agentes ambientales sea una alteración primaria en el asma. En segundo lugar, la teoría de la unidad trófica epitelio-mesenquimal carece de un vínculo que conecte de forma mecánica la respuesta reparadora frente al daño epitelial con la evidencia de respuestas inmunitarias adaptativas dirigidas por células T CD4$^+$, las cuales no forman parte del programa innato de reparación epitelio-mesenquimal, pero sí parecen ser un eje patogénico común a los distintos fenotipos de asma. Adicionalmente, la infiltración inflamatoria inducida por esta respuesta inmunitaria tiene por sí misma la capacidad de activar mecanismos de reparación y remodelado. Por lo tanto, el esquema lesión-reparación basado en la unidad trófica epitelio-mesenquimal, sin perjuicio de su validez como posible subsistema, necesita ser integrado en una teoría más envolvente. Este paradigma, que permitiría integrar comprensivamente y rentabilizar terapéuticamente los abundantes datos que la investigación sobre el remodelado produce, necesitará para su desarrollo la incorporación de nuevos conceptos, probablemente por descubrir. Un frente con novedades todavía no demasiado explorado es la participación de diversos agentes del sistema inmunitario innato y de los sistemas de regulación inmunológica. El sistema inmunitario innato juega muy probablemente un papel crítico en la fase aferente o de inducción del asma, en la que se determinan los balances entre defensa y tolerancia, y cuyo conocimiento es muy escaso en proporción a lo que se sabe sobre el asma establecida. Esta faceta evolutiva más primitiva del sistema inmunitario puede mantener ocultas claves importantes para conectar la interacción entre los factores medioambientales a los que se atribuye la escalada de la prevalencia del asma, y la activación inapropiada del sistema inmunitario adaptativo en el asma atópica o no atópica.

## 4   Historia natural del remodelado de vías respiratorias

La intervención preventiva o terapéutica sobre el remodelado hace necesario el conocimiento de su historia natural en el curso del asma. Los datos disponibles para delinearla, escasos y obtenidos con grandes dificultades, sugieren en conjunto que el remodelado se puede iniciar en fases tempranas del asma, posiblemente cuando ésta es subclínica. Las dificultades estriban en que la demostración directa de remodelado y su cuantificación precisan de biopsia bronquial, así como el segmento de edad que se presenta como más informativo para investigar el remodelado en sus orígenes es el infantil. Parte de los datos disponibles son indirectos, dado que se utiliza la hiperreactividad bronquial como indicador funcional de remodelado subyacente. En este sentido, se ha observado que la hiperreactividad bronquial neonatal es predictora de asma y deterioro de la función pulmonar a los seis años de edad,[23] y que la hiperreactividad bronquial infantil es predictora de asma en la edad adulta.[24] En estudios en los que se obtuvo una biopsia, se mostró la presencia de fibrosis subepitelial en niños con asma,[25] y crecimiento hiperplásico del músculo liso en el caso de niños con asma grave.[26] Aparte de la cuestión sobre cuándo se inicia el remodelado, es también interesante el hecho de que sólo un porcentaje reducido de los asmáticos en remisión sintomática, de un 10 % a 15 %, presentan resolución del remodelado y la hiperreactividad bronquial. Estas observaciones clínicas concuerdan con los modelos animales que muestran que, una vez inducida el asma experimental, la retirada del estímulo antigénico se sigue de regresión de la inflamación, pero el remodelado y la hiperreactividad bronquial persisten.[22] Asimismo, determinadas intervenciones como el bloqueo de la IL-13, con capacidad para prevenir el desarrollo de remodelado si se realizan durante la fase de inducción de la enfermedad experimental, son ineficaces en revertir el remodelado ya establecido si se administran tardíamente.[27] Las investigaciones realizadas sugieren, por lo tanto, que el remodelado de las vías respiratorias se inicia tempranamente en el curso patogénico del asma pudiendo preceder a los síntomas, condiciona la evolución de la función pulmonar y contribuye a la gravedad de la enfermedad, y puede persistir en sujetos con remisión de síntomas, lo que sugiere en el conjunto de datos clínicos y experimentales que las posibilidades de eficacia terapéutica son mayores si se interviene tempranamente.

## 5   Tratamiento del remodelado

No existe en la actualidad ningún tratamiento para el remodelado bronquial en el asma que esté sustentado por una base de evidencia suficiente. Es reseñable que las directrices de la *Global Initiative for Asthma* (GINA), la guía internacional más reciente para el manejo del asma, no hacen mención del remodelado de vías respiratorias.[28] Esta ausencia no refleja una omisión, siendo sus autores de conocida productividad científica en el campo del remodelado, sino que refleja el hecho de que los avances de conocimiento actual sobre los mecanismos del remodelado no han tenido consecuencias sobre el manejo clínico del asma. La introducción de nuevas intervenciones terapéuticas y su incorporación a las directrices de manejo de una enfermedad precisan alcanzar una base suficiente de evidencia acumulada y consenso entre paneles de especialistas. A su vez, la nueva intervención terapéutica necesita desarrollarse sobre una base de previo conocimiento sobre los mecanismos biológicos de la enfermedad y las dianas de potencial efecto terapéutico que éstos revelan. El camino desde la fase de descubrimiento hasta la fase de desarrollo clínico de una nueva intervención es largo y extremadamente selectivo, lo que produce un desfase entre los avances en el conocimiento de mecanismos patogénicos y su aplicación a la clínica. Por lo tanto, cabe esperar que el conocimiento que actualmente se está generando sobre los mecanismos biológicos del remodelado se traduzca en consecuencias sobre la práctica clínica a un plazo aún medio o largo. Sin embargo, podría no llevar un tiempo tan largo la introducción de algunas modificaciones orientadas hacia el remodelado en el manejo actual del asma, mediante el empleo de los recursos terapéuticos existentes en la actualidad.

### 5.1   *Corticosteroides y remodelado*

Como se ha demostrado que los corticosteroides inhalados son una piedra angular del tratamiento actual del asma, por sus efectos sobre la inflamación de las vías respiratorias y su utilidad demostrada para el control de los síntomas, resultó obvio preguntarse sobre su aplicabilidad al control del remodelado. En estudios experimentales en los que se han utilizado modelos animales, los corticosteroides mostraron capacidad de prevenir el desarrollo de remodelado bronquial si se administraban desde el inicio de la enfermedad artificialmente inducida, pero no de revertirlo si se administraban una vez el remodelado estaba ya establecido.[29] En el campo clínico, se realizaron ensayos sobre distintas pautas de utilización de corticoides inhalados, que midieron la reactividad bronquial a metacolina como indicador funcional del remodelado, y contrastaron los datos con mediciones morfométricas en biopsia bronquial. Distintos estudios clínicos que han mostrado que la reactividad bronquial a metacolina no se relaciona necesariamente con el grado de inflamación pero sí con el remodelado, adicionalmente a los datos experimentales indicativos de que el remodelado subyace al mecanismo de la hiperreactividad bronquial, sustentan la idea de utilizar la reactividad bronquial como indicador funcional no invasivo del remodelado. En uno de estos ensayos, un grupo de sujetos bajo una pauta de tratamiento con corticoides inhalados según las directrices existentes (estrategia de referencia) se comparó con otro grupo en el que se empleó el grado de reactividad bronquial como guía adicional para el ajuste de medicación. Se realizó un muestreo de biopsias bronquiales en el momento de la incorporación al estudio y a su finalización, tras dos años de intervención experimental. El ajuste de los corticoides inhalados según el grado de reactividad bronquial dio como resultado un mejor control del asma, con una reducción de la frecuencia de exacerbaciones, mejoría de la función pulmonar y, exclusivamente en este grupo, reducción del grosor de la *lamina reticularis* en la biopsia.[30] Otros estudios basados en el manejo de los corticosteroides inhalados mostraron resultados consistentes en esta línea, con reducciones conjuntas del grado de reactividad a metacolina y de la fibrosis subepitelial en la biopsia.[31,32] En uno de estos estudios se realizaron asimismo mediciones de los niveles de expresión de metaloproteinasas de matriz (MMP) y sus inhibidores tisulares (TIMP) como marcadores bioquímicos del remodelado, en los que se encontró una disminución de MMP-9 y un aumento de TIMP-1 como efecto del tratamiento con corticoides.[31] Otro estudio mostró que la introducción temprana –pero no la tardía– de tratamiento con corticoide inhalado permitía posteriormente mantener un bajo grado de reactividad bronquial y un mejor control de la enfermedad, con dosis reducidas de mantenimiento.[33] Puede, por lo tanto, ser pertinente contemplar los resultados de estos ensayos clínicos bajo la perspectiva de los estudios experimentales que sugieren que el potencial terapéutico de los corticoides inhalados sobre el remodelado es más explotable cuando éste se encuentra en progresión. Los ensayos clínicos de Sont *et al.*[30] y subsiguientes sugieren que el empleo temprano de la medición del grado de reactividad bronquial como parámetro guía para el ajuste de los corticoides inhalados podría permitir, a medio y largo plazo, reducciones de las dosis requeridas de mantenimiento. En conjunto, estos ensayos indican que la utilidad de los corticosteroides inhalados en el tratamiento del asma se extiende hacia efectos terapéuticos sobre el remodelado, y que estos efectos se pueden potenciar mediante determinadas modificaciones de las pautas de empleo actual. Aunque el establecimiento de nuevas recomendaciones sobre el manejo de los corticosteroides inhalados en el asma necesita estudios más extensos que aporten evidencia y consenso suficientes, los datos generados hasta la fecha sugieren la posibilidad de que la introducción de esta terapia de forma más temprana y en dosis iniciales más elevadas de lo indicado en las guías actuales sea una opción correcta, y que esta estrategia permitiría un mejor control sostenido con dosis reducidas. Por lo tanto, el tratamiento del remodelado bronquial puede, en parte, venir dado por modificaciones de las directrices sobre el manejo del asma, mediante el empleo de los recursos terapéuticos disponibles en la actualidad. La relación observada entre remodelado y gravedad del asma sugiere que algunos cambios de estrategia orientados tempranamente hacia el remodelado podrían contribuir a la prevención del desarrollo de formas graves de la enfermedad. Es reseñable que, estando las directrices actuales de manejo del asma desarrolladas sobre la consideración de la inflamación de vías respiratorias como alteración fisiopatológica central, no se contempla la monitorización de la inflamación como *feed-back* para el ajuste terapéutico, que se basa en el control sintomático. De este modo, existe cierta incongruencia entre los principios sobre los que se sustentan las directrices, y sus objetivos. La evidencia que se está acumulando sugiere como interesante una visión futura del tratamiento del asma que integre el remodelado, y que incluso lo emplee como parámetro guía en el manejo de la enfermedad. Con relación a este aspecto, el empleo del grado de reactividad bronquial para dirigir el tratamiento del asma, según remodelado, parece prometedor. El desarrollo y validación de nuevos indicadores no invasivos de remodelado puede ser muy útil para facilitar y consolidar esta estrategia, ya que se presenta como una necesidad de investigación en el campo del asma.

## 5.2 *Termoplastia bronquial*

La termoplastia bronquial es una novedosa intervención no farmacológica que tiene la finalidad de facilitar el control del asma grave y moderada mediante el tratamiento directo del remodelado bronquial, concretamente del incremento de la masa de músculo liso.[34] La idea de partida para el desarrollo de la termoplastia bronquial fue la evidencia de que el crecimiento del músculo liso de las vías respiratorias juega un importante papel en el mecanismo de la hiperreactividad bronquial y la obstrucción al flujo aéreo. Los datos acumulados en investigaciones anteriores proporcionaban una base lógica para predecir que una intervención que disminuyese la cantidad de músculo liso bronquial debería ser beneficiosa en cuanto a su capacidad de disminuir el potencial de broncoconstricción, especialmente en pacientes en los que la obstrucción dinámica al flujo aéreo fuese un factor dominante en su morbilidad asmática. El procedimiento consiste en aplicar ondas de radiofrecuencia bajo anestesia local, mediante un catéter diseñado para este propósito, que se introduce por el canal de instrumentación de un broncoscopio convencional. En el protocolo experimentado hasta la actualidad se realizan tres sesiones de tratamiento. En experimentos preclínicos realizados en perros se observó que, aunque el efecto inmediato de la aplicación endobronquial de energía mediante radiofrecuencia era daño térmico, había una subsiguiente restauración completa de la arquitectura y celularidad del bronquio, con la excepción de la capa de músculo liso. Tras el tratamiento, se producía una fase de restitución del epitelio bronquial y las glándulas mucosas sin producirse una respuesta cicatricial fibrogénica, y sin existir evidencia de lesión residual a partir de las doce semanas. La única diferencia entre las vías respiratorias tratadas y las de control era una reducción de la masa de músculo liso. En el primer estudio clínico sobre la seguridad de la termoplastia bronquial aplicada a pacientes asmáticos, se produjeron síntomas de irritación de las vías respiratorias que se resolvieron en el curso de los siete a diez días siguientes al tratamiento, sin eventos adversos atribuibles al mismo a partir de este punto y durante un seguimiento a largo plazo que alcanza ahora los cinco años (datos no publicados). El potencial de la termoplastia bronquial para mejorar el control del asma en pacientes con enfermedad moderada a grave se estudió en un ensayo multicéntrico randomizado más amplio.[35] En este estudio, el tratamiento mostró capacidad para disminuir la frecuencia de exacerbaciones, mejorar los flujos pico matutino y nocturno, disminuir la necesidad de medicación broncodilatadora de rescate, y mejorar las puntuaciones en cuestionarios sobre control de síntomas. Sin embargo, no se produjo un efecto significativo sobre el $FEV_1$ ni la reactividad a metacolina. Únicamente en un análisis estratificado por gravedad, se produjo una mejoría de la hiperreactividad bronquial en los sujetos con asma de mayor gravedad, que fueron los que también registraron un mayor beneficio global del tratamiento en las diferentes variables medidas. Cabe reseñar que este estudio no fue enmascarado, y no existió en él un grupo de control sometido a intervención placebo. Los eventos adversos fueron más frecuentes e importantes que en el reducido estudio previo sobre seguridad de la intervención, probablemente debido, al menos en parte, a una mayor morbilidad de base de los pacientes participantes. Existe otro ensayo clínico en curso, en el que un grupo control recibe una intervención broncoscópica placebo. En resumen, la termoplastia bronquial es la primera terapia en desarrollo clínico cuyo fundamento es hacer diana directa sobre el remodelado bronquial, y en particular sobre la anomalía estructural que probablemente hace una mayor contribución a la obstrucción al flujo aéreo en el asma: la masa de músculo liso incrementada. Las series de sujetos tratados son aún limitadas en su tamaño y longitud de seguimiento, y son necesarios más estudios que incrementen el nivel de evidencia sobre la aplicabilidad y beneficios de este tratamiento. Actualmente, los ensayos clínicos en curso podrán contribuir a consolidar esta interesante estrategia terapéutica.

## 6　Conclusión

Como se ha discutido, la intensa actividad investigadora actual sobre los mecanismos del remodelado de vías respiratorias está originando abundantes datos que resulta complejo integrar en una teoría unificadora para su comprensión global. No obstante, existe un consenso ya extenso sobre el papel del remodelado en la fisiopatogenia del asma, en los mecanismos de la obstrucción al flujo aéreo más los síntomas resultantes, en el deterioro crónico e irreversible de la función pulmonar que ocurre en algunos asmáticos, en la refractariedad a tratamientos, y en la gravedad de la enfermedad y su evolución. La investigación sobre los mecanismos biológicos del remodelado está desvelando potenciales dianas terapéuticas en el ámbito molecular, aunque el desarrollo clínico de tratamientos basados en la manipulación farmacológica de estos mecanismos es algo que cabe contemplar como horizonte a medio o quizás largo plazo. Sin embargo, a la vista de datos y desarrollos recientes, se puede especular que algunas intervenciones de utilidad que introduzcan modificaciones en el manejo del asma podrán venir anticipadas en la forma de nuevos indicadores que faciliten guiar el manejo del asma según el remodelado, nuevas estrategias de manejo de los corticoides inhalados y posiblemente la introducción de la termoplastia bronquial, probablemente en subgrupos de pacientes o fenotipos de enfermedad que deberán ser determinados.

## BIBLIOGRAFÍA


1. Bousquet J, Jeffery PK, Busse WW, Johnson M, Vignola AM. Asthma. From bronchoconstriction to airways inflammation and remodeling. Am J Respir Crit Care Med 2000; 161(5): 1720-745.
2. Sumi Y, Hamid Q. Airway remodeling in asthma. Allergol Int 2007; 56(4): 341-48.
3. Huber HL, Koessler KK. The pathology of bronchial asthma. Arch Intern Med 1922; 30: 689-760.
4. National Heart, Lung, and Blood Institute. National Asthma Education and Prevention Program. Expert Panel Report 3: Guidelines for the Diagnosis and Management of Asthma. Bethesda, MD: U.S. Department of Health and Human Services. National Institutes of Health 2007.
5. Canadian Thoracic Society. Adult Asthma Consensus Guidelines Update 2003. Can Respir J 2004; 11 (Suppl A):10A/20A.
6. Holgate ST, Polosa R. The mechanisms, diagnosis, and management of severe asthma in adults. Lancet 2006; 368(9537): 780-93.
7. Wiggs BR, Moreno R, Hogg JC, Hilliam C, Pare PD. A model of the mechanics of airway narrowing. J Appl Physiol 1990; 69(3): 849-60.
8. Lambert RK, Wiggs BR, Kuwano K, Hogg JC, Pare PD. Functional significance of increased airway smooth muscle in asthma and COPD. J Appl Physiol 1993; 74(6): 2771-781.
9. Sapienza S, Du T, Eidelman DH, Wang NS, Martin JG. Structural changes in the airways of sensitized brown Norway rats after antigen challenge. Am Rev Respir Dis 1991; 144(2): 423-27.
10. Henderson WR., Jr., Tang LO, Chu SJ, Tsao SM, Chiang GK, Jones F et al. A role for cysteinyl leukotrienes in airway remodeling in a mouse asthma model. Am J of Respir Crit Care Med 2002; 165(1): 108-16.
11. Shinagawa K, Kojima M. Mouse model of airway remodeling: strain differences. Am J Respir Crit Care Med 2003; 168(8): 959-67.
12. Martin JG, Opazo-Saez A, Du T, Tepper R, Eidelman DH. In vivo airway reactivity: predictive value of morphological estimates of airway smooth muscle. Can J Physiol Pharmacol 1992; 70(4): 597-601.
13. Eidelman DH, DiMaria GU, Bellofiore S, Wang NS, Guttmann RD, Martin JG. Strain-related differences in airway smooth muscle and airway responsiveness in the rat. Am Rev Respir Dis 1991; 144(4): 792-96.
14. Boulet L, Belanger M, Carrier G. Airway responsiveness and bronchial-wall thickness in asthma with or without fixed airflow obstruction. Am J Respir Crit Care Med 1995; 152(3): 865-71.
15. Kay AB. The role of T lymphocytes in asthma. Chem Immunol Allergy 2006; 91: 59-75.

16. Brightling CE, Bradding P, Symon FA, Holgate ST, Wardlaw AJ, Pavord ID. Mast-cell infiltration of airway smooth muscle in asthma. N Engl J Med 2002; 346(22): 1699-705.

17. Ramos-Barbon D, Presley JF, Hamid QA, Fixman ED, Martin JG. Antigen-specific CD4+ T cells drive airway smooth muscle remodeling in experimental asthma. J Clin Invest 2005; 115(6): 1580-589.

18. Davies DE, Holgate ST. Asthma: the importance of epithelial mesenchymal communication in pathogenesis. Inflammation and the airway epithelium in asthma. Int J Biochem Cell Biol 2002; 34(12): 1520-526.

19. Lau S, Illi S, Sommerfeld C, Niggemann B, Bergmann R, von Mutius E *et al.* Early exposure to house-dust mite and cat allergens and development of childhood asthma: a cohort study. Multicentre Allergy Study Group. Lancet 2000; 356(9239): 1392-397.

20. Leckie MJ, ten Brinke A, Khan J, Diamant Z, O'Connor BJ, Walls CM *et al.* Effects of an interleukin-5 blocking monoclonal antibody on eosinophils, airway hyper-responsiveness, and the late asthmatic response. Lancet 2000; 356(9248): 2144-148.

21. Bryan SA, O'Connor BJ, Matti S, Leckie MJ, Kanabar V, Khan J *et al.* Effects of recombinant human interleukin-12 on eosinophils, airway hyper-responsiveness, and the late asthmatic response. Lancet 2000; 356(9248): 2149-153.

22. Leigh R, Ellis R, Wattie J, Southam DS., De Hoogh M, Gauldie J *et al.* Dysfunction and remodeling of the mouse airway persist after resolution of acute allergen-induced airway inflammation. Am J Respir Cell Mol Biol 2002; 27(5): 526-35.

23. Palmer LJ, Rye PJ, Gibson NA, Burton PR, Landau LI, Lesouef PN. Airway responsiveness in early infancy predicts asthma, lung function, and respiratory symptoms by school age. Am J Respir Crit Care Med 2001; 163(1): 37-42.

24. Sears MR, Greene JM, Willan AR, Wiecek EM, Taylor DR, Flannery EM *et al.* A longitudinal, population-based, cohort study of childhood asthma followed to adulthood. N Engl J Med 2003; 349(15): 1414-422.

25. Payne DN, Rogers AV, Adelroth E, Bandi V, Guntupalli KK, Bush A *et al.* Early thickening of the reticular basement membrane in children with difficult asthma. Am J Respir Crit Care Med 2003; 167(1): 78-82.

26. Jenkins HA, Cool C, Szefler SJ, Covar R, Brugman S, Gelfand EW *et al.* Histopathology of severe childhood asthma: a case series. Chest 2003; 124(1): 32-41.

27. Leigh R, Ellis R, Wattie J, Donaldson DD, Inman MD. Is interleukin-13 critical in maintaining airway hyperresponsiveness in allergen-challenged mice? Am J Respir Crit Care Med 2004; 170(8): 851-56.

28. Bateman ED, Hurd SS, Barnes PJ, Bousquet J, Drazen JM, FitzGerald M *et al.* Global strategy for asthma management and prevention: GINA executive summary. Eur Respir J 2008; 31(1): 143-78.

29. Vanacker NJ, Palmans E, Kips JC, Pauwels RA. Fluticasone inhibits but does not reverse allergen-induced structural airway changes. Am J Respir Crit Care Med 2001; 163(3 Pt 1): 674-79.

30. Sont JK, Willems LN, Bel EH, van Krieken JH, Vandenbroucke JP, Sterk PJ. Clinical control and histopathologic outcome of asthma when using airway hyperresponsiveness as an additional guide to long-term treatment. The AMPUL Study Group. Am J Respir Crit Care Med 1999; 159(4 Pt 1): 1043-051.

31. Hoshino M, Takahashi M, Takai Y, Sim J. Inhaled corticosteroids decrease subepithelial collagen deposition by modulation of the balance between matrix metalloproteinase-9 and tissue inhibitor of metalloproteinase-1 expression in asthma. J Allergy Clin Immunol 1999; 104(2 Pt 1): 356-63.

32. Ward C, Pais M, Bish R, Reid D, Feltis B, Johns D *et al.* Airway inflammation, basement membrane thickening and bronchial hyperresponsiveness in asthma. Thorax 2002; 57(4): 309-16.

33. Haahtela T, Jarvinen M, Kava T, Kiviranta K, Koskinen S, Lehtonen K *et al.* Effects of reducing or discontinuing inhaled budesonide in patients with mild asthma. N Engl J Med 1994; 331(11): 700-05.

34. Cox G. New interventions in asthma including bronchial thermoplasty. Curr Opin Pulm Med 2008; 14(1): 77-81.

35. Cox G, Thomson NC., Rubin AS, Niven RM, Corris PA, Siersted HC *et al.* Asthma control during the year after bronchial thermoplasty. N Engl J Med 2007; 356(13): 1327-337.

# Capítulo 7
# Posibles futuros tratamientos quimioterápicos en el carcinoma de pulmón no microcítico

C. ALMONACID

Sección de Neumología
Hospital Universitario de Guadalajara
Guadalajara

*Dirección para correspondencia*
Hospital Universitario de Guadalajara
Dr. C. Almonacid
carl62@separ.es

## 1  Introducción

El cáncer de pulmón se ha convertido a lo largo del siglo XX en uno de los tumores más frecuentes y de mayor mortalidad. De acuerdo con estadísticas recientes, en Europa ocupa el tercer puesto en frecuencia y el primero en mortalidad.[1] El carcinoma broncogénico predomina en varones, si bien la incidencia de estas neoplasias ha aumentado en las mujeres en las últimas décadas, habiéndose convertido en algunos países como Estados Unidos en la primera causa de muerte por neoplasia en mujeres. En España, la tendencia es muy similar a la del resto de los países europeos y de Estados Unidos.[2]

El pronóstico y las opciones terapéuticas dependerán del estadio de la enfermedad en el momento del diagnóstico. Sólo aquellos pacientes que son candidatos a una opción quirúrgica con intención curativa han demostrado unos buenos resultados globales de supervivencia, mientras que aquellos pacientes con enfermedad localmente avanzada o metastásica siguen presentando cifras muy bajas de supervivencia si se comparan con otros tipos de tumores. El tratamiento sistémico con quimioterapia juega un papel relevante en la mayoría de los pacientes diagnosticados de cáncer de pulmón, dado que el grupo que puede beneficiarse de la cirugía es muy reducido, tanto en los carcinomas pulmonares no microcíticos (CPNM) como en los de células pequeñas (CPM), en los que más de la mitad de los casos ya se han diseminado en el momento del diagnóstico. Por otro lado, estudios recientes justifican el papel de la quimioterapia adyuvante en aquellos pacientes que han sido operados con intención curativa y que han mejorado la supervivencia a los cinco años entre un 5 y un 15 % al disminuir las recaídas locales y a

| Estadio quirúrgico | | Supervivencia a los 5 años (%) | Recaída local (%) | Recaída a distancia (%) |
|---|---|---|---|---|
| I A | T1N0M0 | 61-67 | 10 | 15 |
| IB | T2N0M0 | 38-57 | 10 | 30 |
| IIA | T1N1M0 | 34-55 | | |
| IIB | T2N1M0<br>T3N0M0 | 24-39 | 12 | 40 |
| IIIA | T3N1M0<br>T1-3N2M0 | 13-25 | 15 | 60 |
| IIIB | T4N1-3M0<br>T1-4N3M0 | 5 | | |
| VI | T1-4N1-4M1 | < 1 | | |

*Tabla 1. Supervivencia a los cinco años según la clasificación TNM en CPNM.* [3]

distancia que pueden producirse incluso en estadios muy precoces como se muestra en la tabla 1. En otras ocasiones, el tratamiento previo con quimioterapia (neoadyuvancia) puede facilitar un posterior acto quirúrgico que previamente no estaba indicado.

Desde principios de la década de los noventa se generalizó el uso de la quimioterapia para el tratamiento de los cánceres tras la publicación del metaanálisis que mostraba un claro beneficio de la quimioterapia y otros tratamientos frente a actitudes conservadoras en los pacientes de cáncer de pulmón.[4] Sin embargo, hasta la fecha, los principales logros de los nuevos agentes de tercera generación se centran en una menor frecuencia de efectos secundarios y una mejoría de la calidad de vida de los pacientes, de modo que no se han observado grandes logros en relación con una mejoría de la supervivencia.

## 2   Avances recientes en el CPNM

Como se ha comentado previamente, la terapia sistémica a base de agentes citostáticos es el tratamiento principal en el cáncer broncogénico localmente avanzado y diseminado en pacientes con un buen estado clínico *(performance status* < 2) (véase la tabla 2).

En la actualidad, el tratamiento de primera línea se basa en combinaciones de dos fármacos (dobletes) con fármacos de tercera generación que buscan la mayor tasa de respuestas y de supervivencia global posible (véase tabla 3). Ya no se recomienda el uso de

| | |
|---|---|
| 0 | No evidencia clínica de enfermedad. |
| 1 | Paciente sintomático, pero con actividad normal. |
| 2 | Se cuida por sí solo, pero no puede trabajar. Más del 50 % del tiempo está en cama. |
| 3 | Frecuentes cuidados médicos. Más del 50 % del tiempo está en cama. |
| 4 | Incapacitación grave. Encamado permanente (Karnofsky 10-20). |

*Tabla 2. Escala ECOG (Eastern Collaborative Oncology Group).*

combinaciones de tres fármacos, ya que no han demostrado que mejore la supervivencia, pero sí aumentan la toxicidad. La tasa de respuesta es significativamente mayor en los dobletes basados en una combinación con platino comparados con las combinaciones de agentes de tercera generación que no incluyen un platino. La comparación de los nuevos agentes combinados con un platino ha mostrado tasas de respuestas (20-35 %) y de supervivencia global similares (media de siete y once meses) pero con diferente perfil de toxicidad. Sin embargo, estas combinaciones comparadas con los dobletes que no incluyen un platino no han demostrado una clara mejoría en la supervivencia global al año y la toxicidad suele ser mayor.[5]

Tampoco está del todo claro que el platino es mejor para combinarlo con otro fármaco. Algunos estudios parecen demostrar que las combinaciones basadas en cisplatino tienen unas tasas de respuestas mayores comparadas con las que utilizan carboplatino, sin embargo, las tasas de supervivencia al año son muy similares, no encontrando diferencias estadísticas ni clínicas significativas. El cisplatino se ha relacionado con una tolerancia peor si se compara con el carboplatino, a causa de una mayor toxicidad digestiva y renal.[6]

Las combinaciones basadas en un taxano y un platino alcanzan los mayores niveles de respuestas comparados con las otras combinaciones más antiguas. La combinación de gemcitabina y un platino frente a otras combinaciones ha demostrado ser la combi-

| | |
|---|---|
| **Alquilantes** | Cisplatino, carboplatino, oxaliplatino, ciclofosfamida, ifosfamida. |
| **Inhibidores tropoisomerasa** | Etopósido, topotecán, irinotecán. |
| **Inhibidores microtúbulos** | Vinorelbine, docetaxel, paclitaxel, vincristina. |
| **Antimetabolitos** | Gemcitabina. |
| **Antibióticos** | Doxorubicina. |

*Tabla 3. Citostáticos más frecuentemente usados en la actualidad en el CPNM.*

nación que más reduce la mortalidad y el tiempo de progresión, si bien se trata de mínimas diferencias con beneficios en la supervivencia media que no superan el mes de vida.[7]

Recientemente se han incorporado al arsenal terapéutico nuevos fármacos que aportan sobre el resto de combinaciones una mejor tolerancia al disminuir los efectos adversos y similares resultados en lo que respecta a la eficacia comparada con otras combinaciones utilizadas en la actualidad. El pemetrexed es un potente inhibidor de las enzimas folato dependientes, esenciales para una correcta síntesis de DNA y RNA. Inhibe la timidilato sintetasa, la dihidrofolato reductasa y la GAR-formil tansferasa que son tres enzimas folato dependientes y esenciales para la síntesis de purina y pirimidina. Otros agentes como el raltitrexed y el 5-FU no actúan en las tres enzimas a la vez. La nueva combinación de pemetrexed y cisplatino como tratamiento de primera línea ha demostrado una mejor tolerancia, una eficacia similar, una mayor comodidad de administración y en algunos tipos histológicos, como el adenocarcinoma o el tumor de células grandes, incluso una mejor supervivencia comparada con cisplatino y gemcitabina. El cambio de cisplatino por carboplatino en la asociación con pemetexed no parece que disminuya la eficacia, con una tasa de respuesta del 24 %, una supervivencia media al año del 56 % y una media de supervivencia de 13,5 años. La combinación pemetrexed y oxaliplatino ha obtenido similares resultados pero con menos efectos secundarios hematológicos comparada con las combinaciones basadas en carboplatino. Pemetrexed se ha convertido en un agente de uso común como tratamiento de segunda línea al haber demostrado tener una eficacia similar al docetaxel pero con un menor número de efectos secundarios y, por lo tanto, una mejor tolerancia.[8] Esto ha motivado que se haya elegido este fármaco para combinarlo con las nuevas terapias dirigidas en los tratamientos de segunda línea. La combinación de pemetrexed con oxaliplatin y bevacizumab como tratamiento de segunda línea muestra una supervivencia media libre de progresión de la enfermedad de 5,7 meses y una global de quince meses.[9]

## 3   ¿Qué aportan las nuevas terapias dirigidas?

En la actualidad, el tratamiento con citostáticos parece que ha alcanzado un techo terapéutico y esto ha motivado que se busquen nuevas dianas terapéuticas. La finalidad de las nuevas terapias dirigidas es combatir el cáncer de pulmón actuando sobre proteínas anormales que intervienen en la angiogénesis, migración, ciclo, crecimiento y apoptosis de las células tumorales. Esto supone, al menos teóricamente, una menor toxicidad y una mayor efectividad.

### 3.1   *Fármacos que actúan sobre el receptor del factor de crecimiento epidérmico (EGFR)*

El receptor está implicado en el control de la supervivencia celular, proliferación celular, angiogénesis, migración celular e invasión celular metastásica. Las mutaciones del EGFR se dan solo en una pequeña proporción de los CPNM no epidermoides, afectando a los adenocarcinomas.

El erlotinib y el gefitinib son fármacos inhibidores de la tirosin kinasa del EGFR. Una novedad que aportan estas nuevas moléculas es que se administran por vía oral y que tienen un número menor de efectos secundarios que los agentes citostáticos. Así, algunos de estos efectos son: erupción cutánea (similar al acné), sequedad cutánea, conjuntivitis, queratitis y diarrea.

El uso de gefitinib está actualmente limitado a aquellos pacientes que participaron en los ensayos clínicos y que se habían beneficiado de su uso. El motivo de esta restricción se debe a que los ensayos clínicos en fase III que se realizaron con gefitinib no demostraron una adecuada respuesta comparado con placebo o quimioterapia sola seguida de gefitinib, excepto en un subgrupo de pacientes formado principalmente por mujeres que nunca habían fumado y con histología de adenocarcinoma.[10] Otras investigaciones sugieren que un número elevado de copias de genes de EGFR podría predecir un beneficio clínico de gefitinib, por lo que los autores argumentan que esta población debería ser estudiada más a fondo con este fármaco.[11]

Erlotinib se ha aprobado como segunda y tercera línea de tratamiento en pacientes con enfermedad localmente avanzada o metastásica de CPNM. Ha demostrado que, comparado con placebo, la supervivencia es mayor después de que el paciente haya recibido una primera o segunda línea de quimioterapia convencional. Así, tiene una tasa de respuesta de 8-12 % sin tener en cuenta el tipo o número de regímenes de quimioterapia previamente aplicados y una supervivencia mediana entre 7 u 8 meses.[12]

La adición de erlotinib a la combinación de carboplatino y paclitaxel como tratamiento de primera línea no mejora la supervivencia aunque en un grupo de pacientes seleccionados, no fumadores, sí se aprecia un beneficio en la supervivencia (veintitrés meses frente a diez meses). Los efectos negativos en la supervivencia de pacientes no seleccionados y no tratados con anterioridad se han confirmado en otros estudios en los que se comparaba la adición de erlotinib o gefitinib. Algunos estudios han sugerido que podría haber antagonismo entre los inhibidores EGFR TKI y la quimioterapia convencional. Estos resultados han llevado a la realización de estudios que alternaban dosis de quimioterapia convencional con erlotinib y mantenimiento del erlotinib después de la quimioterapia, especialmente en aquellos pacientes con un número de copias del gen del EGFR elevadas.[13] La combinación de erlotinib más pemetrexed es sinérgica *in vitro* en el CPNM si se evita la exposición al erlotinib antes del pemetrexed, particularmente en tumores sensibles al erlotinib, aunque éste es independiente del estado de la mutación del EGFR o genes K-ras. La exposición al erlotinib seguida por pemetrexed es en la mayoría de las ocasiones antagónica en células sensibles al erlotinib y aditivo en células resistentes al erlotinib. De acuerdo con estos hallazgos, se está llevando a cabo un estudio para comparar una combinación que alterna erlotinib y pemetrexed con premetexed sólo en pacientes con CPNM. Otra combinación que se está investigando es el erlotinib alternado con carboplatino y paclitaxel como primera línea.[7]

**Cetuximab** es un anticuerpo monoclonal quimérico IgG1 cuya diana es el EGFR. La unión de cetuximab al EGFR implica que se produzca un bloqueo de la unión de los ligandos endógenos al EGFR inhibiendo su función e induce la internalización de EGFR con la correspondiente disminución de los receptores disponibles en la superficie celular. El cetuximab actúa inhibiendo la proliferación, induce la apoptosis de las células tumorales que expresan EGFR y provoca una reducción de la neovascularización y metástasis tumorales. Uno de los problemas que plantea cetuximab, como le ocurre a otros anticuerpos humanos quiméricos monoclonales, es el desarrollo de anticuerpos antiquiméricos. Hasta la fecha, no hay datos disponibles concluyentes sobre el efecto neutralizante de los anticuerpos anticetuximab ni se han relacionado con la aparición de reacciones de hipersensibilidad o cualquier otra reacción adversa.

El cetuximab se está utilizando en la actualidad en combinación con irinotecán como segunda línea de tratamiento en pacientes con cáncer colorrectal metastásico que sobreexpresen el EGFR. Ha demostrado ser efectivo en un pequeño grupo de pacientes con CPNM, aunque la respuesta no se correlaciona necesariamente con el nivel de expresión del EGFR. Se ha combinado con cisplatino y vinorelbina como tratamiento de primera línea encontrando que mejora la eficacia con una tasa de respuesta del 31,7 % comparado con el brazo que sólo recibía quimioterapia convencional, que fue del 20 %. La combinación de cetuximab con carboplatino y docetaxel como primera línea de tratamiento y posterior mantenimiento de cetuximab ha mostrado una tasa de respuesta del 14,5 %, una supervivencia media libre de progresión de la enfermedad de 4,7 meses y una supervivencia media total de once meses con una buena tolerancia al cetuximab en la fase que se aplicó en monoterapia. Combinado con gemcitabina y un platino (cisplatino o carboplatino) el número de respuestas fue mayor en el brazo que recibía tratamiento con cetuximab (27,7 %) frente al que no lo recibía (18,2 %), la supervivencia media libre de progresión fue también mayor de 5 meses frente a 4,2 meses y la supervivencia mediana global fue también mayor: 11,9 meses frente a 9,3 meses, respectivamente. El efecto secundario que con más frecuencia se asocia a cetuximab, al igual que se han visto en otros inhibidores de EGFR-TK, son las lesiones cutáneas, siendo el resto de toxicidades similares al de las combinaciones sin cetuximab. Actualmente, se están llevando a cabo más ensayos clínicos con cetuximab que pretenden confirmar estos resultados mediante la asociación de nuevas combinaciones. Estudios recientes sugieren que un aumento en el número de copias de genes de EGFR se benefician de este tratamiento, mientras que aquéllos en los que no se detecta, no se benefician.

Como tratamiento de segunda línea, Cetuximab se ha combinado con docetaxel en pacientes que sobreexpresan el EFGR sin haber conseguido buenos resultados, observándose sólo una respuesta parcial en 13 de 47 pacientes. La asociación de cetuximab con pemetrexed ha conseguido respuestas parciales en un 8,7 %, estabilización de la enfermedad en el 34,8 % de los pacientes y un período de enfermedad libre de progresión mayor si se compara con el brazo que sólo había recibido tratamiento con pemetrexed. La supervivencia lograda con cetuximab en monoterapia ha sido muy similar a la conseguida con pemetrexed, docetaxel o erlotinib, también en monoterapia.[14]

**Sorafenib** tosilato es el primer inhibidor multikinasa de uso oral que tiene como diana las kinasas existentes tanto en las células tumorales como en su vasculatura. Entre los receptores de tipo tirosina kinasa (RTK) inhibidos por sorafenib se encuentran los de factores de crecimiento derivado de plaquetas (PDGFR b), factores de crecimiento endotelial vascular (VEGFR 2 y 3), el factor neurotrófico derivado de células gliales (RET), factor de células precursoras (SCF/KIT), tirosina kinasa del Fms tipo 3 (FLT3). Sorafenib es capaz de inhibir otras proteínas kinasas, de tipo serina/treonina, específicamente sobre las RAF (A, B, C). Todas estas proteínas están implicadas en el crecimiento, la proliferación, la supervivencia, la diferenciación, la angiogénesis y la metástasis tumoral. Este fármaco ha sido aprobado para el tratamiento de carcinoma avanzado de células renales. Como otros fármacos del grupo, sorafenib presenta una significativa toxicidad digestiva, hematológica y cardiovascular. Aunque la frecuencia de efectos adversos es elevada, los efectos adversos graves no son demasiado frecuentes. Sorafenib también se está estudiando en el CPNM pero los resultados obtenidos han sido muy pobres. En la actualidad existen pocos datos en relación con el beneficio que puede aportar el sorafenib en el CPNM, si bien están en desarrollo varios estudios en los que se asocia sorafenib a dobletes de carboplatino más pemetrexed o paclitaxel y otros combinados gemcitabina más erlotinib.[15]

## 4 Fármacos que actúan sobre el factor de crecimiento del endotelio vascular (VEGF) o su receptor (VEGFR)

La terapia antiangiogénica se concentra en atacar las vías angiogénicas por las cuales las células cancerosas envían señales a los tejidos circundantes para estimular la formación de nuevos vasos sanguíneos que son necesarios para el crecimiento local del tumor y para la diseminación de células que van a ser las causantes de las metástasis a distancia. Parte del atractivo de apuntar a la angiogénesis resulta del hecho de ser común a todos los tumores, a diferencia de otras vías que pueden estar presentes en un tumor pero ausentes en otro.

Hay cuatro grandes proteínas, sus receptores y vías de señalización que gobiernan la angiogénesis en los tumores sólidos: el factor de crecimiento derivado de plaquetas (PDGF), el factor de crecimiento epidérmico, el factor de crecimiento vascular endotelial (VEGF) y el factor de crecimiento de fibroblastos (básico y acídico). Las terapias que se dirijan a estas moléculas o que bloqueen sus vías de señalización deberían ser efectivas para prevenir el crecimiento de tumores sólidos y la metástasis, ya que evitan la formación de nuevos vasos sanguíneos. Sin embargo, la mayoría de los agentes antiangiogénicos que se han probado hasta la fecha han fallado, ya que existen múltiples factores y vías que promueven el crecimiento de los vasos sanguíneos. Por lo tanto, para conseguir frenar el proceso de angiogénesis sería necesario tener simultáneamente como blanco a varias moléculas.

**Bevacizumab** es un anticuerpo monoclonal humanizado recombinante que se une con elevada afinidad a todas las isoformas del VEGF, bloqueando la unión de éstas a sus receptores biológicos, VEGFR-1 (Flt-1) y VEGFR-2 (KDR), presentes en la superficie de las células endoteliales vasculares. El bloqueo de los receptores VEGF se asocia con la inhibición de la neovascularización tumoral necesaria para el crecimiento de un tumor sólido. Un efecto potencialmente peligroso del bevacizumab es que puede alterar el proceso de cicatrización, habiéndose relacionado con episodios mortales de hemorragias (pulmonares o cerebrales). También se ha relacionado con hipertensión arterial, enfermedad tromboembólica arterial y síndrome nefrótico. No está indicado su uso en los CPNM de tipo epidermoide, metástasis cerebrales, antecedentes de hemoptisis, HTA mal controlada y en alteraciones trombóticas o hemorrágicas.

Los estudios en fase II han demostrado una buena tolerancia y beneficios prometedores de combinar el bevacizumab con otras combinaciones basadas en un platino más pemetrexed o docetaxel. Este fármaco en combinación con carboplatino y paclitaxel ha demostrado que aumenta la tasa de respuesta (35 frente a 15 %), el tiempo libre de progresión de la enfermedad (6,2 meses frente a 4,5 meses) y la supervivencia global (12,3 frente a 10,3 meses) respecto a la misma combinación sin bevacizumab. Combinado con pemetrexed y carboplatino se ha observado una tasa de respuesta del 59 % y una supervivencia global del 54 % a los dieciocho meses y en aquellos pacientes en los que se mantuvo bevacizumab de mantenimiento se apreció que favorecía el tiempo libre de progresión de la enfermedad. Otros estudios en los que se combinaba con cisplatino y gemcitabina aportan unos resultados similares. Como ya se ha comentado, se asoció a episodios de sangrado grave en el 2 % de los pacientes que recibían tratamiento con bevacizumab. En la actualidad, se están llevando a cabo otros ensayos clínicos que estudian la combinación de dobletes basadas en platino más bevacizumab como primera línea para posteriormente seguir con bevacizumab sólo o asociado a Erlotinib.

Como tratamiento de segunda línea, bevacizumab se ha combinado con docetaxel, pemetrexed o erlotinib versus quimioterapia sola. Los brazos que tenían bevacizumab mostraban una tendencia hacia un mayor tiempo de supervivencia sin progresión de la enfermedad y una mejor tasa de respuestas, aunque no se llegó a alcanzar la significación estadística. La combinación bevacizumab y erlotinib fue la que demostró tener un menor grado de toxicidad sin interacciones farmacocinéticas entre ambos fármacos comparado con los brazos que usaban quimioterapia convencional. La supervivencia media fue de 9,3 meses comparada con los esperados seis meses para los controles y hubo una respuesta en el 21 % de los pacientes. Los efectos adversos más frecuentes con esta asociación eran alteraciones cutáneas, diarrea y proteinuria.[16]

**Vandetanib (Zactima o ZD6474)** actúa inhibiendo la vascularización del tumor a través de la inhibición del receptor del factor de crecimiento del endotelio vascular (VEGFR).

Tiene por lo tanto un efecto antiangiogénico, de modo que también actúa sobre el crecimiento y supervivencia del propio tumor. También inhibe la RET kinasa, un importante factor de crecimiento en determinados tipos de cáncer de tiroides. Los estudios en fase II realizados en CPNM localmente avanzado mejoran el tiempo de supervivencia libre de progresión de la enfermedad comparado con gefitinib. Combinado con docetaxel mejora también el tiempo libre de progresión de la enfermedad comparado con docetaxel sólo.[17]

## 5   Nuevos fármacos a estudio en el tratamiento del CPNM

Actualmente el tratamiento basado en agentes citostáticos de tercera generación ha demostrado que prolonga la supervivencia, mejora los síntomas y la calidad de vida comparado con el mejor tratamiento paliativo de soporte en los pacientes con CPNM con enfermedad extendida. La combinación de la quimioterapia actual con los nuevos inhibidores de EGFR y VEGF mantiene la esperanza en mejorar la supervivencia de estos pacientes, aunque todavía queda por definir las combinaciones óptimas. No obstante, las respuestas duraderas son extrañas, dado que los tumores a menudo se vuelven resistentes a los medicamentos dirigidos que bloquean sólo una vía, probablemente porque las células cancerígenas pueden usar varias vías para lograr la misma función. Para mejorar los resultados, la mayoría de los agentes tendrán que ser combinados con terapias convencionales, como la quimioterapia y la radioterapia, o con terapias dirigidas para que afecten el mayor número posible de vías. A continuación, se detallan varias de las nuevas opciones terapéuticas que se están estudiando en los pacientes con CPNM con enfermedad localmente avanzada o extendida (véase la tabla 4).

- Enzastaurin
- Vinflunina
- Trastuzumab
- Sunitinib
- BGC 945
- Inhibidores mTOR
- Inmunoterapia
  MAGE-3
  L- BLP25 LIPOSOME VACCINE
  Belagenpumatucel-L
  otros
- Talactoferrina
- Oligonucleótidos antisentido
  OGX-011
  Oblimersen
- Otras:
  IGF-1R
  DN-101

*Tabla 4.*
*Nuevas moléculas en estudio*
*para el tratamiento del CPNM.*

**Enzastaurin** es un inhibidor de la serina treonina kinasa que actúa sobre la proteína kinasa C (PKC), la fosfoinositide 3 kinasa (PI3K) y vías de la proteína kinasa B, que inducen a la apoptosis de las células tumorales inhibiendo la proliferación y suprimiendo la angiogénesis causada por el tumor. La sobreexpresión y la actividad de la protein kinasa C-beta (PKC-beta) y de PI3K/AKT se han asociado a una resistencia a la quimioterapia convencional y a un pobre pronóstico del tratamiento del CPNM. La PKC-beta se ha relacionado con la estimulación del VEGF, que ha fomentando la angiogénesis. Datos preclínicos sugieren que la combinación de enzastaurin y pemetrexed podría producir una actividad antitumoral sinérgica *in vivo*. No hay una interacción farmacocinética significativa entre las dos drogas y la combinación parece que es bien tolerada. En la actualidad, se está estudiando la combinación de enzastaurin con o sin pemetrexed más carboplatino comparado con docetaxel más carboplatino como primera línea de tratamiento.[18]

**Vinflunina** es un nuevo derivado de la vinorelbina que ha demostrado una actividad superior comparado con ésta. Se ha utilizado en monoterapia como tratamiento de segunda línea en el CPNM. La tasa de respuesta fue del 7,9 %, la supervivencia mediana libre de progresión fue de 2,6 meses y la global de siete meses.[19] Combinada con docetaxel, como segunda línea, tiene una eficacia equivalente a la del docetaxel.[20] En la actualidad, se están llevando a cabo otros estudios que analizan las potenciales ventajas de asociar vinflunina a pemetrexed, erlotinib y cetuximab en pacientes con tumores sólidos metastásicos o irresecables.

**Trastuzumab** es un anticuerpo monoclonal humanizado que se une selectivamente a un antígeno llamado factor 2 de crecimiento epidérmico humano (HER2). El HER2 se encuentra en grandes cantidades en la superficie de algunas células cancerosas y estimula el crecimiento de estas células. Sin embargo, a pesar de que los datos preclínicos muestran una inhibición activa de líneas celulares de cáncer de pulmón que sobreexpresan HER2/neu con la combinación de trastuzumab y otros agentes citotóxicos, los resultados clínicos han sido malos. Esto se puede relacionar con el grado de expresión de HER2/neu en CPNM y la heterogeneidad de su expresión en los pacientes tratados.[21]

**Sunitinib** es otro inhibidor de la tirosina kinasa, que actúa sobre dichos enzimas, que están acoplados a multitud de receptores celulares. El sunitinib inhibe la proliferación, angiogénesis y metástasis tumoral en diferentes líneas celulares cancerosas. Actúa sobre los factores de crecimiento derivado de plaquetas (PDGFR a y b ), factores de crecimiento endotelial vascular (VEGFR 1, 2 y 3), factor estimulante de colonias de tipo 1 (CSF-1R), el factor neurotrófico derivado de células gliales (RET), factor de células precursoras (SCF/KIT) y tirosina kinasa del Fms tipo 3 (FLT3). Sunitinib se ha probado como tratamiento de segunda línea encontrando una tasa de respuestas parciales del 9,5 %. En cuanto a los efectos secundarios del sunitinib, los más frecuentes son la fatiga, la pigmentación de la piel, náuseas, diarreas e hipertensión. Otros efectos secundarios más graves como la disminución de la fracción de eyección cardíaca o toxicidad hematológica son más raros. Un efecto secundario grave fue la hemoptisis (3 %) y la hemorragia cerebral (1,5 %) responsables de la muerte del paciente.[15]

**BGC 945** es un nuevo inhibidor selectivo de la timidilato sintetasa dirigido contra el receptor de folato alfa que está sobreexpresado en varias líneas celulares tumorales. Actualmente se está completando el desarrollo preclínico de esta nueva molécula.[22]

**Inhibidores mTOR.** mTOR es una kinasa de serina y treonina implicada en los procesos de crecimiento y proliferación celular. La vía de mTOR se encuentra regulada a través de la vía PI3K/Akt. La inhibición de mTOR se traduce en una parada del ciclo celular, inducción de apoptosis y potentes efectos antiangiogénicos. Hoy en día existen al menos cuatro fármacos dentro de este grupo en desarrollo clínico incluyendo sirolimus, everolimus, temsirolimus y AP23537. Se necesitan aún estudios clínicos para definir el papel de estos fármacos en el tratamiento del CPNM.[23]

**La inmunoterapia** ha vuelto a tener interés en el desarrollo de una nueva generación de tratamientos para el cáncer basada en el desarrollo de agentes antitumorales antígeno-específico (ASCI, *antigen specific cancer immunotherapy*). Se basa en la estimulación del sistema inmunitario del propio paciente para que reconozca antígenos sólo presentes en las células tumorales y desarrolle un ataque específico frente a ellas, sin dañar a las células normales.[24] Dentro de esta modalidad terapéutica destaca:

- **MAGE-3** *(melanoma associated antigen-3)* es un antígeno que se expresa en aproximadamente una tercera parte de los CPNM. Las células normales no lo expresan, sólo las tumorales. Los estudios fase II con una vacuna dirigida contra este antígeno realizados en pacientes estadio IB y II tras resección completa y con positividad para MAGE-A3 han demostrado una buena tolerancia y también una tendencia a mejorar la supervivencia en los pacientes en estadio II tratados con la vacuna comparado con los controles (placebo). El análisis final se realizó tras un seguimiento medio de veintiocho meses y de los 122 pacientes que recibieron MAGE-A3, 41 habían recidivado (30,6 %), en comparación con 26 de los 60 pacientes que recibieron placebo (43,3 %). Los datos revelaron una reducción del 27 % del riesgo relativo de recurrencia del cáncer tras la cirugía en pacientes tratados con MAGE-A3 comparado con placebo. Los efectos adversos más comúnmente notificados por los investigadores fueron reacciones locales leves (dolor, enrojecimiento o hinchazón) o sistémicas (fiebre, fatiga o dolor muscular), observables dentro de las 24 horas inmediatas a la inyección.[25,26]

- **L-BLP25 LIPOSOME VACCINE.** La vacuna liposomal L-BLP25 (Stimuvax) es una vacuna basada en péptidos diseñados para provocar una respuesta inmunológica a una mucina MUC-1 presente en tumores sólidos. Se ha visto que la expresión del antígeno MUC1 está aumentada en las células tumorales en el CPNM. Este antígeno se ha relacionado con migración celular y la resistencia a la apoptosis y a los agentes citostáticos. Cifras elevadas de MUC1 en plasma se han relacionado con un peor pronóstico en los adenocarcinomas. Los primeros ensayos han demostrado una buena tolerancia, con pocos efectos secundarios y que estimula una respuesta celular tipo T-h1 contra el MUC1. Un estudio fase II analiza la L-BLP25 como terapia de mantenimiento y se compara con tratamiento de soporte tras haber recibido tratamiento previo con una primera línea. Los resultados muestran una diferencia de supervivencia a favor de los que reciben tratamiento con L-BLP25 de 4,4 meses aunque no se alcanzó la significación estadística. En el subgrupo de pacientes en estadio IIIB con enfermedad locorregional este beneficio era más evidente, ya que había una supervivencia media de 30,6 versus 13,3 meses de los que no recibían este tratamiento.[27]

- **Belagenpumatucel-L** es otra vacuna alogénica basada en un gen no viral que ha demostrado un aumento en el reconocimiento de los antígenos tumorales como resultado de la inhibición del TGF-$\beta$2. El TGF-$\beta$2 interviene en el crecimiento y en la función de las células tumorales y normales. Niveles elevados de TGF-$\beta$2 se han relacionado con inmunosupresión y un peor pronóstico en los pacientes con cáncer. Usando Belagenpumatucel-L para inhibir la expresión celular del TGF-$\beta$2 puede aumentar la inmunogenicidad de las células tumorales. Un estudio reciente fase II en pacientes con estadios II a IV ha demostrado que este nuevo tratamiento se tolera bien y mejora la supervivencia. También se vio un aumento de la producción de citoquinas inmunoestimulantes (interferón, IL-6, IL4) en los pacientes que alcanzaron una estabilidad de la enfermedad o mejoraron con la vacuna.[28]

En la actualidad se están llevando a cabo ensayos clínicos en fase III con estas tres vacunas. Están en desarrollo estudios con otras vacunas que han demostrado actividad, entre las que se incluyen GVAX, B7.1, EP2101, L523S y telomerasa GV1001. Es posible que en los próximos años nuestro conocimiento sobre el papel que el sistema inmune juega en el cáncer mejore la efectividad de nuevas vacunas y se implemente su uso en el manejo del CPNM.[29]

La **talactoferrina alfa** es una proteína inmunomoduladora activa tras su administración por vía oral; actúa como un inmunomodulador sistémico a través del GALT *(Gut Associated Lymphoid Tissue)*, estimulando las placas de Peyer e induciendo la migración y la proliferación de las células inmunes. Tras la estimulación del GALT, se observa un aumento de la actividad antineoplásica con activación de los ganglios linfáticos e infiltración del tumor. Se ha estudiado el efecto de la talactoferrina en pacientes con enfermedad local extendida o metastásica previamente tratados con citostáticos y sin respuesta a la quimioterapia. La supervivencia media en los pacientes que recibieron tratamiento con lactoferrina fue de seis meses comparada con 3,7 meses de los que recibieron sólo tratamiento paliativo.[30]

**Oligonucleótidos antisentido.** OGX-011 es un tipo de oligonucleótido antisentido de segunda generación que inhibe la expresión de los cluster. Combinado con gemcitabina más un platino como primera línea de tratamiento en el CPNM ha demostrado una supervivencia media de catorce meses y un período libre de progresión de la enfermedad de 4,6 meses, sin embargo, se ha asociado a efectos secundarios hematológicos graves.[31] **Oblimersen** es otro oligodesoxirribonucleótido no codificante que al interactuar con el RNA mensajero de una proteína particular bloquea la producción de la proteína que normalmente protege a las células cancerosas de la quimioterapia. No se han encontrado diferencias al asociarlo a docetaxel.[32]

**IGF-1R.** El IGF-1R (receptor del factor de crecimiento de la insulina tipo 1) participa en el crecimiento celular además de jugar un papel importante en el proceso metastásico que regula la migración celular, invasión y angiogénesis. La inhibición de IGF-1R combinada con la irradiación da lugar a un incremento en la muerte celular radioinducida en varias líneas de CPNM.[33]

**DN-101 (ASENTAR).** DN-101 es una forma biológicamente activa de vitamina D (calcitriol). Se cree que podría proteger contra los principales efectos secundarios de la quimioterapia y tener un efecto sinérgico con algunos citostáticos (platinos o taxanos). La combinación de DN-101 con docetaxel en el CPNM se ha asociado a una menor toxicidad hematológica, a una mejor supervivencia global y un mayor período libre de progresión de la enfermedad.[34]

## 6    Conclusiones

Hasta la fecha, los resultados de la quimioterapia convencional en las recurrencias del cáncer de pulmón han conseguido una mejoría en la calidad de vida y en la supervivencia. Estos logros se puede decir que han sido muy modestos y éste es uno de los principales motivos por el que se están valorando otras opciones terapéuticas para este tipo de pacientes. Se han estudiado nuevas estrategias terapéuticas con la intención de mejorar los resultados obtenidos con la terapia convencional con agentes citostáticos de tercera generación. El prolongar la quimioterapia más allá de cuatro o seis ciclos o incluso el mantenerla a pesar de alcanzar una respuesta o estabilidad de la enfermedad no ha demostrado un beneficio en prolongar la supervivencia y sí de forma clara un descenso de la calidad de vida al aumentar la toxicidad. La adición de los nuevos fármacos anti EFGR y VEGF asociados a la quimioterapia convencional no ha demostrado beneficio, salvo en población seleccionada, en relación con la supervivencia global de la enfermedad comparada con la quimioterapia sola. Hasta la fecha, los datos que tenemos sugieren que los fármacos que actúan sobre el VEGF en combinación con quimioterapia convencional tienen mejores resultados que aquellos que actúan sobre el EGFR.

La esperanza de que una única terapia dirigida vaya a reemplazar el tratamiento convencional y eliminar los efectos tóxicos aún no se ha hecho realidad. Los avances en las patogenias del cáncer de pulmón están abriendo nuevas puertas de cara al desarrollo de nuevos tratamientos como la inmunoterapia, los inhibidores de moléculas y la terapia génica entre otros, si bien aún queda mucho camino que recorrer. Se necesitan mejores mecanismos para probar y desarrollar las sustancias químicas que podrían ser usadas como compuestos y para establecer con exactitud qué agentes funcionarían y en qué pacientes.



## BIBLIOGRAFÍA

1. Ferlay J, Autier P, Boniol M, Heanue M, Colombet M, Boyle P. Estimates of the cancer incidence and mortality in Europe in 2006. Ann Oncol 2007; 18(3): 581-92. Epub 2007 Feb 7.

2. Sánchez I, Izquierdo JL, Almonacid C. Situación epidemiológica y pronóstica del cáncer de pulmón en nuestro medio. Arch Bronconeumol 2006; 42: 594-99.

3. Mountain CF. Revisions in the International System for Staging Lung Cancer. Chest 1997; 111: 1710-717.

4. Non-small Cell Lung Cancer Collaborative Group. Chemotherapy in non-small cell lung cancer. A meta-analysis using update data on individual patients from 52 randomized clinical trials. BMJ 1995; 311: 899-909.

5. Schiller J, Harrrington D, Belani C *et al.* Comparison of four chemotherapy regimens for advanced non-small cell lung cancer. N Engl J Med 2002; 346: 92-98.

6. Jiang J, Liang X, Zhou X *et al.* A meta-analysis of randomized controlled trials comparing carboplatin-based to cisplatin-based chemotherapy in advanced non-small cell lung cancer. Lung Cancer 2007; 57: 348-58.

7. Ramalingam S, Belani C. Systemic chemotherapy for advanced non-small cell lung cancer: recent advances and future directions. Oncologist 2008; 13 Suppl 1: 5-13.

8. Hanna N, Shepherd FA, Fossella FV *et al.* Randomized phase III trial of pemetrexed versus docetaxel in patients with non-small-cell lung cancer previously treated with chemotherapy. J Clin Oncol 2004; 22: 1589-597.

9. Heist RS, Fidias P, Huberman M *et al.* Phase II trial of oxaliplatin, pemetrexed, and bevacizumab in previously-treated advanced non-small cell lung cancer (NSCLC). J Clin Oncol 2007; 25(18 suppl): 7700.

10. Thatcher N, Chang A, Parikh P *et al.* Gefitinib plus best supportive care in previously treated patients with refractory advanced non-small-cell lung cancer: Results from a randomised, placebo-controlled, multicentre study (Iressa Survival Evaluation in Lung Cancer). Lancet 2005; 366: 1527-537.

11. Hirsch FR, Varella-García M, Bunn PA Jr *et al.* Molecular predictors of outcome with gefitinib in a phase III placebo-controlled study in advanced non-small-cell lung cancer. J Clin Oncol 2006; 24: 5034-042.

12. Shepherd FA, Rodrigues Pereira J, Ciuleanu T *et al.* Erlotinib in previously treated non-small-cell lung cancer. N Engl J Med 2005; 353: 123-32.

13. Li T, Ling YH, Goldman ID *et al.* Schedule-dependent cytotoxic synergism of pemetrexed and erlotinib in human non-small cell lung cancer cells. Clin Cancer Res 2007; 13: 3413-422.

14. Govindan R. Cetuximab in advanced non-small cell lung cancer. Clin Cancer Res 2004; 10 (12 Pt 2): 4241s-244s.

15. Gridelli C, Maione P, Del Gaizo F, Colantuoni G, Guerriero C, Ferrara C, Nicolella D, Comunale D, De Vita A, Rossi A. Sorafenib and sunitinib in the treatment of advanced non-small cell lung cancer. Oncologist 2007; 12(2): 191-200.

16. Gridelli C, Maione P, Rossi A, De Marinis F. The role of bevacizumab in the treatment of non-small cell lung cancer: current indications and future developments. Oncologist 2007; 12(10): 1183-193.

17. Hanrahan EO, Heymach JV. Vascular endothelial growth factor receptor tyrosine kinase inhibitors vandetanib (ZD6474) and AZD2171 in lung cancer. Clin Cancer Res 2007; 13 (15 Pt 2): s4617-622.

18. Herbst RS, Oh Y, Wagle A, Lahn M. Enzastaurin, a protein kinase Cbeta- selective inhibitor, and its potential application as an anticancer agent in lung cancer. Clin Cancer Res 2007; 13(15 Pt 2): s4641-646.

19. Bennouna J, Breton JL, Tourani JM *et al*. Vinflunine – an active chemotherapy for treatment of advanced non-small-cell lung cancer previously treated with a platinum-based regimen: Results of a phase II study. Br J Cancer 2006; 94: 1383-388.
20. Krzakowski M, Douillard J, Ramlau R *et al*. Phase III study of vinflunine versus docetaxel in patients with advanced non-small cell lung cancer (NSCLC) previously treated with a platinum-containing regimen. J Clin Oncol 2007; 25(18 suppl): 7511.
21. Hirsch FR, Langer CJ. The role of HER2/neu expression and trastuzumab in non-small cell lung cancer. Semin Oncol 2004; 31(1 Suppl 1): 75-82.
22. Gibbs DD, Theti DS, Wood N *et al*. BGC 945, a novel tumor-selective thymidylate synthase inhibitor targeted to alpha-folate receptor-overexpressing tumors. Cancer Res 2005; 65: 11721-728.
23. Gridelli C, Maione P, Rossi A. The potential role of mTOR inhibitors in non-small cell lung cancer. Oncologist 2008; 13(2): 139-47.
24. Hege KM, Carbone DP. Lung cancer vaccines and gene therapy. Lung Cancer 2003; 41: S103-S113.
25. Sienel W, Varwerk C, Linder A, Kaiser D, Teschner M, Delire M, Stamatis G, Passlick B. Melanoma associated antigen (MAGE)-A3 expression in Stages I and II non-small cell lung cancer: results of a multi-center study. Eur J Cardiothorac Surg 2004; 25(1): 131-34.
26. Vansteenkiste, Johan 1; Zielinksi, Marcin 2; Linder, Albert 3; Dahabre, Jubrail 4; Esteban, Emilio 5; Malinowski, Wojciech 6; Jassem, Jacek 7; Passlick, Bernward 8; Lehmann, Frederic 9; Brichard, Vincent G. 9 Activity of MAGE-A3 cancer immunotherapeutic as adjuvant therapy in stage IB/II non-small cell lung cancer (NSCLC): final results of a multi-center, double-blind, randomized, placebo-controlled phase II study: B1-05. Profferred Paper Abstracts. Journal of Thoracic Oncology. 12th World Conference on Lung Cancer, Seoul, Korea 2007; 2(8) Supplement 4: S334-S35.
27. Sangha R, Butts C. L-BLP25: a peptide vaccine strategy in non small cell lung cancer. Clin Cancer Res 2007; 13(15 Pt 2): s4652-654.
28. Nemunaitis J, Dillman RO, Schwarzenberger PO *et al*: Phase II study of belagenpumatucel-L, a transforming growth factor beta-2 antisense gene-modified allogeneic tumor cell vaccine in non-small-cell lung cancer. J Clin Oncol 2006; 24: 4721-730.
29. Nemunaitis J, Nemunaitis J. A review of vaccine clinical trials for non-small cell lung cancer. Expert Opin Biol Ther 2007; 7: 89-102.
30. Parikh, Purvish M. 1; Wang, Yenyun 2; Ranade, A A. 3; Vaid, A K. 4; Advani, S H. 5; Raghunadharao, D 6; Nag, S 7; Madhavan, J P. 8; Varadhachary, Atul 9 Oral talactoferrin extends survival in patients with refractory NSCLC in a randomized, placebo-controlled, phase 2 trial: C1-05. Profferred Paper Abstracts. Journal of Thoracic Oncology. 12th World Conference on Lung Cancer, Seoul, Korea 2007; 2(8) Supplement 4: S360.
31. Laskin, Janessa 1; Hao, Desiree 2; Canil, Christina 3; Lee, Christopher 4; Melosky, B 1; Stephenson, Joe 5; Vincent, Mark 6; Gitlitz, Barbara 7; Cheng, Susanna 8; Murray, Nevin 1. A Phase 1-2 study of the anti-sense oligonucleotide OGX-011 in combination with a platinum/gemcitabine regimen as first-line therapy for advanced non-small cell lung cancer: B1-02. Profferred Paper Abstracts. Journal of Thoracic Oncology. 12th World Conference on Lung Cancer, Seoul, Korea 2007; 2(8) Supplement 4: S333.
32. Herbst RS, Frankel SR. Oblimersen sodium (Genasense bcl-2 antisense oligonucleotide): a rational therapeutic to enhance apoptosis in therapy of lung cancer. Clin Cancer Res 2004; 10: 4245s-248s.
33. Cosaceanu D, Carapancea M, Castro J, Ekedahl J, Kanter L, Lewensohn R, Dricu A. Modulation of response to radiation of human lung cancer cells following insulin-like growth factor 1 receptor inactivation. Cancer Letters 2005; 222(2): 173-81.
34. West, Howard 1; Reyno, Leonard 2; Lee, Stella 2; Fehrenbacher, Louis 3; Cohn, Allen L. 4; Hopkins, Judith O. 5; Irwin, David H. 6; Smith, David A. 7; Boyd, Thomas E. 8; Olsen, Mark R. 9. DN-101-004: a multicenter, open label, dose ranging study of DN-101 (ASENTAR") and docetaxel in patients with stage IIIB or IV non-small cell lung cancer (NSCLC) after platinum-based chemotherapy: B1-04. Journal of Thoracic Oncology. 12th World Conference on Lung Cancer, Seoul, Korea 2007; 2(8) Supplement 4: S334.

# Capítulo 8
# Tendencias y perspectivas en el tratamiento de la hipertensión pulmonar

F. J. Guerra

**Servicio de Neumología**
**Hospital Universitario Insular de Las Palmas**
**de Gran Canaria**
**Las Palmas de Gran Canaria**

*Dirección para correspondencia*
Hospital Universitario Insular de Las Palmas
de Gran Canaria
Dr. F. J. Guerra
fcojavguerra@hotmail.com

## 1  Introducción

La hipertensión arterial pulmonar (HAP) engloba a un grupo de enfermedades caracterizadas por un incremento progresivo de las resistencias vasculares pulmonares que puede llevar a un fallo ventricular derecho y, finalmente, a la muerte.[1] Existe HAP cuando la presión pulmonar media (PAPm) medida por cateterismo derecho es mayor o igual a 25 mmHg en reposo, según el último consenso mundial celebrado en California en febrero de 2008. Se clasifica de acuerdo con los diferentes procesos clínicos que den lugar a esa condición. El primer grupo correspondería a la hipertensión pulmonar propiamente dicha, separándose dos entidades en un subgrupo distinto como son la enfermedad venooclusiva y la hemangiomatosis capilar pulmonar; el segundo grupo incluye a la asociada a las enfermedades cardíacas izquierdas, mientras que al tercero pertenecen las producidas por otras enfermedades respiratorias; el cuarto grupo incluye a la debida al tromboembolismo pulmonar crónico; finalmente, el último grupo engloba a una miscelánea de procesos (véase la tabla 1).

Los datos epidemiológicos más recientes con los que se cuentan muestran una incidencia de entre quince y veinticinco casos por millón de habitantes. Estas cifras se han obtenido de distintos registros prospectivos realizados en diferentes países como Francia, Escocia y Estados Unidos. A pesar de ello, la prevalencia real de la enfermedad presenta una gran variabilidad dependiendo de la zona geográfica y de la existencia o no de un centro de referencia, que facilitaría la obtención de datos más fiables.[2]

En la última década se ha producido un importante avance en el diagnóstico y tratamiento de la enfermedad. Se han elaborado numerosas guías de actuación que han faci-

1. Hipertensión arterial pulmonar:
   - Idiopática.
   - Hereditaria: mutaciones del gen BMPR-2, del gen ALK-1, desconocidas.
   - Inducida por tóxicos.
   - Asociada a:
     - Enfermedades del tejido conectivo.
     - Cortocircuitos sistémicos-pulmonares.
     - Hipertensión portal.
     - Infección por el virus de la inmunodeficiencia humana.
     - Schistosomiasis.
     - Anemia hemolítica crónica.
   - Hipertensión pulmonar persistente del recién nacido.

2. Enfermedad venooclusiva pulmonar:
   - Hemangiomatosis capilar pulmonar.

3. Hipertensión pulmonar con enfermedad cardíaca izquierda:
   - Disfunción sistólica.
   - Disfunción diastólica.
   - Disfunción valvular.

4. Hipertensión pulmonar asociada a enfermedades respiratorias e hipoxemia:
   - Enfermedad pulmonar obstructiva crónica.
   - Neumopatías intersticiales.
   - Trastornos respiratorios durante el sueño.
   - Hipoventilación alveolar.
   - Exposición crónica a grandes alturas.
   - Anomalías del desarrollo.

5. Hipertensión pulmonar debida a enfermedad tromboembólica crónica.

6. Miscelánea:
   - Trastornos hematológicos no hemolíticos: hemoglobinopatías, trastornos mieloproliferativos, telangiectasia hemorrágica hereditaria.
   - Enfermedades sistémicas: sarcoidosis, linfangioleiomiomatosis, histiocitosis X, neurofibromatosis.
   - Trastornos metabólicos: enfermedad de Gaucher, enfermedades del depósito de glucógeno, trastornos tiroideos.
   - Enfermedades cardíacas congénitas sin shunt.
   - Otras: compresión de vasos pulmonares de causa tumoral, adenopática o por mediastinitis fibrosante, insuficiencia renal crónica en diálisis.

*Tabla 1. Clasificación de la hipertensión pulmonar.* (Cortesía de los Dres. Barberá y Gómez Sánchez.)

litado su manejo.[3] Por otro lado, se han establecido técnicas de *screening* en una serie de condiciones en las que el riego para desarrollar HAP es mayor. Por estos motivos, el número de casos diagnosticados es mayor que hace unos años.

Durante este período se han publicado multitud de estudios en los que se han evaluado los distintos fármacos utilizados para tratar esta condición. Los buenos resultados iniciales obtenidos con la utilización de la prostaciclina y análogos (epoprostenol,[4] iloprost,[5] y treprostinil[6]) contrastaban, sin embargo, con la dificultad técnica de su uso en la práctica clínica. Desde entonces, se focalizó la investigación en la búsqueda de otras drogas que, teniendo resultados similares, pudieran ser administradas de forma más sencilla. El advenimiento de estas nuevas moléculas y su formulación oral han modificado el manejo de estos enfermos, ya que, por un lado, han facilitado su uso por parte de los propios pacientes y, por otro lado, han abierto las puertas para que muchos más facultativos se hayan involucrado en el manejo de esta enfermedad. En otras palabras, se puede afirmar que el tratamiento de la HAP se ha ido globalizando. Aunque esto no debe obviar el hecho de que la HAP sea una condición rara y, como tal, implica la necesidad de elaborar protocolos exhaustivos de diagnóstico y tratamiento, además de definir centros de referencia en los que los pacientes sean remitidos con el objetivo de unificar criterios de clasificación, diagnósticos y terapéuticos.

Se debe tener en cuenta también que en muchos ensayos clínicos llevados a cabo para evaluar la eficacia de las distintas drogas se han considerado como objetivos principales, fundamentalmente, la distancia caminada en seis minutos, la hemodinámica cardiopulmonar y la clase funcional o grado de disnea, dejando al margen datos tan importantes como la supervivencia o la calidad de vida. En los próximos años, la investigación se centrará en la búsqueda de nuevas dianas celulares responsables de las alteraciones moleculares que, en definitiva, provocan el desarrollo y perpetuación de la HAP.

## 2   Tratamiento actual de la HAP

En la figura 1 se muestra el algoritmo terapéutico actualizado en la última reunión mundial de Dana Point (California) en febrero de 2008.

### 2.1   *Medidas generales y tratamiento convencional*

Entre las medidas generales, se recomienda un ejercicio físico adecuado y tolerable por el paciente evitando el sobreesfuerzo. Además, deben evitarse grandes altitudes por la hipoxemia, así como, en la medida de lo posible, vuelos de grandes distancias y, en el caso que se realicen, se tendría que utilizar oxígeno durante el vuelo. Se recomienda la vacunación antigripal y neumocócica para minimizar la mayor susceptibilidad a contraer infecciones respiratorias de estos pacientes. Se debe aconsejar a las mujeres la anticoncepción. La información y el apoyo psicológico son fundamentales en estos pacientes.

En cuanto al tratamiento médico convencional, es recomendable el uso de anticoagulantes orales en la HAP, en previsión del riesgo de desarrollar fenómenos tromboem-

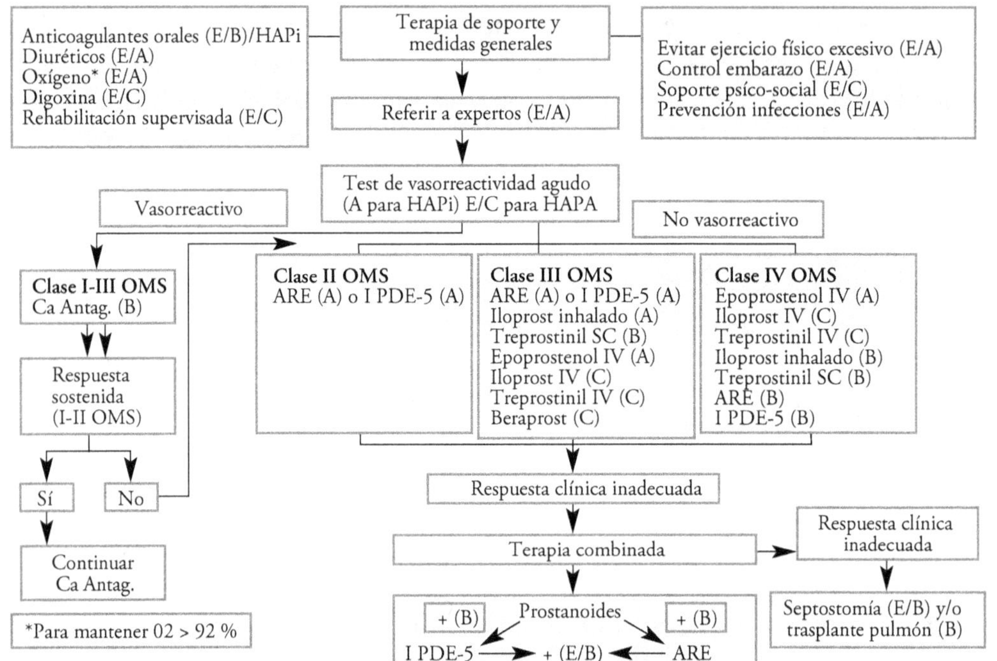


Figura 1. Algoritmo terapéutico de la HAP. Apuntes del IV Symposium de HAP. Dana Point. California. 2008. (Cortesía de los Dres. Barberá y Gómez Sánchez.)

bólicos y manteniendo un INR entre 1,5 y 2,5. Los diuréticos se utilizarán ante la presencia de fallo cardíaco derecho descompensado. Se debe administrar oxígeno suplementario a aquellos pacientes con hipoxemia para mantener saturaciones de oxígeno por encima del 90 %. El uso de medicación inotrópica negativa como los digitálicos puede beneficiar a los que presenten trastornos de la contractilidad miocárdica.

Los antagonistas del calcio se emplean en dosis altas en aquellos enfermos que presentan un test de vasorreactividad positivo y que una vez utilizados se compruebe una respuesta a los mismos. Hay que tener en cuenta que, aproximadamente, sólo un 10 % tienen un test vasorreactivo positivo y de éstos, más o menos, la mitad responden clínica y hemodinámicamente a esta medicación.

## 2.2 Tratamiento específico

### 2.2.1 Prostanoides

La prostaciclina y sus análogos son potentes vasodilatadores y poseen propiedades antitrombóticas, antiproliferativas y antiinflamatorias.

| Ensayos | Epoprostenol ev | Epoprostenol ev | Iloprost inh | Treprostinil sc | Beraprost vo |
|---|---|---|---|---|---|
| Pacientes | 81 | 111 | 203 | 469 | 130 |
| Duración (meses) | 3 | 3 | 3 | 3 | 3 |
| NYHA | III, IV | (II), III, IV | III, IV | II, III, IV | II, III |
| Etiología | HAPi | Esclerodermia | HAPi, esclerodermia, tromboembólica | HAPi, esclerodermia, shunt | HAPi, esclerodermia, shunt, otras |
| Cambio en 6 minutos WT (metros) | 47 | 108 | 36,4 | 16 | 25,1 |

*Tabla 2. Resumen de ensayos clínicos con prostanoides en HAP.*

El *epoprostenol* endovenoso fue la primera medicación aprobada para la HAP. Es un compuesto químicamente inestable con una vida media plasmática de entre tres y cinco minutos, por lo que debe ser administrado por infusión intravenosa continua a través de un catéter central. Distintos ensayos clínicos han demostrado su eficacia clínica; produce una mejoría de los síntomas, de la capacidad de ejercicio y de los parámetros hemodinámicos (véase la tabla 2). Además, se ha demostrado su eficacia a largo plazo en términos de mejoría de la supervivencia.[7] El uso de epoprostenol ha condicionado que se haya retrasado la indicación de trasplante en los últimos años comparado con los grupos históricos antes de su uso. Sin embargo, los pacientes con este tratamiento deben, obligatoriamente, haber sido evaluados para trasplante con el fin de incluirlos en lista ante una eventual falta de respuesta o empeoramiento clínico.

Los efectos secundarios relacionados con su administración incluyen *flushing*, dolor mandibular, diarrea, cefalea, dolor en extremidades inferiores y espalda, náuseas y raramente hipotensión. Otro factor a tener en cuenta es la posibilidad de infección del catéter, cuya incidencia se encuentra entre 0,1 y 0,6 casos por paciente y año.

El *iloprost* inhalado consigue una mayor selectividad pulmonar y, por lo tanto, menor incidencia de efectos sistémicos al actuar directamente sobre la pared de las pequeñas arterias pulmonares adyacentes a la vía aérea. Es un análogo estable de la prostaciclina administrado por medio de nebulizadores entre seis y nueve veces al día para alcanzar los efectos clínicos deseables. Fue aprobado para su uso en HAP en clase funcional III y IV de la NYHA (New York Heart Association) en Estados Unidos y para la HAP en clase III en Europa.

El *treprostinil* es un análogo estable de la prostaciclina que, dadas sus propiedades farmacocinéticas, puede ser administrado por vía subcutánea sin necesidad de preparaciones diarias. Tiene como principal inconveniente el dolor en el lugar de punción que puede presentarse hasta en un 85 % de los pacientes.[6] Su aplicación fue aprobada en el 2002 por la Food and Drug Administration (FDA) para el tratamiento de pacientes con HAP en clases II-IV.

El *beraprost* ha sido el único derivado de la prostaciclina disponible por vía oral hasta hace poco tiempo. No se ha aprobado por las agencias estadounidenses ni europeas, pero sí se permite su uso en Japón y otros países de su entorno. Su efecto a largo plazo no fue sostenido en un estudio realizado en Estados Unidos, por lo que su uso es controvertido.[8]

En la tabla 2 se resumen los distintos ensayos clínicos con los resultados más importantes en los que se han utilizado los análogos de las prostaciclinas.

Recientemente se han desarrollado otras formulaciones de los prostanoides conocidos para administrarse por diferentes vías. El iloprost intravenoso tiene un efecto hemodinámico agudo similar al epoprostenol, pero como ventaja tiene un índice mayor de vida, lo que disminuye el riesgo de colapso circulatorio ante una interrupción inesperada del tratamiento. Lo mismo ocurre con el treprostinil intravenoso, ya aprobado por la FDA. También se ha desarrollado el treprostinil inhalado, cuyo máximo efecto se alcanza con posterioridad al conseguido por el iloprost, pero su acción es más duradera, hecho que permite espaciar aún más las inhalaciones.


### 2.2.2 *Antagonistas de los receptores de la endotelina*

La endotelina 1 juega un papel fundamental en la patogénesis de la hipertensión pulmonar.[9] Es un potente vasoconstrictor endógeno, además de un mitógeno para las células musculares lisas. Sus concentraciones están considerablemente elevadas en la HAP.[10] Se conocen dos receptores de la endotelina, el A y el B ($ET_AR$ y $ET_BR$), cuya expresión es similar en los distintos tipos de células estudiadas, excepto en las endoteliales, que solamente expresan el $ET_BR$.[11]

El efecto vasoconstrictor de la endotelina está mediado por ambos receptores $ET_AR$ y $ET_BR$; este último, además, está relacionado con un efecto leve de vasodilatación pulmonar, pero que no parece afectar en gran medida al tono vascular pulmonar.[12] Por otro lado, la endotelina favorece el remodelado vascular e intersticial desde el punto de vista pulmonar, estimulando la proliferación de las células musculares lisas de las arterias pulmonares humanas, efecto que está mediado por ambos receptores. Además, la activación del $ET_BR$ estimula la proliferación de las células endoteliales humanas. La endotelina produce, adicionalmente, la activación y proliferación de los fibroblastos pulmonares[13] (véase la figura 2).

Hoy en día contamos con varias posibilidades para bloquear los receptores de la endotelina. Estas moléculas se distinguen, farmacológicamente, por sus distintas afini-

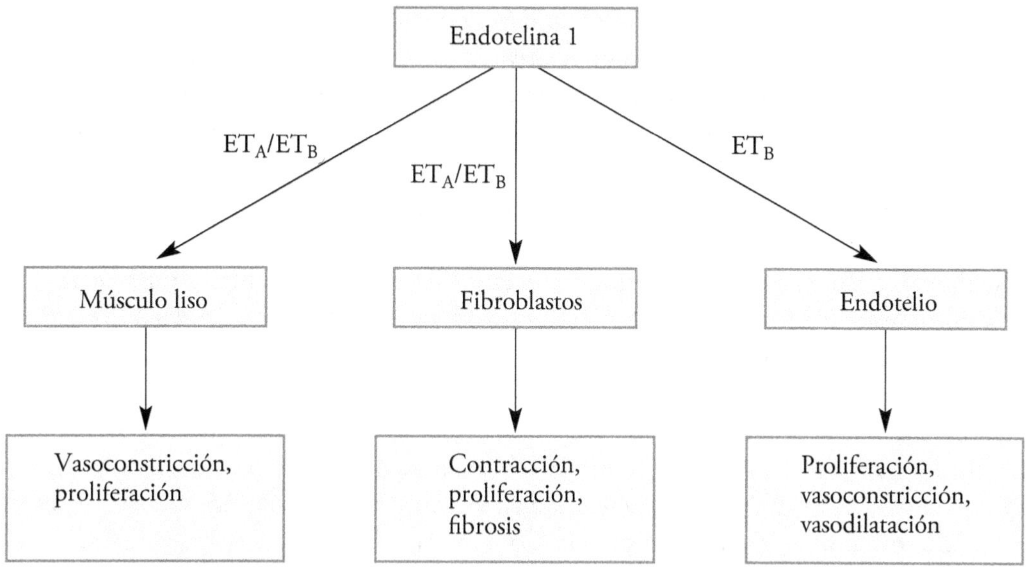



*Figura 2. Papel de la endotelina 1 en la hipertensión arterial pulmonar.*

dades por los $ET_AR$ y $ET_BR$, determinadas mediante estudios de fijación en cultivos celulares. Los fármacos aprobados para su uso en esta enfermedad han sido tres: bosentan, sitaxentan y ambrisentan.

### 2.2.2.1   Bosentan

Es un antagonista no peptídico de los $ET_AR$ y $ET_BR$ con una afinidad casi similar, aunque ligeramente superior para los $ET_AR$.[13] Su uso clínico fue aprobado por la FDA en el año 2001 y por la EMEA (European Agency for the Evaluation of Medicinal Products) en el 2002. En la actualidad, su utilización está autorizada para el tratamiento de pacientes con HAP en clase funcional III de la NYHA (Europa) o clase III/IV (Estados Unidos y Canadá). En breve se espera su autorización para pacientes en clase II.

El primer gran ensayo clínico en el que se analizó la eficacia de bosentan (BREATHE-1) analizó 213 pacientes con HAP en clase funcional III y IV. Se observó un incremento en la distancia recorrida a los seis minutos de cuarenta y cuatro metros a las dieciséis semanas en relación con el grupo placebo. Además, se produjo una mejoría significativa del índice de disnea de Borg, de la clase funcional según criterios de la OMS y del tiempo de empeoramiento clínico (definido como muerte, trasplante pulmonar, hospitalización por hipertensión pulmonar, falta de mejoría clínica o empeoramiento que provocara la discontinuación del tratamiento, necesidad de uso del epoprostenol o septostomía atrial).[14]

La eficacia de bosentan se ha evaluado también en la HAP en edad pediátrica (BRE-ATHE-3) obteniéndose mejorías significativas de los parámetros hemodinámicos y del test de la marcha de los seis minutos.[15] También se evaluó en la HAP asociada al VIH (virus de la inmunodeficiencia humana), BREATHE-4, con resultados satisfactorios sobre la capacidad de esfuerzo, clase funcional, hemodinámica cardiopulmonar, signos ecocardiográficos y calidad de vida sin producir efectos negativos en la infección por VIH.[16] Adicionalmente, bosentan demostró efectos beneficiosos en pacientes con síndrome de Eisenmenger (BREATHE-5), ya que reducía las resistencias vasculares pulmonares, la presión pulmonar media e incrementaba la capacidad de ejercicio en cincuenta y cuatro pacientes afectos de dicho síndrome.[17]

Bosentan ha demostrado jugar un papel terapéutico muy importante en las formas de hipertensión pulmonar asociada a tromboembolismo pulmonar crónico inoperable. El estudio BENEFIT es un reciente ensayo que ha incluido ciento cincuenta y siete pacientes con hipertensión pulmonar asociada a tromboembolismo pulmonar crónico; sus resultados preliminares se comunicaron en la reunión anual de la American Thoracic Society en San Francisco (mayo 2007) mostrando descensos significativos de las resistencias vasculares pulmonares a las dieciséis semanas. Sin embargo, la distancia recorrida a los seis minutos se mantuvo inalterada. Se postuló que este efecto podría haber sido producido por el hecho de que los pacientes con esta condición presenten edades superiores a otros enfermos con HAP y que el beneficio hemodinámico no se traduzca en una mejoría de la capacidad de ejercicio antes de las dieciséis semanas.

A pesar de su potencial efecto adverso sobre la función hepática, bosentan se ha utilizado en la hipertensión portopulmonar para tratar pacientes con enfermedad hepática leve (Child A) y en clase funcional III y IV con mejoría de la capacidad de ejercicio en todos los pacientes (n = 11) y descenso de las resistencias vasculares pulmonares sin observarse daño hepático secundario al tratamiento tras un año de estudio.[18]

Uno de los puntos que ha suscitado mayor discusión entre los distintos autores y expertos en el manejo de la HAP es el impacto a largo plazo de los tratamientos en la HAP. Así como los análogos de la prostaciclina, en concreto el epoprostenol, se habían relacionado con un aumento de la supervivencia en relación con el registro histórico de pacientes,[7] los nuevos fármacos estaban consolidados en estudios de escasas semanas de duración. A pesar de este motivo, se han realizado otros estudios a largo plazo con el fin de evaluar la supervivencia. En el análisis de extensión de dos ensayos controlados previos se incluyeron ciento sesenta y nueve pacientes tratados con bosentan, en los que se observó una supervivencia del 96 % a los doce meses y del 89 % a los veinticuatro meses en contraste con el 69 % y 57 %, respectivamente, del registro de los Institutos Nacionales de Salud. Los factores que estaban más fuertemente relacionados con un peor pronóstico fueron: la clase funcional IV de la OMS y una distancia caminada en seis minutos inferior a 358 m.[19]

Otra de las cuestiones controvertidas en los últimos meses ha sido el inicio precoz del tratamiento o, lo que es lo mismo, el tratamiento de los pacientes levemente sintomáticos (clase funcional II de la OMS). El estudio EARLY es un ensayo clínico aleatorizado a doble ciego y controlado con placebo, en el que se incluyeron ciento ochenta y cinco pacientes. En ellos se muestran mejorías significativas de las resistencias vasculares pulmonares en el grupo tratado con bosentan, una tendencia incremental no significativa de la distancia recorrida en seis minutos y un descenso estadísticamente significativo en el número de eventos predefinidos como marcadores de empeoramiento clínico (N Galie *et al.* Lancet 2008; 371: 2093-100).

El estudio FUTURE-1 y su extensión FUTURE-2 son ensayos en fase III en los que se evalúa bosentan en pacientes en edad pediátrica, aunque no se conocen todavía resultados.


## 2.2.2.2   Sitaxentan

Es un antagonista altamente selectivo de los $ET_A R$. Fue aprobado por la EMEA en el 2006 para pacientes con HAP en clase funcional III y en Canadá y Australia en el 2007 para pacientes en clase funcional II y III. La FDA ha denegado, por ahora, la aprobación por percibir falta de datos suficientes para demostrar eficacia clínica. Sitaxentan inhibe el enzima hepático citocromo $P_{450}2C9$, por lo que en los pacientes que reciben anticoagulación con derivados de la warfarina, debería disminuirse la dosis de ésta y hacer un control exhaustivo de los niveles de anticoagulación.

La eficacia del sitaxentan para el tratamiento de adultos con HAP ha sido evaluada en varios ensayos clínicos randomizados. El estudio STRIDE-1 se llevó a cabo en América del Norte e incluyó a 178 pacientes con HAP en clases funcionales III (66 %) y II (33 %) que recibieron sitaxentan 100 mg, 300 mg o placebo una vez al día durante doce semanas. El objetivo primario fue observar cambios en el pico de consumo de oxígeno, que sólo se demostró de forma significativa en el grupo de 300 mg, siendo incierta la relevancia clínica de este hecho. Sin embargo, la distancia recorrida en seis minutos sí aumentó significativamente (35 m) en el grupo con la dosis de tratamiento recomendada (100 mg). Además, el grupo tratado con sitaxentan presentó mejoría significativa de la mayoría de las variables hemodinámicas cardiopulmonares comparado con el grupo placebo, así como mejorías de la clase funcional en el 29 % de los pacientes que recibieron sitaxentan 100 mg. No hubo cambios en el tiempo hasta el empeoramiento clínico entre los grupos del estudio. La incidencia de elevaciones anormales de las enzimas hepáticas (tres veces su límite alto de normalidad) fue del 3 % en el grupo placebo, 0 % en el de 100 mg y 10 % en el de 300 mg.[20] En la extensión de este estudio, diez pacientes mejoraron significativamente la distancia recorrida en seis minutos, la clase funcional y mejoraron o mantuvieron estable la hemodinámica pulmonar al año,[21] manteniéndose estos efectos a los dos años, resultados comunicados por los mismos autores en el Congreso de la ERS del 2005.

El ensayo STRIDE-2 se realizó en centros de Estados Unidos y Europa e incluyó a 245 pacientes en clase funcional, fundamentalmente III (59 %) y II (37 %), que recibieron sitaxentan 50 mg o 100 mg o placebo una vez al día durante 18 semanas o bien, bosentan de forma abierta a las dosis recomendadas. La distancia recorrida a los seis minutos mejoró 31,4 metros a las 18 semanas en el grupo de sitaxentan 100 mg, así como la clase funcional, mientras que los cambios no fueron significativos en el grupo de 50 mg. El tiempo hasta el deterioro clínico tampoco mejoró significativamente con sitaxentan. La aparición de elevaciones de las transaminasas ocurrió en el 6 % del grupo placebo, 5 % en el de 50 mg y 3 % en el de 100 mg. La comparación con el grupo que recibió bosentan está sujeta a la posible desviación, dado que fue un tratamiento abierto y la interpretación no sería del todo válida.[22] En la extensión de este estudio se mantuvo a los pacientes tratados con bosentan 125 mg (dos veces al día) y sitaxentan 100 mg, randomizándose a los que recibieron placebo o sitaxentan 50 mg para recibir o bien bosentan 125 mg (dos veces al día) o sitaxentan 100 mg diarios. Después de un año de seguimiento, el riesgo de interrupción de la medicación por elevación de las enzimas hepáticas fue significativamente más bajo en el grupo de sitaxentan (1 %) que en el de bosentan (9 %). No se encontraron diferencias en la distancia recorrida en seis minutos entre los dos grupos, pero sí hubo una significativa tendencia al empeoramiento clínico en un año en el grupo de bosentan (30 % frente al 20 %).

El estudio STRIDE-4 se llevó a cabo en Latinoamérica y España incluyendo a 98 pacientes, de los que el 61 % estaban en clase funcional II y el 38 % en clase III. Se aleatorizó a los pacientes para recibir sitaxentan 50 mg o 100 mg o placebo una vez al día. No se observaron diferencias significativas en la distancia recorrida en seis minutos a las dieciocho semanas entre los grupos que recibieron sitaxentan frente a placebo. Este hecho fue, probablemente, debido a la alta proporción de pacientes con mínimos síntomas (clase funcional II).

El estudio STRIDE-6 se diseñó con unas perspectivas diferentes a los anteriores. Se seleccionaron pacientes (n = 48) que habían sido tratados previamente con bosentan y que lo habían interrumpido, o bien por problemas concernientes a la seguridad del fármaco (27 %), o por falta de eficacia clínica del mismo (73 %). Ambos grupos se estudiaron por separado. A partir de aquí se les asignó sitaxentan 50 o 100 mg durante doce semanas.

De los pacientes que abandonaron el bosentan por falta de eficacia y que tomaron 100 mg de sitaxentan, el 33 % mejoró la distancia recorrida en seis minutos frente a un 10 % del grupo de 50 mg. Se observó un empeoramiento del test de la marcha en seis minutos en un 20 % del grupo de 100 mg y en un 15 % del grupo de 50 mg. En cuanto a la escala de Borg, mejoró en un 27 % (grupo 100 mg) y 10 % (grupo 50 mg). La escala de Borg no se modificó en el 53 y 70 %, respectivamente.

De los pacientes que abandonaron bosentan por problemas de seguridad, doce lo fueron por hepatotoxicidad. De este número, seis habían presentado recurrencia una vez reintroducido bosentan. Después de la administración de sitaxsentan, de los doce pacientes, sólo uno presentó una elevación significativa de las enzimas hepáticas. En esta rama del estudio no se observó una pérdida de eficacia tras el cambio de bosentan a sitaxentan.[23]


## 2.2.2.3　Ambrisentan

Es otro antagonista selectivo de los $ET_AR$. Su uso ha sido aprobado en Estados Unidos por la FDA en junio de 2007 para pacientes con HAP en clase funcional II y III y se espera que también sea aprobado por las autoridades europeas a lo largo del año 2008, puesto que ha sido dada ya una opinión positiva y por el comité de la EMEA en el 2008 para su uso en HAP en clase funcional II y III de la OMS. Una de sus particularidades farmacocinéticas fundamentales es que no induce ni inhibe a ninguna de las isoenzimas del citocromo $P_{450}$, por lo que, en principio, no debería afectar al metabolismo de otros fármacos administrados concomitantemente, entre ellos sildenafilo y anticoagulantes orales.

Ambrisentan ha sido evaluado en dos grandes estudios randomizados, multicéntricos, doble ciego, placebo-controlados en fase 3: estudios ARIES-1 y ARIES-2.

El estudio ARIES-1 investigó a 202 pacientes a los que se les randomizó en tres tratamientos: ambrisentan 5 mg, 10 mg o placebo durante doce semanas. La distancia recorrida a los seis minutos se incrementó 31 m y 51 m en los pacientes tratados con ambrisentan 5 y 10 mg, respectivamente. También se observaron mejorías en la clase funcional de la OMS y en la escala de disnea de Borg. Sin embargo, en relación con los pacientes que experimentaron empeoramiento clínico, no se encontraron diferencias significativas en comparación con el grupo placebo.

El estudio ARIES-2 incluyó a 192 pacientes que recibieron ambrisentan 2,5 mg, o 5 mg o placebo una vez al día durante doce semanas. La distancia recorrida a los seis minutos se incrementó en 32 y 59 m (grupos de 2,5 y 5 mg respectivamente) con respecto al grupo placebo. También se observó un retraso significativo en el tiempo en desarrollar un empeoramiento clínico en los grupos de ambrisentan. Los parámetros de calidad de vida evaluados fueron significativamente mejores en los grupos tratados con ambrisentan.

En ambos estudios no se detectaron anormalidades de los niveles de transaminasas en los grupos tratados con las distintas dosis de ambrisentan.

El estudio de extensión de los ensayos previos, denominado ARIES-E, cuyos resultados se comunicaron en el congreso de la ATS en mayo de 2007 y tras el análisis de 383 pacientes incluidos, concluyó que la supervivencia al año fue del 95 %. Más del 90 % de estos pacientes permanecían en monoterapia con ambrisentan tras ese tiempo. En cuanto a la seguridad a largo plazo, se vio que ocho pacientes presentaron elevación de las transaminasas (2,1 %) y sólo uno de ellos tuvo que interrumpir el tratamiento por esa razón.

| Fármaco | Ensayos clínicos | Descripción |
|---|---|---|
| Bosentan | BREATHE-1 | Con placebo en HAP. |
| | BREATHE-2 | Con placebo en HAP tratados con epoprostenol. |
| | BREATHE-3 | No controlado en niños. |
| | BREATHE-4 | No controlado en VIH + con HAP. |
| | BREATHE-5 | Con placebo en S. Eisenmenger. |
| | BENEFIT | Con placebo en HP tromboembólica crónica. |
| | EARLY | Con placebo en HAP clase funcional II. |
| | COMPASS-1 | Sildenafilo en HAP tratados con bosentan. |
| | COMPASS-2 | Bosentan en HAP tratados con sildenafilo. |
| | COMPASS-3 | Sildenafilo en HAP tratados con bosentan. |
| | STEP | Con iloprost inhalado. |
| | COMBI | Con iloprost inhalado. |
| Sitaxentan | STRIDE-1 | 100 y 300 mg con placebo en HAP. |
| | STRIDE-2 | 50 y 100 mg con placebo en HAP. |
| | STRIDE-4 | 50 y 100 mg con placebo en HAP. |
| | STRIDE-6 | 50 y 100 mg en HAP que habían interrumpido bosentan. |
| Ambrisentan | ARIES-1 | 5 y 10 mg con placebo en HAP. |
| | ARIES-2 | 2,5 y 5 mg con placebo en HAP. |
| | ARIES-E | Estudio de extensión abierto. |

*Tabla 3. Resumen de los ensayos realizados con antagonistas de los receptores de la endotelina.*

Además, se han comunicado otras experiencias con ambrisentan tras la suspensión de bosentan o sitaxentan a causa de hepatotoxicidad. En este caso se evaluaron 36 pacientes de los que el 86 % había suspendido el bosentan, el 6 % sitaxentan y el 8 % ambos. Tras la introducción de ambrisentan no se requirió la suspensión del mismo por elevación de transaminasas en ninguno de los 36 pacientes tras un año de seguimiento.

En todos los estudios realizados no se han detectado interacciones con los anticoagulantes orales como era previsible dadas las propiedades farmacológicas del fármaco.

Actualmente, tras el cuarto Symposium mundial celebrado en febrero de 2008 en Dana Point, California, y siguiendo las guías clínicas prácticas basadas en la evidencia, se recomienda el uso de los antagonistas de los receptores de la endotelina en las siguientes situaciones:

- Pacientes con HAP en clase funcional III de la NYHA: I A.
- Pacientes con HAP en clase funcional IV de la NYHA: IIa B.
- Pacientes con HAP en clase funcional II de la NYHA: I A.

I:    Grado de recomendación: evidencia o acuerdo general de que un tratamiento es beneficioso, útil y efectivo.

IIa: Grado de recomendación: evidencia conflictiva y divergencia de opinión acerca de la utilidad/eficacia de un tratamiento pero con un peso favorable hacia esa utilidad/eficacia.

A: Nivel de evidencia: datos provenientes de múltiples ensayos clínicos randomizados o metaanálisis.

B: Nivel de evidencia: datos provenientes de un único ensayo clínico randomizado o de múltiples ensayos clínicos randomizados con resultados heterogéneos.

En la tabla 3 se resumen los distintos ensayos en los que se han utilizado los antagonistas de la endotelina.


### 2.2.3   Inhibidores de la fosfodiesterasa y vía del óxido nítrico

El monofosfato de guanosina cíclico (GMPc) es un segundo mensajero cuyos mecanismos de modulación juegan un papel crítico en la regulación del tono y del crecimiento de la vasculatura pulmonar. De hecho, el efecto vasodilatador del óxido nítrico (ON) es mediado a través del aumento o mantenimiento de las concentraciones del GMPc en el interior de las células musculares lisas de los vasos sanguíneos. El ON activa a la guanilato ciclasa que, a su vez, aumenta la producción de GMPc. A partir de aquí se activa la GMPc kinasa que produce una apertura de los canales de potasio responsables, finalmente, de la vasodilatación. Sin embargo, la vida media del GMPc intracelular es pequeña debido a la acción de las fosfodiesterasas que lo degradan rápidamente[24] (véase la figura 3). La fosfodiesterasa 5 es la que mayormente se expresa en el pulmón, sobre todo en pacientes con hipertensión pulmonar; además, su actividad se encuentra, también, aumentada en estos pacientes.[25]

Célula endotelial

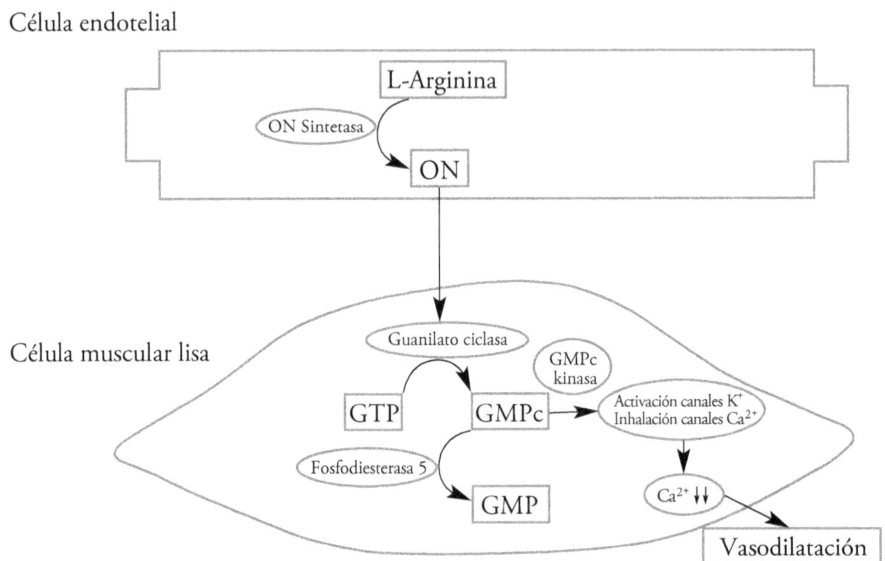


*Figura 3. Esquema de la vía del metabolismo del óxido nítrico en la circulación pulmonar.*

## 2.2.3.1   Sildenafilo

Entre los inhibidores de la fosfodiesterasa 5 disponibles, el sildenafilo ha sido el que principalmente se ha estudiado en la enfermedad vascular pulmonar. Además de su acción vasodilatadora, se ha demostrado que el sildenafilo tiene un efecto antiproliferativo sobre la musculatura lisa de los vasos pulmonares reduciendo la proliferación celular e induciendo apoptosis.[26] Fue aprobado en el año 2005 por la FDA y por la EMEA para pacientes con HAP en clase funcional III de la OMS a dosis de 20 mg tres veces al día.

El sildenafilo es un inhibidor potente y muy específico de la fosfodiesterasa 5. Muchos estudios preliminares no randomizados sugirieron que podría ser un fármaco efectivo en el tratamiento de la HAP. Posteriormente, un ensayo clínico doble ciego y placebo controlado (SUPER-1) incluyó a 278 pacientes con HAP a los que se les administró sildenafilo (20, 40 o 80 mg tres veces al día) o placebo durante doce semanas. La distancia recorrida a los seis minutos se incrementó en todos los grupos de tratamiento. Los efectos medios del tratamiento corregidos para placebo fueron de 38, 45 y 42 metros para los grupos de 20, 40 y 80 mg, respectivamente (p > 0,001 para las tres comparaciones). La puntuación de la escala de Borg no presentó cambios significativos. Los parámetros hemodinámicos: presión arterial pulmonar media y resistencias vasculares pulmonares cayeron significativamente en los tres grupos de tratamiento; el gasto cardíaco aumentó en los tres. La mejoría hemodinámica fue más significativa en el grupo de mayor dosis. La incidencia de empeoramiento clínico no mostró diferencias significativas entre los grupos y el placebo. En cuanto a la mejoría de la clase funcional corregida para placebo fue del 21 %, 29 % y 35 % para los tratados con 20, 40 y 80 mg de sildenafilo, respectivamente. A partir de la duodécima semana, se extendió el estudio a largo plazo administrándose 80 mg a todos los pacientes que aceptaron continuar, confirmándose los resultados al año de tratamiento con mejoría de la distancia recorrida a los seis minutos. Entre los efectos adversos observados que fueron de intensidad leve o moderada destacaron cefalea, *flushing*, epistaxis, dispepsia y diarrea.[27]

El sildenafilo también ha demostrado su eficacia en la hipertensión pulmonar asociada al tromboembolismo crónico. Muy recientemente se han estudiado diecinueve pacientes con esta condición en situación de inoperabilidad administrándoles sildenafilo o placebo. En las primeras doce semanas hubo mejoría en la clase funcional de la OMS y de las resistencias vasculares pulmonares sin cambios en la capacidad de ejercicio. Al año, se demostraron mejorías en la distancia recorrida a los seis minutos, en la calidad de vida, del índice cardíaco, de las resistencias vasculares y de los valores del péptido natriurético B aminoterminal (NT-proBNP).[28]

De acuerdo con las guías clínicas prácticas basadas en la evidencia, se recomienda el uso de sildenafilo en las siguientes situaciones:

- Pacientes con HAP en clase funcional II de la NYHA: I A.
- Pacientes con HAP en clase funcional III de la NYHA: I A.
- Pacientes con HAP en clase funcional IV de la NYHA: IIb C.

I: Grado de recomendación: evidencia o acuerdo general de que un tratamiento es beneficioso, útil y efectivo.

IIb: Grado de recomendación: la utilidad y eficacia está menos establecida en base a evidencia/opiniones.

A: Nivel de evidencia: datos provenientes de múltiples ensayos clínicos randomizados o metaanálisis.

C: Nivel de evidencia: consenso de opinión de expertos y pequeños estudios, retrospectivos o registros.

## 2.2.3.2  Otros inhibidores de la fosfodiesterasa 5

*Tadalafilo* es otro inhibidor de la fosfodiesterasa 5 utilizado en la disfunción eréctil. Actualmente, se está a la espera de los resultados del estudio PHRIST-1 (fase 3, doble ciego y randomizado) diseñado con distintas dosis del fármaco frente a placebo en pacientes con HAP durante dieciséis semanas y cuyo objetivo principal es la evaluación del cambio en la distancia recorrida a los seis minutos. Una extensión del mismo (PHIRST-2) mostrará los efectos del tratamiento a largo plazo.

## 2.3  Tratamiento combinado

Las distintas vías fisiopatológicas sobre las que se puede incidir desde el punto de vista terapéutico abren el campo para poder emplear diferentes agentes al mismo tiempo, con efectos complementarios y sinérgicos que pudieran producir un efecto clínico beneficioso. Distintos estudios se han centrado en combinar distintas opciones terapéuticas. La duda surge en qué momento se debe combinar un fármaco y, ante esto, todavía no existe evidencia científica contundente.

El estudio BREATHE-2 valoró la combinación de bosentan con epoprostenol. Se incluyeron 33 pacientes a los que se les administró o epoprostenol con placebo (n = 11) o epoprostenol con bosentan (n = 22). Los resultados mostraron una tendencia no significativa a la mejoría clínica y hemodinámica en el grupo de epoprostenol más bosentan, por lo que el estudio no fue conclusivo.[29]

El programa de estudios COMPASS está constituido por tres ensayos clínicos diseñados para evaluar la seguridad, tolerabilidad y eficacia de la combinación de bosentan con sildenafilo. El estudio COMPASS-1 (todavía sin publicar) evaluó los efectos sobre la hemodinámica cardiopulmonar tras añadir una única dosis (25 mg) de sildenafilo a 45 pacientes tratados previamente con bosentan. Se observó que las resistencias vasculares pulmonares se redujeron de manera significativa a los sesenta minutos de la administración. Además, la combinación resultó ser segura y bien tolerada. El segundo estudio, COMPASS-2, se está llevando a cabo actualmente y evaluará los efectos de añadir bosentan a pacientes en tratamiento con sildenafilo sobre la morbimortalidad a largo plazo. Finalmente, el estudio COMPASS-3 evaluará el efecto sobre la capacidad de esfuerzo tras añadir sildenafilo a pacientes bajo tratamiento previo con bosentan.

Otros estudios que merece la pena reseñar son los que analizaron la combinación de bosentan con iloprost inhalado. El estudio STEP-1 mostró una mejoría clínica en pacientes con HAP combinando ambos fármacos.[30] Sin embargo, el estudio COMBI no consiguió demostrar este efecto.[31] En ambos casos la combinación fue segura y bien tolerada.

El sildenafilo combinado con las prostaciclinas ha demostrado una importante actividad vasodilatadora en la circulación pulmonar. Se han realizado numerosos estudios con la combinación iloprost inhalado y sildenafilo con excelentes resultados[32,33] que la hacen una de las opciones principales, en la práctica, a la hora de combinar este tipo de fármacos.

El estudio TRIUMPH, cuyos resultados están pendientes de publicación, ha evaluado la adición de treprostinil inhalado con bosentan o sildenafilo. Los datos preliminares dados a conocer por United Therapeutics muestran una mejoría significativa en el test de marcha en el grupo con treprostinil.

## 2.4  Tratamiento quirúrgico

### 2.4.1  Septostomía atrial

La existencia de un defecto del septo interatrial permitiría un shunt derecha-izquierda que incrementaría el flujo sistémico produciendo una caída de la saturación de oxígeno arterial, pero conllevaría un incremento en el transporte sistémico de oxígeno. Además, se conseguiría una descompresión de la aurícula y ventrículo derechos aliviando los síntomas y signos de fallo cardíaco derecho. El papel del la septostomía atrial con balón en el tratamiento de la HAP es controvertido porque su eficacia ha sido comunicada en estudios de pequeñas series y casos. En la actualidad, estaría indicada en pacientes en clase funcional III y IV en los que persisten los síncopes recurrentes y el fallo derecho a pesar del tratamiento médico. Puede usarse de forma paliativa como puente hasta el trasplante pulmonar, o como opción aislada cuando no hay otra posibilidad.

### 2.4.2  Trasplante pulmonar

Su realización está indicada en pacientes con HAP avanzada en clase funcional III y IV refractaria al tratamiento médico. El paciente al que se le ha indicado un tratamiento con prostanoides endovenosos debe ser evaluado por un centro trasplantador para incluirlo en lista de espera activa, efectuándose el trasplante si no hubiera una respuesta clínica a los mismos. Es preferible la realización del trasplante bipulmonar frente al unipulmonar. Cuando se asocia cardiopatía, se podría considerar el trasplante cardiopulmonar.

## 3  Objetivos del tratamiento

El objetivo fundamental en el manejo de estos pacientes es conseguir aumentar la supervivencia con la mejor calidad de vida posible. Se han establecido unos perfiles de riesgo que condicionan una evolución más o menos favorable (véase la tabla 4). Se debe intentar mantener a los pacientes en un perfil de riesgo bajo y modificar el tratamiento cuando se considere que la respuesta clínica es inadecuada. Así, se aumentaría el tratamiento si hubiera un empeoramiento de la clase funcional y un empeoramiento hemodinámico. Si ya se está en clase funcional IV se consideraría que la persistencia en la misma es un dato de respuesta inadecuada.

Actualmente, el manejo de estos pacientes debe incluir (además de la clínica, el test de la marcha y la ecocardiografía) marcadores bioquímicos como el péptido natriurético B, ergometría y el cateterismo en los casos de empeoramiento o para valorar la respuesta tras implementar un nuevo tratamiento.

| Bajo | Determinante del riesgo | Alto |
|---|---|---|
| No | Evidencia clínica de insuficiencia cardíaca derecha | Sí |
| Estabilidad | Progresión | Rápida |
| > 500 m <br><br> Pico VO$_2$ > 10,4 mL/min/kg | Distancia recorrida en la prueba de la marcha de 6 minutos. Ergometría | < 350 m <br><br> Pico VO$_2$ < 10,4 mL/min/kg |
| Valor normal o casi normal | Péptido natriurético | Valor muy elevado |
| Disfunción leve del ventrículo derecho | Ecocardiograma | Derrame pericárdico. Disfunción grave del ventrículo derecho |
| Disfunción leve del ventrículo derecho | Hemodinámica pulmonar | Presión media AD > 12 mmHg Índice cardíaco < 2,1 minutos m$^2$ Saturación venosa O$_2$ < 63 % |

*Tabla 4. Perfil de riesgo de evolución desfavorable en el tratamiento de la HAP.*

## 4 Opciones terapéuticas futuras

En la actualidad se están investigando nuevas moléculas para el tratamiento de la HAP. Se han publicado experiencias puntuales con imatinib, un antagonista del receptor del factor de crecimiento derivado de las plaquetas, en pacientes con HAP refractaria al tratamiento con buenos resultados.[34,35]

Por otro lado, la inhibición de la Rho-kinasa (véase la figura 4) produce una atenuación de la hiperconstricción de las células musculares lisas de la vasculatura pulmonar, un incremento en la expresión de la ON sintetasa y una disminución de la migración de las células inflamatorias.[36] En un modelo experimental de hipertensión pulmonar inducida por monocrotalina en ratas, se observó que un inhibidor oral de la Rho-kinasa (fasudil) suprimió de forma importante el desarrollo de la enfermedad.[37] También fue efectivo inhibiendo el desarrollo de hipertensión pulmonar inducida por hipoxia crónica en ratas.[38] A día de hoy, se está diseñando un ensayo clínico con fasudil en pacientes con HAP de origen tromboembólico crónico en Japón.

En la patogénesis de la HAP también se ha involucrado a la vía mediada por la familia del factor de crecimiento transformante (TGF). En un estudio reciente se administró una pequeña molécula denominada SD-208 por vía oral que inhibía al TGF-β en ratas con HAP inducida por monocrotalina. Se vio que se producía una mejoría de los parámetros hemodinámicos y del remodelado de la media.[39]

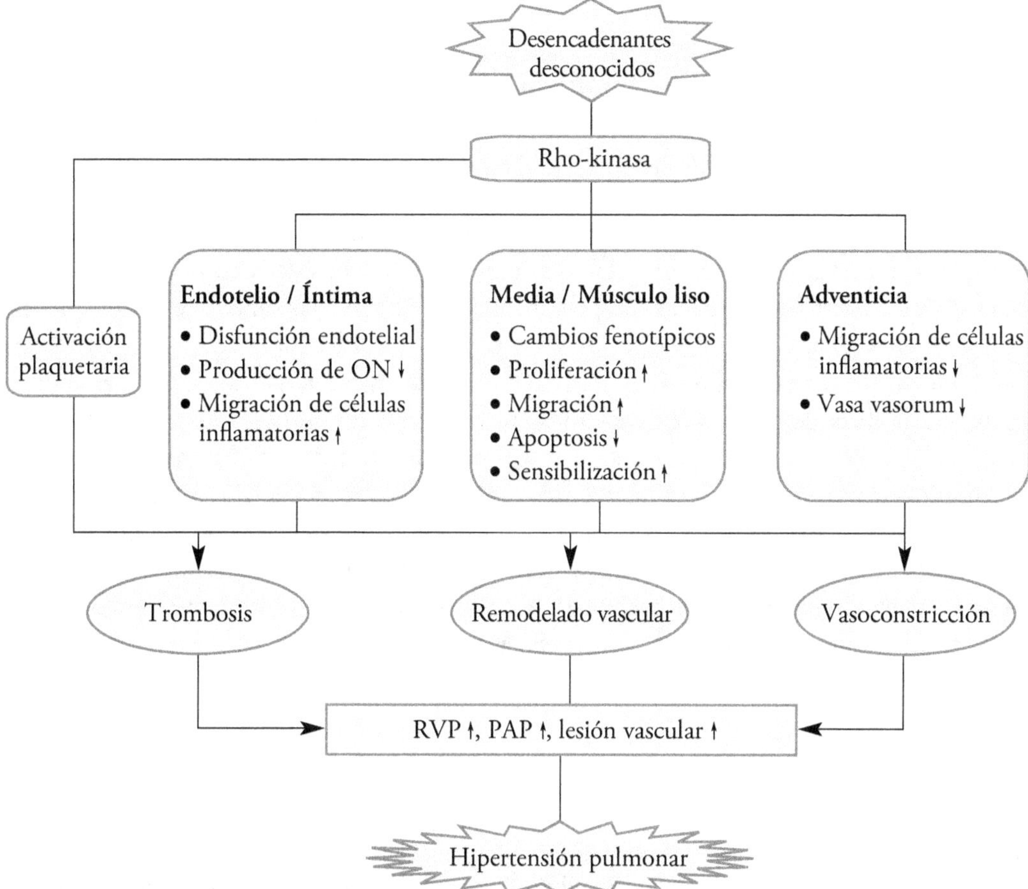


*Figura 4. Vía fisiopatológica de la Rho-kinasa. Adaptado de Y. Fukumoto et al. ON = óxido nítrico. RVP = resistencias vasculares pulmonares. PAP = presión arterial pulmonar.*

Otra vía involucrada y en investigación es la de la serotonina, donde los inhibidores de su recaptación podrían tener un papel terapéutico. Además está en estudio la vía del péptido intestinal vasoactivo (VIP) como posible opción de tratamiento.

También en investigación se encuentran moléculas derivadas de la prostaciclina o con similitudes químicas *(prostacyclin-like)* para su administración por vía oral. Entre ellas se ha desarrollado el treprostinil oral que se ha añadido a 300 pacientes en tratamiento con bosentan o sildenafil para evaluar la capacidad de ejercicio mediante el test de la marcha en el estudio FREEDOM, pendiente de publicar sus resultados.

Dentro de los antagonistas de los receptores de la endotelina, está en fase de investigación la molécula Actelion-1, un antagonista no selectivo. El estudio SERAPHIN es un ensayo en fase III en el que se está evaluando la seguridad y la eficacia de Actelion-1 en el retraso de la progresión de la enfermedad y la mortalidad en pacientes con HAP.

## 5  Conclusiones

El manejo de la HAP ha experimentado notables avances en los últimos años, tanto en el desarrollo de herramientas diagnósticas, como en la disponibilidad de nuevos tratamientos. El objetivo final es conseguir mejorar la supervivencia de esta enfermedad tan devastadora. Las perspectivas futuras para conseguir este objetivo pasan por un diagnóstico más temprano de la enfermedad, que incluyen programas de *screening* específicos en la población de riesgo (infección VIH o esclerodermia); el uso de la combinación de fármacos, y el desarrollo de nuevas terapias dirigidas hacia nuevas dianas celulares que induzcan una reversión definitiva del proceso patológico. El debate actual se plantea en hasta qué punto se puede revertir el proceso con los fármacos actuales y si se debe ser más agresivo a la hora de tratar a los pacientes en fases más tempranas de la enfermedad. A pesar de los importantes avances que se han alcanzado durante los últimos años, todavía quedan incógnitas que resolver en cuanto a los cambios moleculares que ocurren en la HAP. Probablemente, en los próximos años verán la luz nuevos ensayos clínicos basados en la utilización combinada de distintos fármacos que actúan por distintas vías en pacientes en fases iniciales de la enfermedad. Con estos fármacos se espera poder conseguir mejorar los resultados y, por lo tanto, la esperanza de estos pacientes.


### BIBLIOGRAFÍA

1. Simonneau G, Galie N, Rubin LJ, Langleben D, Seeger W, Domenighetti G, Gibbs S, Lebrec D, Speich R, Beghetti M, Rich S, Fishman A. Clinical classification of pulmonary hypertension. J Am Coll Cardiol 2004; 43(12 Suppl S): 5S-12S.

2. Humbert M. Update in pulmonary arterial hypertension 2007. Am J Respir Crit Care Med 2008; 177(6): 574-79.

3. Barbera JA, Escribano P, Morales P, Gómez MA, Oribe M, Martínez A, Roman A, Segovia J, Santos F, Subirana MT. Standards of Care in Pulmonary Hypertension. Consensus Statement of the Spanish Society of Pulmonology and Thoracic Surgery (SEPAR) and the Spanish Society of Cardiology (SEC). Arch Bronconeumol 2008; 44(2): 87-99.

4. Barst RJ, Rubin LJ, Long WA, McGoon MD, Rich S, Badesch DB, Groves BM, Tapson VF, Bourge RC, Brundage BH *et al.* A comparison of continuous intravenous epoprostenol (prostacyclin) with conventional therapy for primary pulmonary hypertension. The Primary Pulmonary Hypertension Study Group. N Engl J Med 1996; 334(5): 296-302.

5. Olschewski H, Simonneau G, Galie N, Higenbottam T, Naeije R, Rubin LJ, Nikkho S, Speich R, Hoeper MM, Behr J, Winkler J, Sitbon O, Popov W, Ghofrani HA, Manes A, Kiely DG, Ewert R, Meyer A, Corris PA, Delcroix M, Gómez-Sánchez M, Siedentop H, Seeger W. Inhaled iloprost for severe pulmonary hypertension. N Engl J Med 2002; 347(5): 322-29.

6. Simonneau G, Barst RJ, Galie N, Naeije R, Rich S, Bourge RC, Keogh A, Oudiz R, Frost A, Blackburn SD, Crow JW, Rubin LJ. Continuous subcutaneous infusion of treprostinil, a prostacyclin analogue, in patients with pulmonary arterial hypertension: a double-blind, randomized, placebo-controlled trial. Am J Respir Crit Care Med 2002; 165(6): 800-04.

7. McLaughlin VV, Shillington A, Rich S. Survival in primary pulmonary hypertension: the impact of epoprostenol therapy. Circulation 2002; 106(12): 1477-482.

8. Barst RJ, McGoon M, McLaughlin V, Tapson V, Rich S, Rubin L, Wasserman K, Oudiz R, Shapiro S, Robbins IM, Channick R, Badesch D, Ray-

burn BK, Flinchbaugh R, Sigman J, Arneson C, Jeffs R. Beraprost therapy for pulmonary arterial hypertension. J Am Coll Cardiol 2003; 41(12): 2119-125.

9. MacLean MR. Endothelin-1: a mediator of pulmonary hypertension? Pulm Pharmacol Ther 1998; 11(2-3): 125-32.

10. Giaid A, Yanagisawa M, Langleben D, Michel RP, Levy R, Shennib H, Kimura S, Masaki T, Duguid WP, Stewart DJ. Expression of endothelin-1 in the lungs of patients with pulmonary hypertension. N Engl J Med 1993; 328(24): 1732-739.

11. Migneault A, Sauvageau S, Villeneuve L, Thorin E, Fournier A, Leblanc N, Dupuis J. Chronically elevated endothelin levels reduce pulmonary vascular reactivity to nitric oxide. Am J Respir Crit Care Med 2005; 171(5): 506-13.

12. Sauvageau S, Thorin E, Caron A, Dupuis J. Endothelin-1-induced pulmonary vasoreactivity is regulated by ET(A) and ET(B) receptor interactions. J Vasc Res 2007; 44(5): 375-81.

13. Dupuis J, Hoeper MM. Endothelin receptor antagonists in pulmonary arterial hypertension. Eur Respir J 2008; 31(2): 407-15.

14. Rubin LJ, Badesch DB, Barst RJ, Galie N, Black CM, Keogh A, Pulido T, Frost A, Roux S, Leconte I, Landzberg M, Simonneau G. Bosentan therapy for pulmonary arterial hypertension. N Engl J Med 2002; 346(12): 896-903.

15. Barst RJ, Ivy D, Dingemanse J, Widlitz A, Schmitt K, Doran A, Bingaman D, Nguyen N, Gaitonde M, van Giersbergen PL. Pharmacokinetics, safety, and efficacy of bosentan in pediatric patients with pulmonary arterial hypertension. Clin Pharmacol Ther 2003; 73(4): 372-82.

16. Sitbon O, Gressin V, Speich R, Macdonald PS, Opravil M, Cooper DA, Fourme T, Humbert M, Delfraissy JF, Simonneau G. Bosentan for the treatment of human immunodeficiency virus-associated pulmonary arterial hypertension. Am J Respir Crit Care Med 2004; 170(11): 1212-217.

17. Galie N, Beghetti M, Gatzoulis MA, Granton J, Berger RM, Lauer A, Chiossi E, Landzberg M. Bosentan therapy in patients with Eisenmenger syndrome: a multicenter, double-blind, randomized, placebo-controlled study. Circulation 2006; 114(1): 48-54.

18. Hoeper MM, Halank M, Marx C, Hoeffken G, Seyfarth HJ, Schauer J, Niedermeyer J, Winkler J. Bosentan therapy for portopulmonary hypertension. Eur Respir J 2005; 25(3): 502-08.

19. McLaughlin VV, Sitbon O, Badesch DB, Barst RJ, Black C, Galie N, Rainisio M, Simonneau G, Rubin LJ. Survival with first-line bosentan in patients with primary pulmonary hypertension. Eur Respir J 2005; 25(2): 244-49.

20. Barst RJ, Langleben D, Frost A, Horn EM, Oudiz R, Shapiro S, McLaughlin V, Hill N, Tapson VF, Robbins IM, Zwicke D, Duncan B, Dixon RA, Frumkin LR. Sitaxsentan therapy for pulmonary arterial hypertension. Am J Respir Crit Care Med 2004; 169(4): 441-47.

21. Langleben D, Hirsch AM, Shalit E, Lesenko L, Barst RJ, Sustained symptomatic, functional, and hemodynamic benefit with the selective endothelin-A receptor antagonist, sitaxsentan, in patients with pulmonary arterial hypertension: a 1-year follow-up study. Chest 2004; 126(4): 1377-381.

22. Barst RJ, Langleben D, Badesch D, Frost A, Lawrence EC, Shapiro S, Naeije R, Galie N. Treatment of pulmonary arterial hypertension with the selective endothelin-A receptor antagonist sitaxsentan. J Am Coll Cardiol 2006; 47(10): 2049-056.

23. Benza RL, Mehta S, Keogh A, Lawrence EC, Oudiz RJ, Barst RJ. Sitaxsentan treatment for patients with pulmonary arterial hypertension discontinuing bosentan. J Heart Lung Transplant 2007; 26(1): 63-9.

24. Hanson KA, Burns F, Rybalkin SD, Miller JW, Beavo J, Clarke WR. Developmental changes in lung cGMP phosphodiesterase-5 activity, protein, and message. Am J Respir Crit Care Med 1998; 158(1): 279-88.

25. Hanson KA, Ziegler JW, Rybalkin SD, Miller JW, Abman SH, Clarke WR. Chronic pulmonary hypertension increases fetal lung cGMP phosphodiesterase activity. Am J Physiol 1998; 275(5 Pt 1): L931-41.

26. Wharton J, Strange JW, Moller GM, Growcott EJ, Ren X, Franklyn AP, Phillips SC, Wilkins MR. Antiproliferative effects of phosphodiesterase type 5 inhibition in human pulmonary artery cells. Am J Respir Crit Care Med 2005; 172(1): 105-13.

27. Galie N, Ghofrani HA, Torbicki A, Barst RJ, Rubin LJ, Badesch D, Fleming T, Parpia T, Burgess G, Branzi A, Grimminger F, Kurzyna M, Simonneau G. Sildenafil citrate therapy for pulmonary arterial hypertension. N Engl J Med 2005; 353(20): 2148-157.

28. Suntharalingam J, Treacy CM, Doughty NJ, Goldsmith K, Soon E, Toshner MR, Sheares KK, Hughes R, Morrell NW, Pepke-Zaba J. «Long term

use of Sildenafil in inoperable Chronic Thromboembolic Pulmonary Hypertension». Chest 2008.

29. Humbert M, Barst RJ, Robbins IM, Channick RN, Galie N, Boonstra A, Rubin LJ, Horn EM, Manes A, Simonneau G. Combination of bosentan with epoprostenol in pulmonary arterial hypertension: BREATHE-2. Eur Respir J 2004; 24(3): 353-59.

30. Hoeper MM, Leuchte H, Halank M, Wilkens H, Meyer FJ, Seyfarth HJ, Wensel R, Ripken F, Bremer H, Kluge S, Hoeffken G, Behr J. Combining inhaled iloprost with bosentan in patients with idiopathic pulmonary arterial hypertension. Eur Respir J 2006; 28(4): 691-94.

31. McLaughlin VV, Oudiz RJ, Frost A, Tapson VF, Murali S, Channick RN, Badesch DB, Barst RJ, Hsu HH, Rubin LJ. Randomized study of adding inhaled iloprost to existing bosentan in pulmonary arterial hypertension. Am J Respir Crit Care Med 2006; 174(11): 1257-263.

32. Ghofrani HA, Wiedemann R, Rose F, Olschewski H, Schermuly RT, Weissmann N, Seeger W, Grimminger F. Combination therapy with oral sildenafil and inhaled iloprost for severe pulmonary hypertension. Ann Intern Med 2002; 136(7): 515-22.

33. Ghofrani HA, Rose F, Schermuly RT, Olschewski H, Wiedemann R, Kreckel A, Weissmann N, Ghofrani S, Enke B, Seeger W, Grimminger F. Oral sildenafil as long-term adjunct therapy to inhaled iloprost in severe pulmonary arterial hypertension. J Am Coll Cardiol 2003; 42(1): 158-64.

34. Ghofrani HA, Seeger W, Grimminger F. Imatinib for the treatment of pulmonary arterial hypertension. N Engl J Med 2005; 353(13): 1412-413.

35. Souza R, Sitbon O, Parent F, Simonneau G, Humbert M. Long term imatinib treatment in pulmonary arterial hypertension. Thorax 2006; 61(8): 736.

36. Shimokawa H. Takeshita A. Rho-kinase is an important therapeutic target in cardiovascular medicine. Arterioscler Thromb Vasc Biol 2005; 25(9): 1767-775.

37. Abe K, Shimokawa H, Morikawa K, Uwatoku T, Oi K, Matsumoto Y, Hattori T, Nakashima Y, Kaibuchi K, Sueishi K, Takeshit A. Long-term treatment with a Rho-kinase inhibitor improves monocrotaline-induced fatal pulmonary hypertension in rats. Circ Res 2004; 94(3): 385-93.

38. Abe K, Tawara S, Oi K, Hizume T, Uwatoku T, Fukumoto Y, Kaibuchi K, Shimokawa H. Long-term inhibition of Rho-kinase ameliorates hypoxia-induced pulmonary hypertension in mice. J Cardiovasc Pharmacol 2006; 48(6): 280-85.

39. Zaiman AL, Podowski M, Medicherla S, Gordy K, Xu F, Zhen L, Shimoda LA, Neptune E, Higgins L, Murphy A, Chakravarty S, Protter A, Sehgal PB, Champion HC, Tuder RM. Role of TGF-{beta}/ALK5 kinase in Monocrotaline-Induced Pulmonary Hypertension. Am J Respir Crit Care Med 2008.

# Capítulo 9
# Impacto clínico y funcional
# de las exacerbaciones de la EPOC

J. J. Soler-Cataluña, M. A. Martínez-García

Unidad de Neumología
Servicio de Medicina Interna
Hospital General de Requena
Valencia

*Dirección para correspondencia*
Hospital General de Requena
Dr. J. J. Soler-Cataluña
jjsoler@telefónica.net

## 1  Introducción

Tradicionalmente la enfermedad pulmonar obstructiva crónica (EPOC) ha sido considerada una patología exclusivamente pulmonar, caracterizada en esencia por una limitación crónica, progresiva y poco reversible al flujo aéreo. Bajo este prisma de conocimiento, la historia natural de la enfermedad ha sido entendida durante muchos años como una pérdida acelerada de función pulmonar expresada por un descenso en el volumen espiratorio forzado en el primer segundo ($FEV_1$), de forma que todo aquello que aumentaba la caída anual del $FEV_1$ era relevante y, por el contrario, lo que no modificaba este parámetro funcional carecía de valor. En este contexto, las exacerbaciones, entendidas como períodos de inestabilidad más o menos transitorios, tuvieron escaso predicamento. El origen de esta marginación se encuentra en el famoso estudio de Fletcher *et al.*[1] Este estudio se diseñó con la intención de evaluar la llamada *hipótesis británica*, que determina que la hipersecreción bronquial crónica y la presencia de infecciones respiratorias recurrentes podrían explicar por qué sólo algunos fumadores desarrollan EPOC. La hipótesis no pudo ser confirmada y desde entonces las infecciones respiratorias y por ende las exacerbaciones pasaron a ser prácticamente ignoradas durante cerca de veinticinco años. Por el contrario, los autores identificaron un grupo especial de fumadores, los denominados fumadores susceptibles, en los cuales se producía un descenso más rápido del $FEV_1$, síntomas respiratorios precoces, incapacidad física y mortalidad. Durante más de tres décadas, esta pérdida acelerada de función pulmonar ha esquematizado la historia natural de la EPOC.

Aunque en la actualidad sigue estando vigente el modelo propuesto por Fletcher *et al.,*[1] en los últimos años se ha producido un giro radical en la trascendencia que se le concede a la exacerbación de la EPOC. Este renovado interés se empezó a gestar a principios del siglo XXI cuando diversas publicaciones pusieron énfasis en el impacto económico y la carga asistencial derivada.[2,3] En España, se estima que las exacerbaciones de la EPOC generan el 10-12 % de las consultas de atención primaria, entre el 1-2 % de todas las visitas a urgencias y cerca del 10 % de los ingresos médicos.[4] Las consecuencias económicas que de ello se deducen son enormes. El coste directo de la EPOC se ha estimado entre los setecientos cincuenta y los mil millones de euros/año, de los que cerca del 60 % son a causa de la exacerbación.[5] Sin embargo, más allá del impacto económico, el interés actual se sustenta en evidencias científicas recientes que subrayan el fuerte impacto clínico de la exacerbación sobre el estado de salud de los pacientes, la repercusión sobre determinados aspectos extrapulmonares y la influencia sobre la progresión de la enfermedad e incluso sobre el pronóstico.[6-10] Esta información ha sido posible gracias a un nuevo enfoque conceptual. En la actualidad, la EPOC se entiende como una enfermedad inflamatoria crónica en la que participan diversos componentes, no sólo de la esfera pulmonar, sino también sistémicos.[11] Además del tradicional $FEV_1$, la hiperinsuflación o la tolerancia al ejercicio son conceptos que han permitido comprender mejor las manifestaciones respiratorias de la enfermedad. Las alteraciones nutricionales, la disfunción muscular, la osteoporosis, las manifestaciones cardiovasculares, las neoplasias u otro tipo de comorbilidades son dimensiones que también se han incorporado recientemente al léxico de la EPOC, dibujando así una enfermedad mucho más compleja de la que Fletcher *et al.*[1] intuían.


## 2　Definición

La definición de exacerbación ha sido objeto de debate durante décadas. En los últimos años se han propuesto dos alternativas, una basada en los síntomas y la otra en la utilización de recursos sanitarios (basada en eventos), como, por ejemplo, el uso adicional de corticoides sistémicos y antibióticos o el número de visitas al médico.[12] Esta última definición, aunque más operativa, se ve limitada por factores que a veces no guardan relación con el proceso fisiopatológico de la enfermedad, entre los cuales se incluye la facilidad de acceso al sistema sanitario, la distancia del centro, las limitaciones sociales o financieras del propio paciente, etc. La definición basada en síntomas trata de detectar cambios en la sintomatología basal del paciente, lo que exige llevar un registro de los mismos, habitualmente mediante diarios elaborados para esta finalidad. Recientemente, Langsetmo *et al.*[13] han demostrado que se registran algo menos de un tercio de las exacerbaciones. En este estudio canadiense, realizado sobre

421 pacientes con EPOC, la incidencia total de exacerbaciones fue de 2,7 por persona y año; sin embargo sólo 0,8 exacerbaciones/año precisaron atención médica (documentadas). Los predictores que influyeron en que el paciente necesitara atención médica fueron la edad (hazard ratio [HR], 0,90; intervalo confianza al 95 % [IC 95 %]: 0,81-0,98 por cada cinco años); el $FEV_1$ % (HR: 0,84; IC 95 %: 0,70-0,99, por cada aumento de un 10 %); el número de síntomas al inicio (HR: 1,59; IC 95 %: 1,37-1,84), y el día de la semana (HR: 0,35; IC 95 %: 0,22-0,56 en fin de semana frente a los días laborables). Probablemente, las agudizaciones no documentadas son menos serias; sin embargo, también impactan sobre el estado de salud del paciente. Los autores observaron un descenso del 52 % en el estado de salud entre los pacientes que precisaron asistencia médica y un empeoramiento del 43 % en aquellos que no documentaron la exacerbación. Pese a que esta aproximación permite capturar más exacerbaciones, los diarios de síntomas son difíciles de validar, especialmente en el contexto de ensayos clínicos, y, además, su cumplimentación es escasa.

En la última edición de la normativa GOLD *(Global initiative for Obstructive Lung Disease)*,[11] se presenta una definición que en cierta forma representa un compromiso pragmático entre las dos aproximaciones anteriores. En este documento la exacerbación se define como «un evento en el curso natural de la enfermedad caracterizado por un cambio en la disnea, tos y esputo basal del paciente, que va más allá de las variaciones diarias, que es aguda en su inicio y puede requerir un cambio en la medicación regular». Esta definición, aunque disfruta de mayor consenso, sigue presentando limitaciones. En pacientes con EPOC, otras muchas enfermedades pueden producir un incremento de disnea que puede simular una exacerbación e incluso complicarla (neumonía, neumotórax, embolia pulmonar, insuficiencia cardíaca, etc.). Por consenso, estas otras enfermedades han sido excluidas del diagnóstico de exacerbación, es decir, no se pueden considerar causas de exacerbación puesto que no afectan a su fisiopatología. No obstante, en ocasiones los síntomas son inespecíficos y la posibilidad de identificar el origen correcto incierto. Existen numerosas evidencias de que durante la exacerbación se produce una clara amplificación de la inflamación en la vía aérea,[14] y que ésta podría guardar relación con la progresión de la enfermedad.[15] Por este motivo, algunos autores han sugerido que la definición actual de la enfermedad debería incluir también el concepto inflamatorio, al igual que ya sucede con la propia definición de la enfermedad.[12] Sin embargo, existen también algunas dificultades prácticas para asumir esta definición. Detectar la inflamación en la vía aérea presenta dificultades, dado que tanto el análisis de los marcadores inflamatorios en esputo como el condensado exhalado tiene problemas tanto técnicos como económicos. Recientemente, un estudio ha evaluado diversos biomarcadores plasmáticos con la misma finalidad, sin obtener resultados contundentes por el momento.[16] En los próximos años, probablemente, asistiremos a un fuerte impulso investigador en esta área.

## 3  Fisiopatología

### 3.1  *Efectos agudos*

La característica fisiopatológica más destacada de la exacerbación de la EPOC es la limitación espiratoria al flujo (LEF), resultado del proceso inflamatorio en la vía aérea.[17] Con las evidencias actuales, razonablemente se puede asumir que el factor desencadenante de la exacerbación es el incremento de la inflamación en la vía aérea y que ésta puede estar causada por bacterias, virus o polución ambiental, incluido el humo del tabaco. Sin embargo, la relación entre inflamación local, etiología, frecuencia y gravedad de la exacerbación no se ha establecido. Los pacientes que presentan infección respiratoria de origen vírico presentan mayores niveles de inflamación y asocian agudizaciones más graves y prolongadas.[18-20] La inflamación neutrofílica observada durante las exacerbaciones de la EPOC se ha asociado a una mayor detección de bacterias en el esputo,[21] lo que sugiere que la heterogeneidad en la respuesta inflamatoria puede depender del factor precipitante.

El aumento de la inflamación local induce muchos cambios patológicos en la propia vía (aumento de la producción de esputo, engrosamiento de la pared bronquial, edema de pared, broncoconstricción) que pueden producir un estrechamiento brusco de la misma, produciendo LEF e hiperinsuflación dinámica (HD)[14,17] (véase la figura 1). Diversos estudios han identificado una estrecha asociación entre la presencia de disnea, principal síntoma de la agudización, y el desarrollo de HD.[22,23] La HD aumenta el trabajo de los músculos respiratorios y el consumo de oxígeno, produciendo a su vez un descenso en la presión parcial de oxígeno venoso. La obstrucción bronquial también aumenta el desequilibrio de la ventilación perfusión (V'/Q'), porque una gran proporción de flujo sanguíneo se deriva hacia las unidades pulmonares con bajo V'/Q'.[24] La combinación de estos últimos mecanismos empeora el intercambio de gases en pacientes con exacerbaciones graves. El desarrollo agudo de HD puede reducir también la precarga ventricular derecha al afectar el retorno venoso. Además, la presión en arteria pulmonar es generalmente más elevada a cualquier gasto cardíaco en pacientes con EPOC que en sujetos sanos.[25]

Durante las exacerbaciones también se produce un aumento de la inflamación sistémica.[26] Recientemente, Pinto-Plata *et al.*[27] han demostrado que durante la exacerbación se producen cambios significativos en distintas citocinas plasmáticas que correlacionan con los síntomas y la función pulmonar. Los autores sugieren que la exacerbación no sólo se caracteriza por un empeoramiento de la obstrucción al flujo aéreo, sino también por un incremento de la demanda sistémica en un huésped con limitada reserva ventilatoria.

Aunque la inflamación es crucial en la patogénesis de la EPOC, no todas las exacerbaciones se asocian a un aumento de la inflamación. Los mecanismos de empeoramiento del LEF en ausencia de inflamación de la vía aérea son menos conocidos.

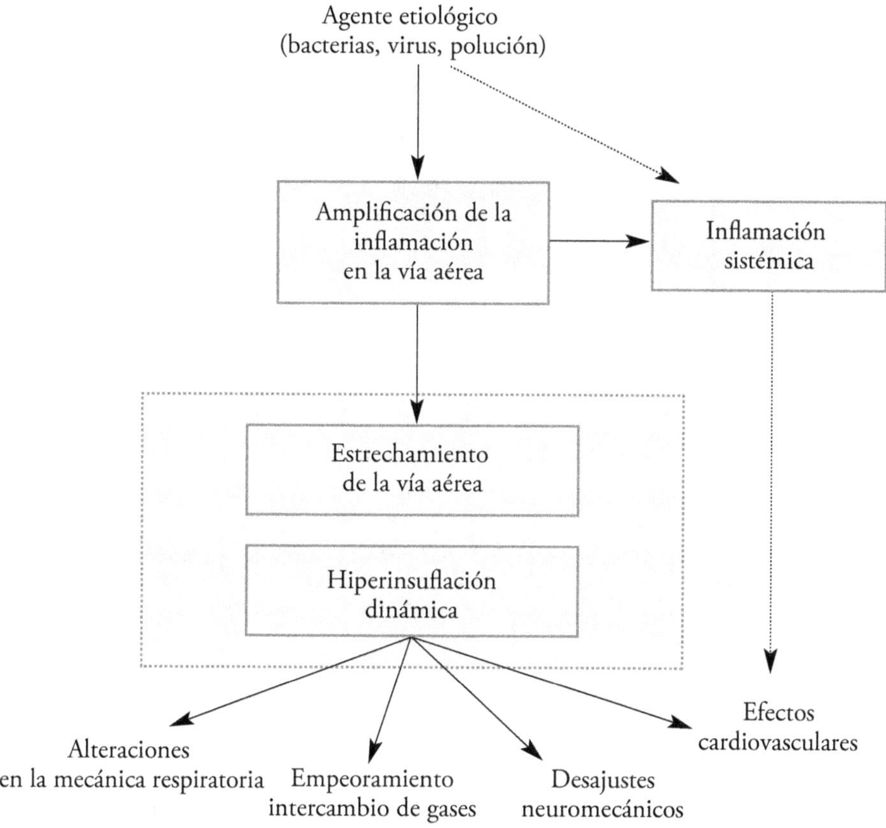



*Figura 1. Fisiopatología de la exacerbación de la EPOC.*

## 3.2 Transcurso de la exacerbación

La duración de la exacerbación es variable. Se ha descrito que el flujo espiratorio máximo (FEM) tarda una media de seis días en recuperar los valores basales.[28] Sin embargo, a los 35 días, hasta un 25 % de los pacientes seguían sin haber recuperado el FEM y un 14 % permanecían sintomáticos. Parker *et al.*[23] en un estudio sobre veinte pacientes con exacerbaciones moderadas sin insuficiencia respiratoria, observaron que la mejoría en la disnea y en la hiperinsuflación fue más marcada sobre el día catorce después de la exacerbación, produciéndose mejoras menos evidentes a partir de esa fecha. Sin embargo, el tiempo de recuperación no fue uniforme, ya que hasta un 40 % de pacientes no se recuperaron por completo incluso después de 60 días. Durante el seguimiento se observó un incremento progresivo de la capacidad inspiratoria (IC) y de la capacidad vital (VC), con reducciones recíprocas en la capacidad funcional residual (FRC) y el volumen residual (RV), respectivamente. No se produjeron cambios significativos en la capacidad pulmonar total (TLC). Esto sugiere que se produce una disminución progresiva de la hiperinsuflación pulmonar

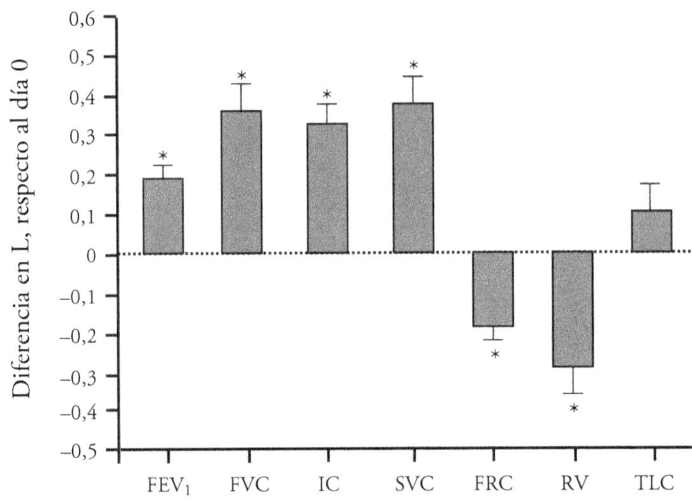

*Figura 2. Cambios funcionales que se producen durante las exacerbaciones de la EPOC, desde el día cero hasta el final del seguimiento (dos meses). FEV₁: volumen espiratorio forzado durante el primer segundo; FVC: capacidad vital forzada; IC: capacidad inspiratoria; SVC: capacidad vital lenta; FRC: capacidad funcional residual; RV: volumen residual; TLC: capacidad pulmonar total. *: p < 0,05 en las diferencias respecto al día 0. Tomado de la referencia bibliográfica 23 (con permiso).*

con el paso del tiempo, y que la reducción en la IC traduce un incremento en el volumen pulmonar al final de la espiración (EELV). La figura 2 muestra los cambios más relevantes desde el punto de vista funcional respiratorio.

Recientemente se han relacionado los cambios fisiopatológicos con los niveles plasmáticos de distintas citoquinas en un grupo de pacientes hospitalizados por exacerbación.[27] La IC mejoró rápidamente y correlacionó con la taquipnea. Por el contrario, los cambios en FEV₁ y FVC fueron más graduales, de modo que sólo fueron significativos después del alta hospitalaria. Los niveles plasmáticos de interleucina (IL)-6, IL-8, aumentados en la primera determinación, experimentaron una rápida mejoría a las 48 horas, con menores reducciones en los niveles de leucotrieno B4.

## 3.3   Efectos a largo plazo

Desde el punto de vista fisiopatológico, existe muy poca información sobre cómo se produce la recuperación de la exacerbación y cuáles son sus efectos a largo plazo. Recientemente, se ha completado un estudio que analiza los cambios inflamatorios y la frecuencia de agudizaciones durante un período de siete años.[29] Los pacientes con frecuentes exacerbaciones presentaron un aumento en el fibrinógeno plasmático a lo largo del tiempo, sugiriendo los autores que este grupo de pacientes tiene mayor riesgo de morbilidad cardiovas-

cular. Otros estudios observan una vuelta a la normalidad de la mayoría de citocinas elevadas durante la exacerbación; no obstante, otras persisten elevadas. Groenewegen *et al.*[30] realizaron un estudio sobre 21 pacientes con seguimiento posterior durante seis meses. Durante el tratamiento de la exacerbación, los niveles de IL-6, y el receptor 75 del factor de necrosis
tumoral soluble (sTNFR75) disminuyeron rápidamente, mientras que el sTNFR55 y la
proteína incrementadora de la permeabilidad bactericida (BPI) permanecieron elevados.
Estos resultados sugieren la persistencia de una inflamación sistémica residual que podría
aumentar con el tiempo, especialmente en aquellos que tienen repetidas exacerbaciones.

## 4 Consecuencias de la exacerbación

### 4.1 Percepción de los pacientes

En la actualidad existe un creciente interés por conocer la opinión de los pacientes, sus pre-
ocupaciones y preferencias. En muchas ocasiones esta percepción no queda adecuadamente reflejada en los marcadores funcionales o biológicos que se emplean para monitorizar la
enfermedad. Por este motivo, se hace necesario desarrollar herramientas capaces de recoger
este tipo de información, los denominados *patient-reported outcomes* (PROs). Un *patient-
reported outcome* se define como una dimensión de la enfermedad que se obtiene del paciente sin necesidad de realizar pruebas biológicas o funcionales. Las escalas de disnea o los
cuestionarios de calidad de vida son algunos ejemplos de los PROs más conocidos. No obstante, otras dimensiones como la repercusión sobre la actividad física, el estado anímico, el
impacto social o familiar se están explorando en los últimos años. En una encuesta telefó-
nica realizada a 1.110 sujetos con síntomas de EPOC, el aspecto más referido por los pacientes fue el impacto sobre las actividades de la vida diaria (AVD) que se produce durante la exacerbación.[31] Hasta un 45 % de los individuos entrevistados decían permanecer en
cama o en el sillón durante la exacerbación. Kessler *et al.*[32] en un estudio observacional
similar sobre 125 pacientes con EPOC moderada a muy grave, también señalan como algo
más del 90 % que se sentían afectados en sus AVD al sufrir una exacerbación, la mitad de
los cuales interrumpían por completo su actividad. Los pacientes con frecuentes exacerbaciones son más propensos a permanecer en el domicilio, reduciendo enormemente la actividad física, las relaciones sociales y el estado de salud.[33]

Las exacerbaciones también tienen una fuerte influencia sobre el humor.[31,32] Cerca de un
65 % refieren alteraciones anímicas con una variedad de sentimientos negativos como depresión, irritabilidad, mal carácter, ansiedad, aislamiento, ira y culpabilidad. Una proporción
significativa de estos casos ven condicionadas sus relaciones sociales y hasta un 27 % de ellos
desean estar solos o se sienten muy frustrados.[31] Cerca de un tercio de los casos dicen estar
preocupados por el impacto que la enfermedad y la exacerbación tiene sobre sus familiares

más cercanos. Cuando están estables, la posibilidad de sufrir una futura exacerbación les preocupa enormemente. Aproximadamente un 30 % de los encuestados en este estudio declararon tener miedo del inicio del invierno y cerca de un 12 % tienen incluso miedo de morir.[32]

## 4.2   Calidad de vida relacionada con la salud

Numerosos trabajos han demostrado la existencia de una estrecha relación entre la frecuencia de exacerbaciones y la calidad de vida relacionada con la salud (CVRS) (véase la tabla 1).[6,7,34,35] Con independencia del criterio empleado para definir la frecuencia y gravedad de la exacerbación, del instrumento de medida e incluso del diseño del estudio, los pacientes con exacerbaciones, especialmente si son repetidas, muestran un empeoramiento de su CVRS. En situación basal, la diferencia media en la puntuación total del St. George's Respiratory Questionnaire (SGRQ) entre pacientes con frecuentes exacerbaciones y los casos que apenas las presentan oscila entre 4-16,4 puntos.[7,34,35] Estos resultados plantean el interrogante de sí realmente el deterioro es secundario a la exacerbación o un factor predisponente. Spencer *et al.*[7] en un estudio longitudinal analizaron los cambios de salud durante un período de tres años, relacionándolos con las exacerbaciones observadas durante este tiempo. Los frecuentadores, definidos en este estudio como aquellos que tenían > 1,65 exacerbaciones/año, se deterioraron de forma más rápida (2,9 SGRQ unidades/año) que los pacientes con escasas exacerbaciones (2,4 SGRQ unidades/año). Según los autores, las exacerbaciones ejercen un efecto acumulativo sobre la CVRS, efecto que se observa especialmente en aquellos casos que no recuperan su estado de salud por tener frecuentes exacerbaciones. Recientemente Bourbeau *et al.*[36] han estudiado un grupo de 421 pacientes con EPOC con seguimiento durante seis meses. De estos pacientes, 135 presentaron una exacerbación y 41 pacientes tuvieron dos o más exacerbaciones. El estudio revela un deterioro clínicamente significativo en el estado de salud durante la agudización. Este fue reflejo de un mayor deterioro en el dominio de impacto del SGRQ (aumento $\geq$ 4 puntos), que persistió en más de la mitad de los pacientes durante la primera semana y en un tercio de los casos en la segunda semana de seguimiento. El análisis estadístico multivariado mostró que la mayoría de variables del estado de salud, los síntomas y el estado funcional regresaron a la situación basal después de catorce días con la excepción del estado mental, reduciendo las actividades de la vida diaria. En los pacientes que no sufrieron ninguna agudización, el estado de salud mejoró durante el primer mes de seguimiento y posteriormente no mostró cambios (SGRQ total, con una media de –6,2 al primer mes de tratamiento y de –6,9 a los seis meses). Algo parecido sucedió en los casos que tienen sólo una exacerbación (SGRQ total en el primer mes: –4,7; en el sexto mes: –4,2). Los pacientes con dos o más exacerbaciones no mejoraron durante el primer mes. Este deterioro se mantuvo sin cambios durante los seis meses de seguimiento.

| | N.º de pacientes | Diseño | Duración (años) | Definición exacerbador | Tipo exacerb. | Medida | FEV$_1$ (ml) (%) | Impacto de la frecuencia de exacerbaciones sobre la CVRS (Frecuentes vs. infrecuentes) | | Grado de deterioro en CVRS |
| --- | --- | --- | --- | --- | --- | --- | --- | --- | --- | --- |
| | | | | | | | | Basal | Final del estudio | |
| – Seemungal, 1998[6] | 70 | Observ. | 1 | ≥ 3/año | Todas (diario síntomas) | SGRQ Total | 1,05 (40 %) | -- | + 15,1 | |
| – Spencer, 2004[7] | 613 | ECA | 3 | > 1,65/año | Todas | SGRQ Total | – < 1,65/a: 53 %<br>– > 1,55/a: 45 % | + 4,0 | -- | – Ninguna:<br>+ 2,0 unidad/año<br>– Infrecuentes:<br>+ 2,4 unidad/año<br>– Frecuentes:<br>+ 2,9 unidad/año |
| – Soler, 2004[35] | 64 | Caso-control | 1 | ≥ /año<br>o<br>≥ 2 ingresos/año | Graves | SGRQ Total | 0,86 (33 %) | + 16,4 | -- | |
| – Miravitlles, 2007[34] | 336 | Observ. | 2 | ≥ 3/año | Todas | SGRQ Total | 1,02 (33 %) | + 7,2 | + 9,3 | – Moderadas:<br>+ 1.98 unidad/año<br>– Graves: NS<br>– Hospitalización:<br>+ 1,80 unidad/año |

SGRQ: St. George's Respiratory Questionnaire.

*Tabla 1. Efecto de la frecuencia de exacerbaciones sobre la calidad de vida relacionada con la salud.*

## 4.3   *Progresión de la enfermedad*

A pesar de que el estudio original de Fletcher *et al.*[1] no demostró influencia de las infecciones respiratorias recurrentes sobre la función pulmonar, datos recientes contradicen esta aseveración.[8,9] Cinco estudios han evaluado el impacto de la frecuencia de exacerbaciones sobre el $FEV_1$.[7-9,34,37] Los criterios empleados en estos estudios para definir frecuencia y gravedad de exacerbaciones, así como el tiempo de seguimiento son variables. En general, parece que a medida que aumenta el período de seguimiento se constata un descenso acelerado del $FEV_1$ en los pacientes que tienen más exacerbaciones. Los dos únicos estudios que demuestran un efecto significativo tienen períodos de seguimientos de cuatro y cinco años, respectivamente.[8,9] No obstante, el tamaño muestral en uno de ellos fue muy reducido y el otro tuvo un diseño epidemiológico, siendo la definición de exacerbación muy poco rigurosa. Donaldson *et al.*[8] en un estudio con sólo 32 pacientes con EPOC moderada o grave, describieron un exceso en la caída anual del $FEV_1$ de 8 ml/año en los pacientes que presentaban frecuentes exacerbaciones. La definición de exacerbación se basó en el empleo diario de síntomas. Kanner *et al.*[9] incluyeron a 5.887 pacientes en el seno del Lung Health Study con seguimiento durante cinco años. Los autores recogieron el número de visitas al médico por infección respiratoria, como equivalente de exacerbación. En este último estudio, sólo los fumadores activos con infecciones repetidas mostraron pérdida acelerada de función pulmonar, sugiriendo cierta interacción entre la coexistencia del tabaquismo activo y la presencia de infecciones repetidas. Frente a estos resultados, otras tres series no han demostrado el efecto de las exacerbaciones sobre la función pulmonar.[6,34,37] No obstante, en uno de ellos, donde únicamente se incluían exacerbaciones moderadas, se observó un descenso medio del $FEV_1$ de 140 ml en el primer año de seguimiento y de 90 ml en el segundo en el grupo de exacerbadores, aunque sin alcanzar significación estadística.[37] Se desconoce si la gravedad de la propia exacerbación, y no tanto la frecuencia, pueden tener un efecto diferencial sobre la función pulmonar. Recientemente, se ha observado que la presencia de exacerbaciones graves repetidas en pacientes asmáticos sin antecedentes de tabaquismo produce una caída anual del $FEV_1$ 16,9 ml/año superior a la observada en pacientes con exacerbaciones poco frecuentes.[38] La presencia de virus respiratorio sincitial en esputo de pacientes con EPOC estable, también se ha vinculado a mayor inflamación en la vía aérea y pérdida de función pulmonar.[39] Estos resultados apuntan a un nexo de unión entre infección crónica persistente en la vía aérea, inflamación local y progresión de la enfermedad. Este nexo es más probable que se pueda observar en fases avanzadas de la enfermedad que no en estadios iniciales, lo que explicaría la negatividad del clásico estudio de Fletcher *et al.*[1]

La exacerbación también podría afectar a otros dominios de la enfermedad, más allá de la función pulmonar. En un estudio sobre 215 pacientes seguidos de forma prospectiva durante dos años en los que de forma periódica se fue evaluando el índice BODE, un índice multidimensional que incorpora la medida del índice de masa corporal (B), grado de obstrucción (O), disnea (D) y ejercicio (E), Cote *et al.*[38] observaron que los pacientes que experimentaron exacerbaciones tuvieron un deterioro significativo del índice BODE, mientras que en los que no tuvieron exacerbaciones éste no se modificó. El grupo de pacientes con frecuentes exacerbaciones fueron los que mayor impacto experimentaron sobre el BODE a lo largo del tiempo, con un empeoramiento de 1,14 puntos de BODE en dos años, frente al empeoramiento de 0,81 puntos de los pacientes que sólo tuvieron una exacerbación (p = 0,0005). El modelo de regresión lineal mostró que tanto el número de exacerbaciones como la hospitalización fueron las variables que mejor se asociaron con un cambio en el índice BODE. Al revisar la influencia de la exacerbación sobre los diversos componentes del BODE, tanto el grado de disnea como la distancia recorrida en la prueba de los seis minutos empeoraron de forma significativa a lo largo del tiempo, lo que sugiere un efecto adicional de la exacerbación sobre la evolución temporal de otros dominios de la enfermedad.

### 4.4   *Consecuencias sistémicas de la exacerbación*

Más allá de la repercusión que tiene la exacerbación sobre el pulmón, evidencias recientes también sugieren la presencia de consecuencias extrapulmonares de distinta consideración. Tashkin *et al.*[40] en un estudio sobre 2.197 pacientes con EPOC con más de una exacerbación, seleccionados a partir de nueve ensayos clínicos con más de seis meses de seguimiento, ha demostrado que la incidencia de eventos adversos no respiratorios después de sufrir una exacerbación aumenta 3,57 veces frente a la situación preexacerbación. Los eventos cardíacos aumentaron un 3,85 (pasando de 14 alteraciones cardíacas previas a 86 eventos tras la exacerbación). Las neoplasias también pasaron de 7 a 21 (aumentando 1,85 veces) y las alteraciones metabólicas se quintuplicaron.

Se ha postulado que la existencia de mayor inflamación sistémica tras la exacerbación podría aumentar el riesgo cardiovascular, aumentando así los eventos coronarios. Algunos estudios han observado un aumento de la troponina T e I durante las exacerbaciones graves de la EPOC,[41-43] identificando este aumento como un marcador pronóstico tanto de mortalidad intrahospitalaria en cuidados intensivos,[42] como de mortalidad a largo plazo tras hospitalización en sala convencional.[43] La elevación de troponina, más allá de la afectación miocárdica, puede tener distintos orígenes, tales como la embolia pulmonar, la insuficiencia renal, el fallo cardíaco o la propia exacerbación.[44] La embolia pulmonar se ha descrito hasta en un 25 % de pacientes con exacerbación grave de EPOC de causa no aclarada[45] y su diagnóstico no resulta sencillo. Lo mismo sucede con la insuficiencia cardíaca. Hasta un 30 % de pacientes con exacerbación grave de la EPOC asocian insuficiencia cardíaca,[46] lo que dificulta el poder establecer si la disfunción ventricular es resultado de la propia exacerbación o bien es una enfermedad que mimetiza a la exacerbación. Stolz *et al.*[47] han demostrado que los niveles plasmáticos del péptido natriurético tipo B (BNP) está aumentado en las exacerbaciones de la EPOC y que éstos predicen la necesidad de cuidados intensivos. Contrariamente a lo esperado, el BNP no se comportó como factor pronóstico adverso a largo plazo. El BNP es liberado fundamentalmente del ventrículo izquierdo y en menor medida del derecho, siendo su principal estímulo el estrés cardíaco. Por tanto, niveles elevados de BNP podrían ser secundarios a una disfunción ventricular izquierda, sistólica o diastólica, a una disfunción valvular o a una disfunción ventricular derecha. Adicionalmente, el BNP también se encuentra elevado en la hipertensión arterial pulmonar. Las citocinas proinflamatorias, la activación del sistema nervioso simpático y la hipoxia también se han identificado como posibles inductores de la secreción de BNP.[47]

La propia exacerbación también puede inducir daño miocárdico y necrosis celular. La taquicardia, hipoxemia y la dilatación del ventrículo derecho, así como determinadas complicaciones que aparecen durante la exacerbación como la hipertensión arterial pulmonar, pueden ser causa de aumento de la liberación de troponinas.[44] Finalmente, existen evidencias crecientes de que la prevalencia de la cardiopatía isquémica puede estar aumentada en los pacientes con EPOC,[48] sugiriéndose la posibilidad de que el aumento de la respuesta inflamatoria típica de la exacerbación pudiese también amplificar el proceso inflamatorio asociado a la ateroesclerosis y aterotrombosis.[49] Donalson *et al.*[50] han estudiado 25.887 pacientes con EPOC a partir de una base de datos (Health Improvement Network) en Inglaterra y Gales. Los autores detectan 524 episodios de infarto de miocardio en 426 pacientes, tras sufrir una exacerbación. La incidencia fue de 0,011 casos por año y paciente. El riesgo de infarto fue 2,27 veces superior (IC 95 %: 1,1-4,7; p = 0,029) entre el primer y quinto día después de la exacerbación, disminuyendo con posterioridad a lo largo del tiempo. Una entre 2.513 exacerbaciones que requieren tratamiento con antibióticos y esteroides se asociaron a infarto entre uno y cinco días, una en 609 en el período de entre uno y cuarenta y nueve días. Los autores concluyen que existe un aumento pequeño, pero significativo, en el riesgo de infarto en el período postexacerbación. No obstante, sugieren que quizás éste tenga más relación con la inflamación crónica que no con la aguda que se produce durante la exacerbación.

### 4.5 *Importancia pronóstica*

Diversos trabajos han detectado un incremento notable de la mortalidad tras hospitalización, que según la población seleccionada puede oscilar entre el 22-43 % al año.[51-53] Tradicionalmente, este incremento de mortalidad se ha explicado sobre la base de una mayor gravedad basal de la enfermedad. Sin embargo, datos recientes sugieren que la exacerbación podría ejercer un efecto directo sobre la mortalidad, independiente de la situación basal del enfermo.[10] En una cohorte de 304 pacientes varones, seguidos durante cinco años, se observó cómo la frecuencia de exacerbaciones aumentaba el riesgo de muerte con independencia de otras variables pronósticas (véase la figura 3).[10] En los pacientes que tenían una o dos exacerbaciones graves atendidas en el hospital (visitas a urgencias u hospitalizacio-

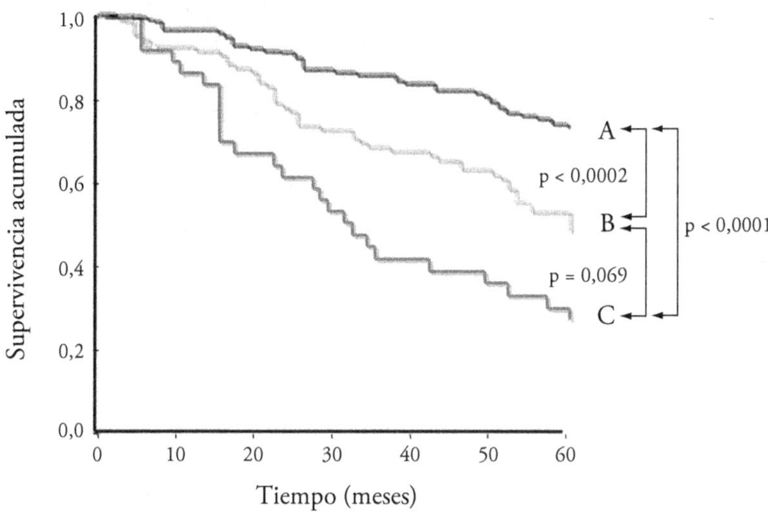


*Figura 3. Curva de supervivencia en función de la frecuencia de exacerbaciones graves (atendidas en el hospital). A: grupo de pacientes que no presentan exacerbaciones graves; B: pacientes con una o dos exacerbaciones atendidas en el hospital; C: pacientes con frecuentes exacerbaciones (tres o más exacerbaciones graves). Tomado de la referencia bibliográfica 10 (con permiso).*

nes) el riesgo de muerte se multiplicó por dos (IC 95 %: 1,01-3,98) y en los frecuentadores (tres o más exacerbaciones al año) el riesgo de muerte aumentó por cautro (IC 95 %: 1,80-9,45) en relación con aquellos casos que no presentaron ninguna exacebación. La gravedad de la exacerbación también fue importante, puesto que los pacientes hospitalizados presentaron mayor mortalidad que los atendidos en urgencias sin ingreso.[10] Las consecuencias de este hallazgo son relevantes, ya que la prevención de la exacerbación podría impactar de forma beneficiosa sobre la supervivencia de estos pacientes. Sin embargo, antes de asumir estos resultados, se hace necesario contrastar la importancia pronóstica de las exacerbaciones repetidas con nuevos estudios. Recientemente, tres grupos españoles han comunicado resultados similares.[54-56] En un segundo estudio observacional sobre 185 pacientes con EPOC el grupo del Hospital General de Requena ha comprobado cómo las exacerbaciones graves son un factor pronóstico independiente, incluso del índice BODE. En este estudio, de nuevo, los exacerbadores mostraron el mayor riesgo de muerte con una mortalidad ajustada 2,3 veces superior (HR: 2,3, IC 95 %: 1,2-4,2) que los casos sin exacerbación.[54] Esteban *et al.*[55] en una cohorte de 611 pacientes seguidos durante cinco años, observaron que los pacientes que presentan hospitalizaciones tenían mayor riesgo de muerte, tras ajustar el modelo por una escala multidimensional en la que se incluye la disnea, el $FEV_1$, la percepción del estado de salud por el paciente y la actividad física. Concretamente, los casos que tuvieron una o dos hospitalizaciones tenían un HR ajustado de 1,6 (IC 95 %: 1,1-2,5) y los que tenían tres o más hospitalizaciones un

HR ajustado de 2,8 (IC 95 %: 1,7-4,8), valores muy próximos a los obtenidos en nuestro estudio. De forma similar, Marín *et al.*[56] también encontraron que la tasa de los diferentes tipos de exacerbación (ambulatoria, urgencias, hospitalizaciones) fue más elevada en los pacientes que fallecieron en los primeros cinco años de seguimiento, frente a los que seguían vivos después de este período. Los dos estudios realizados por dicho grupo sólo incluyen exacerbaciones graves,[10,54] por lo que se desconoce cuál es la importancia pronóstica de las agudizaciones de menor intensidad. Sin embargo, en el estudio de Marín *et al.*[56] los pacientes con más de cuatro exacerbaciones ambulatorias también presentaron mayor riesgo de muerte.


## 5   Conclusiones

La EPOC se entiende en la actualidad como una enfermedad inflamatoria crónica compleja con múltiples dimensiones, unas pulmonares y otras sistémicas. En este nuevo contexto, las exacerbaciones, lejos de ser un mero epifenómeno, se han convertido en eventos capaces de impactar sobre distintos componentes de la enfermedad. Durante el episodio agudo, los pacientes sufren importantes limitaciones en las actividades de la vida diaria con alteraciones en el estado anímico e incluso repercusión social. Muchos de estos enfermos se sienten aislados y prefieren permanecer en sus domicilios, limitando todavía más su actividad. Todo ello redunda en un fuerte impacto sobre la calidad de vida relacionada con la salud. Este deterioro se suele recuperar de forma gradual. No obstante, las alteraciones pueden persistir en una buena proporción de casos, especialmente si aparecen nuevas descompensaciones que imposibiliten el retorno a la situación basal. Fisiopatológicamente, la exacerbación se caracteriza esencialmente por un incremento de la inflamación previa (inflamación aguda sobre inflamación crónica) que conduce a una limitación al flujo aéreo e hiperinsuflación dinámica. La inflamación, además de afectar a la vía aérea, también se manifiesta fuera del pulmón. Algunos pacientes no alcanzan a recuperar el estado previo, produciéndose, por tanto, consecuencias a largo plazo. Aunque existe cierta controversia, se ha constatado un descenso acelerado de la función pulmonar especialmente en los pacientes que sufren repetidas exacerbaciones, sugiriéndose por ello una posible influencia sobre la progresión de la enfermedad. Datos recientes también subrayan la existencia de alteraciones extrapulmonares relacionadas con la exacerbación, especialmente en la esfera cardiovascular. En su conjunto, estas alteraciones respiratorias y no respiratorias pueden finalmente condicionar el pronóstico. Por todo lo anterior, pensamos que la exacerbación debe ser considerada un elemento estratégico en el manejo de la EPOC, de modo que la investigación en todas sus facetas debe ser potenciada y priorizada. Universalizar la definición, matizar adecuadamente el diagnóstico diferencial y conocer en profundidad los mecanismos íntimos que participan del proceso son elementos clave en el futuro inmediato. Del mismo modo, la prevención de las exacerbaciones y el adecuado manejo de las mismas se antojan absolutamente necesarios desde el punto de vista terapéutico. El tarro de las esencias parece haberse destapado y es menester de todos el remar en la misma dirección. En juego, quizás, esté la posibilidad de cambiar la historia natural de la enfermedad.

## BIBLIOGRAFÍA

1. Fletcher CM, Peto R, Tinker C, Speizer FE. The natural history of chronic bronchitis and emphysema. New York, Toronto, Oxford University Press, 1976.

2. Andersson F, Borg S, Jansson SA, Jonsson AC, Ericsson A, Prutz C, *et al.* The costs of exacerbatons in chronic obstructive pulmonary disease (COPD). Respir Med 2002; 96: 700-08.

3. Wouters EF. Economic analysis of the confronting COPD survey: an overview of results. Respir Med 2003; 97: S3-S4.

4. Soler JJ, Sánchez L, Latorre M, Alamar J, Román P, Perpiña M. Impacto asistencial hospitalario de la EPOC. Peso específico del paciente con EPOC de alto consumo sanitario. Arch Bronconeumol 2001; 37: 375-81.

5. Soler JJ. Coste de la infección en la EPOC. Rev Esp Quimioterap 2004; 17 (1): 11-4.

6. Seemungal TAR, Donaldson GC, Paul EA, Bestall JC, Jeffries DJ, Wedzicha JA. Effect of exacerbation on quality of life in patients with chronic obstructive pulmonary disease. Am J Respir Crit Care Med 1998; 157: 1418-422.

7. Spencer S, Calverley PMA, Burge PS, Jones PW. Impact of preventing exacerbatons on deterioration of health status in COPD. Eur Respir J 2004; 23: 698-702.

8. Donaldson GC, Seemungal TAR, Bhowmik A, Wedzicha JA. Relationship between exacerbation frequency and lung function decline in chronic obstructive pulmonary disease. Thorax 2002; 57: 847-52.

9. Kanner RE, Anthonisen NR, Connett JE. Lower respiratory illnesses promote $FEV_1$ decline in current smokers but not exsmokers with mild chronic obstructive pulmonary disease. Am J Respir Crit Care Med 2001; 164: 358-64.

10. Soler-Cataluña JJ, Martínez-García MA, Román Sanchez P, Salcedo E, Navarro M, Ochando R. Severe acute exacerbations and mortality in patients with chronico obstructive pulmonary disease. Thorax 2005; 60: 925-31.

11. Rabe KF, Hurd S, Anzueto A, Barnes PJ, Buist SA, Calverley P *et al.* Global strategy for the diagnosis, management, and prevention of chronic obstructive pulmonary disease. GOLD executive summary. Am J Respir Crit Care Med 2007; 176; 532-555.

12. Hurst JR, Wedzicha JA. What is (and what is not) a COPD exacerbation: thoughs from the new GOLD guidelines. Thorax 2007; 62: 198-99.

13. Langsetmo L, Platt RW, Ernst P, Bourbeau J. Underreporting exacerbation of chronic obstructive pulmonary disease in a longitudinal cohort. Am J Respir Crit Care Med 2008; 177: 396-401.

14. Tsoumakidou M, Siafakas NM. Novel insights into the aetiology and pathophysiology of increased airway inflammation during COPD exacerbations. Respiratory Research 2006; 7: 80.

15. Donaldson GC, Seemungal TAR, Patel IS, Bhowmik A, Wilkinson TMA, Hurst JR *et al.* Airway and systemic inflammation and decline in lung function in patients with COPD. Chest 2005; 128: 1995-2004.

16. Hurst JR, Donaldson GC, Perera WR, Wilkinson TM, Bilello JA, Hagan GW *et al.* Use of plasma biomarkers at exacerbation of chronic obstructive pulmonary disease. Am J Respir Crit Care Med 2006; 174: 867-74.

17. O'Donnell DE, Parker CM. COPD exacerbations. Pathophysiology. Thorax 2006; 61:354-61.

18. Seemungal TAR, Harper-Owen R, Bhowmik A, Moric I, Sanderson G, Message S *et al.* Symptoms, inflammatory markers and respiratory viruses in acute exacerbations and stable COPD. Am J Respir Crit Care Med 2001; 164: 1618-623.

19. Seemungal TAR, Harper-Owen R, Bhowmik A, Jeffries DJ, Wedzicha JA. Detection of rhinovirus in induced sputum at exacerbation of chronic obstructive pulmonary disease. Eur Respir J 2000; 16: 677-83.

20. Rohde G, Wiethege A, Borg I, Kauth M, Bauer TT, Gillissen A, Bufe A, Schultze-Werninghaus G. Respiratory viruses in exacerbations of chronic obstructive pulmonary disease requiring hospitalisation: a case-control study. Thorax 2003; 58: 37-42.

21. White AJ, Gompertz S, Bayley DL, Hill SL, O'Brien C, Unsal I *et al.* Resolution of bronchial inflammation is related to bacterial eradication follo-

wing treatment of exacerbations of chronic bronchitis. Thorax 2003; 58: 680-85.

22. Stevenson NJ, Walker PP, Costello RW, Calverley PMA. Lung mechanics and dyspnea during exacerbations of chronic obstructive pulmonary disease. Am J Respir Crit Care Med 2005; 172: 1510-516.

23. Parker CM, Voduc N, Aaron SD, Webb KA, O'Donnell DE. Physiologic changes during symptom recovery from moderate exacerbation of COPD. Eur Respir J 2005; 26: 420-28.

24. Barbera JA, Roca J, Ferrer A, Felez MA, Díaz O, Roger N, Rodríguez-Roisin R. Mechanisms of worsening gas exchange during acute exacerbations of chronic obstructive pulmonary disease. Eur Respir J 1997; 10: 1285-291.

25. Rodríguez-Roisin R, MacNee W. Pathophysiology of chronic obstructive pulmonary disease. Eur Respir Mon 1998; 7: 107-26.

26. Wouters EFM, Groenewegen KH, Dentener MA, Vernooy JH. Systemic inflammation in chronic obstructive pulmonary disease. Proc Am Thorac Soc 2007; 626-34.

27. Pinto-Plata VM, Livnat G, Girish M, Cabral H, Masdin P, Linacre P et al. Systemic cytokines, clinical and physiological changes in patients hospitalized for exacerbation of COPD. Chest 2007; 131: 37-43.

28. Seemungal TAR, Donaldson GC, Bhowmik A, Jeffries DJ, Wedzicha JA. Time course and recovery of exacerbations in patients with chronic obstructive pulmonary disease. Am J Respir Crit Care Med 2000; 161: 1608-613.

29. Donaldson GC, Seemungal TAR, Patel IS, Lloyd-Owen SS, Bhowmik A, Wilkinson TMA et al. Airway and systemic inflammation and decline in lung function, in chronic obstructive pulmonary disease. Chest 2005; 128: 1995-2004.

30. Groenewegen KH, Dentener MA, Wouters EFM. Longitudinal follow-up of systemic inflammation after acute exacerbations of COPD. Respir Med 2007; 101: 2409-415.

31. Miravitlles M, Anzueto A, Legnani D, Forstmeier L, Fargel M. Patient's perception of exacerbation of COPD – the PERCEIVE study. Respir Med 2007; 101: 453-60.

32. Kessler R, Ståhl E, Vogelmeir C, Haughmey J, Trudeau E, Löfdahl C-G et al. Patient understanding, detection, and experience of COPD exacerbations. An observational, interview-based study. Chest 2006; 130: 133-42.

33. Donaldson GC, Wilkinson TMA, Hurst JR, Perera WR, Wedzicha JA. Exacerbations and time spent outdoors in chronic obstructive pulmonary disease. Am J Respir Crit Care Med 2005; 171: 446-52.

34. Miravitlles M, Ferrer M, Pont A, Zalacain R, Álvarez-Sala JL, Masa F et al. Effect of exacerbations on quality of life in patients with chronic obstructive pulmonary disease: a 2 year follow up study. Thorax 2004; 59: 387-95.

35. Soler JJ, Sánchez L, Román P, Martínez MA, Perpiña M. Risk factors of emergency care and admissions in COPD patients with high consumption of health resources. Resp Med 2004; 98: 318-29.

36. Bourbeau J, Ford G, Zackon H, Pinsky N, Lee J, Ruberto G. Impact on patients' health status following early identification of a COPD exacerbation. Eur Respir J 2007; 30: 907-13.

37. Cote CG, Dordelly LJ, Celli BR. Impact of COPD exacerbations on patient-centered outcomes. Chest 2007; 131: 696-704.

38. Bai TR, Vonk JM, Postma DS, Boezen HM. Severe exacerbations predict excess lung function decline in asthma. Eur Respir J 2007; 30: 452-56.

39. Wilkinson TMA, Donaldson GC, Johnston SL, Openshay PJM, Wedzicha JA. Respiratory syncytial virus, airway inflammation, and $FEV_1$ decline in patients with chronic obstructive pulmonary disease. Am J Respir Crit Care Med 2006; 173: 871-76.

40. Tashkin D, Decramer M, Mannino D, Leimer I, kesten S. Elevated incidente of serious non-respiratory adverse event following COPD exacerbations in clinical trials. Am J Respir Crit Care 2008; 177: A132.

41. Harvey MG, Hancox RJ. Elevation of cardiac troponin I in exacerbation of chronic obstructive pulmonary disease. Emerg Med Australas 2004; 16: 212-15.

42. Baillard C, Boussarsar M, Fosse JP, Girou E, Le Toumelin P, Cracco C et al. Cardiac troponin I in patients with severe exacerbation of chronic obstructive pulmonary disease. Intensive Care Med 2003; 29: 584-89.

43. Brekke PH, Omland T, Holmendal SH, Smith P, Soyseth V. Troponin T elevation and long-term mortality after chronic obstructive pulmonary disease exacerbation. Eur Respir J 2008; 31: 563-70.

44. Korff S, Katus HA, Giannitsis E. Differential diagnosis of elevated troponins. Heart 2006; 92: 987-93.

45. Tillie-Leblond I, Marquette CH, Pérez T et al. Pulmonary embolism in patients with unexplained

exacerbation of chronic obstructive pulmonary disease: prevalence and risk factors. Ann Intern Med 2006; 144: 390-96.

46. Abroug F, Quanes-Besbes L, Nciri N, Sellami N, Addad F, Ben Hamda K *et al.* Association of left-heart dysfunction with severe exacerbation of chronic obstructive pulmonary disaase. Diagnostic performance of cardiac biomarkers. Am J Respir Crit Care Med 2006; 174: 990-96.

47. Stolz D, Breidthardt T, Christ-Crain M, Bingisser R, Miedinger D, Leuppi J *et al.* Use of B-type natriuretic peptide in the risk stratification of acute exacerbation of COPD. Chest 2008; 133: 1088-094.

48. Sin DD, Anthonisen NR, Soriano JB, Agustí AG. Mortality in COPD: role of comorbidities. Eur Respir J 2006; 28: 1245-257.

49. Hansson GK. Inflammation, atherosclerosis, and coronary artery disease. N Engl J Med 2005; 352: 1685-695.

50. Donaldson GC, Hurst JR, Smith CJ, Hubbard RB, Wedzicha JA. Exacerbations and the risk of myocardial infarction in chronic obstructive pulmonary disease. Am J Respir Crit Care 2008; 177: A783.

51. Connors AF, Dawson NV, Thomas C *et al.* Outcomes following acute exacerbation of severe chronic obstructive lung disease. Am J Respir Crit Care Med 1996; 1996; 154: 959-67.

52. Almagro P, Calbo E, Ochoa de Echagüen A *et al.* Mortality after hospitalization for COPD. Chest 2002; 121: 1441-448.

53. Groenewegen KH, Schols AMWJ, Wouters E. Mortality and mortality-related factors after hospitalization for acute exacerbation of COPD. Chest 2003; 124: 459-67.

54. Soler-Cataluña JJ, Martínez-García MA, Sánchez L, Román P. Valor pronóstico del índice e-BODE (exacerbaciones graves y BODE) en la EPOC. Arch Bronconeumol 2007: 43: 63s.

55. Esteban C, Aburto M, Moraza J, Egurrola M, Pérez-Izquierdo J, Aguirregomoscorta JI *et al.* Valoración multidimensional de la gravedad de la EPOC. ¿Debemos incluir las exacerbaciones graves? Arch Bronconeumol 2007; 43: 63s.

56. Marín JM, Sánchez A, Carrizo J, Casanova C, Martínez-Camblor P, Soriano JB *et al.* Validación del índice BODE como predictor de exacerbaciones en EPOC. Arch Bronconeumol 2007; 43: 63s.

# Capítulo 10
# Respuesta a los glucocorticoides en las enfermedades de la vía aérea

B. G. Cosío

Servicio de Neumología
Hospital Universitario Son Dureta
Palma de Mallorca

*Dirección para correspondencia*
Hospital Universitario Son Dureta
Dr. B. G. Cosío
bcosio@hsd.es

## 1    Introducción

La identificación de la inflamación como el hallazgo central de muchas enfermedades respiratorias, como el asma, la enfermedad pulmonar obstructiva crónica (EPOC), la fibrosis quística, el distrés respiratorio del adulto o muchas enfermedades pulmonares intersticiales difusas ha mejorado considerablemente el conocimiento y el manejo farmacológico de las mismas. Las características específicas de la respuesta inflamatoria y de la localización de la inflamación difieren entre estas enfermedades, pese a que todas ellas presentan reclutamiento y activación de diferentes células inflamatorias y cambios en las células estructurales del pulmón.

Estas enfermedades se caracterizan por una mayor expresión de múltiples proteínas que están implicadas en complejas cascadas inflamatorias. Estas proteínas incluyen citocinas, quimoquinas, enzimas que producen mediadores inflamatorios, receptores de mediadores inflamatorios y moléculas de adhesión. El aumento en la expresión de las proteínas inflamatorias es el resultado de una mayor trascripción de genes inflamatorios, genes que las células afectadas no expresan normalmente, pero que se expresan en los procesos inflamatorios de una forma específica para cada célula.[1] Muchos de estos genes inflamatorios están regulados por factores de trascripción proinflamatorios, incluyendo el factor nuclear kappa-B (NF-κB) y la proteína activadora 1 (AP-1). Estos factores de trascripción orquestan, amplifican y perpetúan la respuesta inflamatoria, lo que da lugar a las bases moleculares de la inflamación crónica.[2] Recientemente se ha destacado la importancia del estado de acetilación de las histonas nucleares en la regulación de la trascripción de genes inflamatorios y en el mecanismo de acción de algunos fármacos con propiedades antiinflamatorias.[3]

Los glucocorticoides son, actualmente, los fármacos disponibles que tienen una mayor actividad antiinflamatoria. De hecho, los glucocorticoides son el fármaco de primera línea en el tratamiento de muchos de estos procesos inflamatorios, ya sea por vía sistémica o inhalada. Desde la identificación de la primera molécula con actividad glucocorticoide en 1937 hasta la actualidad, han sido numerosas las aplicaciones farmacológicas y las mejoras químicas de estos compuestos. Aproximadamente, desde los años cincuenta se conocen sus propiedades antiinflamatorias, estudiadas y observadas inicialmente en la artritis reumatoide; sin embargo, hasta hace unos años, sin el desarrollo de nuevas técnicas de biología molecular.[4]

Este capítulo tiene por objeto describir los avances más recientes sobre los mecanismos moleculares del proceso inflamatorio observado en dos importantes enfermedades obstructivas de la vía aérea: el asma y la EPOC, haciendo especial énfasis en la respuesta a los glucocorticoides de dicho proceso inflamatorio.

## 2  Inflamación en asma y EPOC

### 2.1  *Inflamación en asma bronquial*

En la recientemente revisada iniciativa global para el asma (GINA)[5] se define el asma bronquial como una alteración inflamatoria crónica de las vías aéreas en la que participan varias células y mediadores, en especial eosinófilos, mastocitos y linfocitos T. Este proceso se asocia a la presencia de hiperrespuesta bronquial (HRB) que produce episodios recurrentes de sibilancias, disnea, opresión torácica y tos, particularmente durante la noche o la madrugada. Estos episodios se asocian generalmente con un mayor o menor grado de obstrucción al flujo aéreo, a menudo reversible de forma espontánea o con tratamiento.

Pese a que son varias las células que intervienen en la patogenia del asma, el papel que desarrolla cada una de ellas no es conocido, de modo que parece evidente que la complejidad fisiopatológica del asma no puede deberse a una sola célula.

Los mastocitos son muy importantes en la respuesta aguda broncoconstrictora frente al alérgeno, además de frente a otros estímulos como el ejercicio y la hiperventilación. Se conoce que los mastocitos infiltran el músculo liso peribronquial y que el tratamiento con prednisona puede hacer disminuir su número.

Los macrófagos derivan de los monocitos sanguíneos y pueden migrar a las vías aéreas al ser activados por receptores de IgE de baja afinidad. Tienen la capacidad de iniciar una respuesta inflamatoria determinada mediante la liberación de un patrón de citocinas concreto.

Los eosinófilos caracterizan la inflamación asmática y la diferencian de otros procesos inflamatorios de las vías aéreas. La presencia de abundantes eosinófilos y de los productos que liberan es uno de los aspectos más característicos del asma. El aumento del número de eosinófilos en la vía aérea de los asmáticos tiene como motivos principales:

1. Una mayor formación en la médula ósea por factores de crecimiento.
2. La atracción de estos factores hacia la mucosa bronquial por diferentes citocinas (IL-5, GM-CSF), factores quimiotácticos (RANTES, eotaxina y MCP-4) y factores de adhesión (ICAM-1, VLA4, VCAM-1).
3. Una activación y mayor supervivencia.

Los linfocitos T juegan un papel importante en la coordinación de la respuesta inflamatoria, mediante la liberación de citocinas específicas que promueven el reclutamiento y prolongan la supervivencia de los eosinófilos. Los linfocitos están codificados para expresar un patrón de citocinas, que es similar al descrito en los linfocitos T murinos tipo Th2, los cuales expresan IL-4, IL-5 e IL-13. La IL-4 estimula a los linfocitos B para producir IgE, responsable de las reacciones alérgicas inmediatas. La IL-13 es necesaria para expresar el fenotipo asmático y la IL-5 es esencial para reclutar eosinófilos.

Las células estructurales como las células epiteliales, fibroblastos y células musculares lisas de las vías aéreas son también una fuente importante de citocinas y mediadores lipídicos en asma.

Múltiples mediadores inflamatorios han sido implicados en la patogénesis del asma.[6] Estos mediadores tienen una amplia gama de efectos que pueden ser responsables de los cambios observados en la patobiología del asma bronquial, de modo que mediadores como la histamina, prostaglandinas y leucotrienos producen contracción del músculo liso bronquial, aumentan la exudación plasmática, la secreción de moco y actúan como quimioatrayentes para otras células inflamatorias.

## 2.2　*Inflamación en EPOC*

La Iniciativa Global para la EPOC (GOAL) define la enfermedad pulmonar obstructiva crónica (EPOC) como una obstrucción al flujo aéreo progresiva, no reversible, y que se asocia a una respuesta inflamatoria anormal a la inhalación de gases o partículas, principalmente humo del tabaco.[7]

La EPOC se caracteriza por una inflamación crónica de las vías aéreas, parénquima y lecho vascular pulmonar. Estudios histológicos muestran que el foco de inflamación más importante se localiza en los bronquiolos, que están obstruidos por presentar fibrosis e infiltración por macrófagos y linfocitos T, predominando los linfocitos T CD8$^+$ (citotóxicos).[8] El enfisema pulmonar tiene como característica principal una destrucción de los espacios alveolares como consecuencia de la inflamación. Hasta hace unos años, no se ha podido aclarar el patrón celular predominante, dado que es dificultosa la toma de muestras de parénquima pulmonar en estos enfermos, de modo que estos patrones se han basado en estudios del lavado broncoalveolar.

Tradicionalmente se ha atribuido el protagonismo principal del proceso inflamatorio de la EPOC al neutrófilo, que aparece a las pocas horas del consumo tabáquico y que persiste, junto con los macrófagos activados, produciendo una gran cantidad de mediadores de la inflamación, así como proteasas y oxidantes responsables de la destrucción del parénquima pulmonar. Sin embargo, estudios más recientes realizados en parénquima pulmonar demostraron que son los macrófagos y los linfocitos T –no los neutrófilos–, los que se correlacionan con una mayor destrucción pulmonar.[9,10] Posteriormente se confirmó que la subpoblación de linfocitos CD8$^+$ era la predominante, puesto que se reproducía este patrón en el lecho pulmonar. Así como en las vías aéreas centrales y periféricas.[8,11] Además, posteriormente se apuntó el papel de las células epiteliales como liberadoras de mediadores inflamatorios, como la IL-8 y el TNF alfa y posiblemente responsables del inicio de la cascada inflamatoria.

Los mediadores inflamatorios implicados en la EPOC están menos definidos que en el asma, y el conocimiento actual sugiere que múltiples vías de inflamación pueden estar activadas por diferentes mecanismos. Las concentraciones de leucotrieno B4 (LTB4), un potente quimiotáctico de neutrófilos están aumentadas en esputo de pacientes con EPOC. El factor de necrosis tisular alfa (TNF$\alpha$) y la interleuquina 8 (IL-8) también están aumentados en esputo y lavado bronquioalveolar.[12] La activación de macrófagos en el pulmón de fumadores, que aparecen en cantidades hasta diez veces superiores que en no fumadores, y la activación de células epiteliales están implicadas en la liberación de estas dos importantes citocinas. Esta activación de células mononucleares induce la expresión de moléculas de adhesión leucocitaria (ICAM-1) y E-selectinas, así que todas estas células estarían implicadas en el reclutamiento de neutrófilos al pulmón.


### 2.2.1   *Papel del estrés oxidativo*


El humo del tabaco es una fuente de radicales libres, y se calcula una cantidad de 10$^{17}$ moléculas oxidantes por cada inhalación de un cigarrillo. Existe cada vez más una evidencia de la implicación del estrés oxidativo en la patogenia de la EPOC,[13] y éste puede tener un papel relevante en la respuesta a los glucocorticoides. Se ha demostrado un aumento de peróxido de hidrógeno en el condensado respiratorio de pacientes con EPOC, especialmente durante las exacerbaciones de la enfermedad, y también un aumento de 8-isoprostanos, un marcador de oxidación lipídica, en condensado respiratorio y orina de pacientes con EPOC. Este exceso de carga oxidante no proviene únicamente del tabaco, sino que, además, los macrófagos alveolares y los neutrófilos de los fumadores liberan más radicales de oxígeno que los de no fumadores. Por otro lado, las frecuentes exacerbaciones que sufren estos enfermos, en gran parte secundarias a infecciones,

| Inflamación | Asma | EPOC |
|---|---|---|
| Células | Mastocitos<br>Eosinófilos<br>Células T (CD4$^+$)<br>Macrófagos$^+$ | Neutrófilos<br>Cel T (CD8$^+$)<br>Macrófagos$^{+++}$ |
| Mediadores | L TD4, histamina<br>IL-4, IL-5, IL-13<br>EO$^+$ | LTB4<br>IL-8, TNF-$\alpha$<br>EO$^{+++}$ |
| Efectos | Toda la vía aérea<br>Poca fibrosis<br>Ruptura epitelial | Pequeña vía aérea<br>Destrucción pulmonar<br>Fibrosis$^+$<br>Metaplasma escamosa |
| Respuesta a GC | +++ | + |
| GC: glucocorticoides; EO: Eotaxina; LTD4: leucotrieno D4; LTB4: leucotrieno B4; IL-:interleucina. | | |

*Tabla 1. Diferencias entre el proceso inflamatorio del asma y EPOC.*

pueden contribuir al reclutamiento y activación de células fagocíticas al pulmón y así aumentar la carga oxidante.

Las nuevas técnicas de biología molecular han facilitado la identificación de nuevos mecanismos de acción inflamatoria del estrés oxidativo, mediante la inactivación de enzimas con función antiinflamatoria, como las histonas deacetilasas, que podrían ser responsables de una respuesta inflamatoria amplificada y una disminución de la sensibilidad a glucocorticoides.[14] Pese a que es conocido que los pacientes fumadores tienen una alteración en esta vía de regulación de la inflamación, todavía no se conoce cómo se relacionan estos hallazgos en los pacientes fumadores que desarrollan una EPOC.

## 2.3 Diferencias entre el proceso inflamatorio en asma y EPOC

El asma y la EPOC presentan la similitud de estar caracterizadas por presentar un proceso inflamatorio crónico subyacente, aunque ambas enfermedades difieren tanto en sus características clínicas como en las del proceso inflamatorio subyacente. De este modo, el tipo de células y mediadores inflamatorios implicados, así como el sitio predominante de inflamación, son diferentes en ambas patologías (véase la tabla 1). Otra característica importante que las diferencia es la respuesta de este proceso inflamatorio a los glucocorticoides, la medicación antiinflamatoria más potente de la que se dispone en la actualidad. Es necesario profundizar en el mecanismo de funcionamiento general de los glucocorticoides y su interacción con los mecanismos moleculares de inflamación para una mejor comprensión de las respuestas a los glucocorticoides en estas dos enfermedades y para conocer el porqué de las diferencias en la respuesta antiinflamatoria observada en ambas patologías.

## 3   Mecanismos moleculares de inflamación

### 3.1   *Reguladores de la respuesta inflamatoria*

Aunque diferentes vías de activación participan en la respuesta inflamatoria, una en concereto es de particular importancia en la inflamación e inmunología: la vía del factor nuclear kappa B (NF-κB).[2] Este importante factor de trascripción nuclear fue descrito inicialmente en células B, pero actualmente es reconocido como uno de los genes de mayor interés e importancia en la inmunorregulación de las células de los mamíferos. NF-κB es activado por todos los estímulos en la respuesta inflamatoria, y en su activación pueden converger diferentes vías intracelulares de activación. Se expresa tanto en el citoplasma como en el núcleo de las células, y es capaz de controlar la inducción de genes inflamatorios, pero además puede modificar y potenciar la actividad de células y factores de trascripción de señal específica como el factor nuclear de células T activadas (*Nuclear Factor of Activated-T cells,* NF-AT), y los STATs *(Signal Transducers and Activators of Transcription).*

NF-κB se activa por estímulos extracelulares que incluyen citocinas, como el TNFα y la IL-1β, virus, y estímulos alergénicos e inmunológicos. La activación de los receptores celulares de superficie lleva a la fosforilación de kinasas asociadas al receptor. Estas kinasas, a su vez, fosforilan una kinasa intracelular especifica, la IKK (Inhibidor de IκB kinasa). La fosforilación de esta kinasa resulta en la fosforilación del inhibidor citoplasmático del NF-κB (I-κBa), lo que la libera del NF-κB, de modo que pasa éste a un estado activo, lo que permite su translocación al núcleo celular y facilita su unión a elementos de respuesta específicos del DNA dentro de las regiones promotoras de los genes de respuesta.

### 3.1.1   *Regulación de la expresión genética*

Los cambios en la estructura de la cromatina, que es dinámica, son fundamentales para la regulación de la expresión genética. En la célula en reposo, el ADN está firmemente enrollado alrededor de los residuos de histona del núcleo, lo que lo hace inaccesible a la ARN polimerasa II, que es la que activa la formación del ARN mensajero que llevará a la formación de proteínas inflamatorias. Esta estructura de la cromatina es descrita como cerrada, y se asocia con la supresión de la expresión de genes. Durante la activación celular, este compacto e inaccesible ADN se hace accesible a los factores de trascripción y a la ARN polimerasa II, lo que permite iniciar la trascripción genética.[15] La cromatina está compuesta de nucleosomas, que están formados por un octómero de cuatro histonas (H2A, H2B, H3 y H4). Los extremos N-terminales de las histonas contienen lisinas altamente conservadas (K), que son los sitios de acetilación. La acetilación de los residuos K se correlaciona con la activación de la trascripción y está regulada por enzimas como la histona acetiltransferasa (HATs) y la histona deacetilasa (HDACs).[16] Varios factores de trascripción como el NF-κB y el AP-1 se unen a grandes moléculas de coactivación, como la proteína de fijación CREB (CBP), que tiene actividad intrínseca de histona acetiltransferasa (HAT) y que forma un puente con la maquinaria de trascripción basal y la ARN polimerasa II para iniciar la trascripción. Los factores de trascripción unidos a la CBP llevan a la acetilación de las histonas, que modifican su carga y cambian la estructura de la cromatina que pasa del estado cerrado de reposo a una configuración activa abierta. Esto permite la unión de la proteína de unión de la TATA-box (*TATA box-binding protein,* TBP), de los factores asociados a TBP y, finalmente, de la ARN polimerasa II, que permite iniciar la trascripción de genes. Este mecanismo molecular es probablemente común en todos los genes, incluidos los que están implicados en la diferenciación, proliferación y activación celular.

Recientemente estos mecanismos fundamentales han sido aplicados a la regulación de los genes inflamatorios, lo que ha permitido comprender mejor su activación en las enfermedades inflamatorias. En una línea epitelial humana, la activación de NF-κB (inducida por la exposición de la célula a señales inflamatorias, como la IL-1β o el TNF-α) resulta en la acetilación de residuos de lisina específicos en la histona H4, y esto se correlaciona con una mayor expresión de genes inflamatorios como el factor estimulante de colonias de granulocitos y macrófagos (GM-CSF).[17]

### 3.1.2 *Histona deacetilasas*

Las histonas deacetilasas (HDAC) juegan un papel fundamental en la supresión de la expresión de genes mediante la inversión de la hiperacetilación de las histonas del núcleo celular.[3] En células de mamíferos se han identificado hasta la fecha once diferentes HDACs, que se clasifican en dos grandes clases. La clase I incluye las HDAC1, 2, 3, 8 y 11, que son homólogas a la proteína de la levadura RPD3 y que se localizan en el núcleo celular. La clase II incluye las HDAC4, 5, 6, 7, 9 y 10, que son homólogas a las enzimas de las levaduras HAD-1-*like,* y que trafican entre el núcleo y el citoplasma celular. Las HDACs clase I son expresadas de forma extensa y pueden encontrarse en la mayoría de las células, mientras que las HDACs clase II parecen tener una distribución más restringida y pueden estar implicadas en la diferenciación celular. Algunas HDACs también deacetilan proteínas no histonas, como las α-tubulinas, p53, p65 y MyoD. Actualmente, existe evidencia de que estas HDACs tienen como diana diferentes patrones de acetilación y, por tanto, regulan diferentes genes.

La tricostatina A (TSA) es un inhibidor no selectivo de las HDACs, y en macrófagos alveolares y células epiteliales de vías aéreas produce un aumento en la expresión de genes inflamatorios como el GM-CSF y la IL-8, lo que sugiere que las HDACs normalmente actúan como represoras de la expresión de genes inflamatorios.

## 4    Glucocorticoides: estructura y funciones

### 4.1    *Estructura*

Actualmente se dispone de diversas moléculas de glucocorticoides (GC) para uso clínico, la mayoría de origen sintético, con estructuras químicas basadas en los corticoides naturales en las que se introducen cambios dirigidos a optimizar su potencia antiinflamatoria local, a menudo a través de incrementos en su liposolubilidad, lo que favorece la penetración en los tejidos y también para reducir la biodisponibilidad sistémica, de modo que se minimizan los efectos adversos. Algunas de estas moléculas como, por ejemplo, budesonida, dipropionato de beclometasona, acetato de triamcinolona, propionato de fluticasona, flunisolida o furoato de mometasona, han sido usadas con frecuencia en el tratamiento de enfermedades inflamatorias de las vías respiratorias como el asma o la rinitis, y derivan principalmente de modificaciones del anillo D de la molécula de cortisol.[4] Además, los nuevos conocimientos sobre los mecanismos de actuación de los GC, especialmente sobre la regulación de la trascripción genética, y la estructura y dominios de unión del receptor de glucocorticoides (RG) han permitido diseñar nuevas estructuras moleculares de GC con propiedades disociadas, que podrían tener gran relevancia clínica en el futuro.

### 4.2    *Funciones*

El principal efecto antiinflamatorio de los GC se basa en la inhibición de la transcripción genética de numerosos genes que codifican proteínas proinflamatorias entre las que se incluyen numerosas citocinas (IL-1, IL-2, IL-3, IL-4, IL-5, IL-6, IL-11, IL-13, TNF-$\alpha$, GM-CSF), quemoquinas (IL-8, RANTES, MIP-I$\alpha$, MCP-1, MCP-2, MCP-3, MCP-4, eotaxina), moléculas de adhesión (ICAM-1, VCAM-1, E-selectina), y enzimas reguladores de la síntesis de mediadores (i-NOS, COX-2, PLA$_2$ citoplasmática). Además de la respuesta inmunológica humoral, los GC tienen importantes efectos en la respuesta celular. Disminuyen la supervivencia de eosinófilos y reducen de forma significativa las células dendríticas (presentadoras de antígenos), lo que contribuye al efecto antiinflamatorio que se observa en las enfermedades alérgicas. Los GC también inhiben la exudación de plasma y la secreción mucosa glandular, y además disminuyen la presencia de otras células como los linfocitos o los basófilos, especialmente cuando se utilizan durante largos períodos o en dosis elevadas. Otras células, como macrófagos o neutrófilos, no parecen verse tan influenciadas *in vivo,* por lo que la repuesta antibacteriana no se altera. Los GC también ejercen acciones sobre otros grupos celulares como son las células endoteliales (regulando la permeabilidad), o epiteliales (inhibiendo la secreción de mediadores).[18]


### 4.2.1 Receptor glucocorticoideo

Los GC realizan sus acciones a través de la unión a un receptor intracitoplasmático específico (RG). El código genético del RG se encuentra en el brazo largo del cromosoma 5 (región 5q31-32), tiene una estructura genómica constituida por nueve exones y existen evidencias de tres promotores distintos del gen. El RG pertenece a una superfamilia de receptores, que además incluye el receptor de los mineralcorticoides, hormona tiroidea, hormonas sexuales, ácido retinoico y vitamina D. Todos estos receptores tienen en común el dominio de unión al ADN, que es una zona central corta, que está flanqueada por un dominio o extremo N (o amino), terminal variable, y un extremo C (o carboxi), terminal relativamente variable. El dominio N-terminal contiene la región AF-1 (u hormona-independiente), que se ha relacionado con la actividad transcripcional y la unión con proteínas coactivadoras y factores transcripcionales. Por otro lado, el extremo C-terminal contiene la región AF-2, que es responsable de la unión a la hormona, aunque existen crecientes evidencias de que también tiene capacidad de interaccionar con otros factores y coactivadores implicados en la transcripción genética.[4]

El RG puede presentarse en dos isoformas moleculares diferentes, el RGα y el RGβ, cada una con 777 y 742 aminoácidos, respectivamente. Ambas isoformas se han encontrado juntas en casi todos los tejidos humanos. El RGα es la isoforma predominante y la única que tiene capacidad para unirse a la hormona y, por lo tanto, para realizar funciones de activación o represión. La isoforma β difiriere de la isoforma α en los últimos aminoácidos del extremo C-terminal. Esta diferencia convertiría al RGβ en una isoforma que no puede unirse a la hormona. La posibilidad de que un aumento en la isoforma β pudiera actuar como potente inhibidor de la isoforma activa por un mecanismo competitivo, y con ello reducir la eficacia de los GC, ha generado un debate científico sobre el peso que la isoforma β podría ejercer realmente en la respuesta clínica a los GC. Sin embargo, la disparidad en los datos obtenidos, las diferentes metodologías usadas y la gran predominancia de isoformas α respecto a β hecho dudar de la repercusión funcional de la isoforma β.[19]

El RG inactivo está en el citoplasma unido a través del extremo C-terminal a un complejo oligomérico con algunas proteínas como las dos subunidades de proteínas activadas por calor o hsp90 (90 kDa *heat shock protein*), la inmunofilina p59 y la pequeña p23 fosfoproteína. La interacción entre el RG y las hsp90 es importante para mantener oculta la señal de localización nuclear (NLs) necesaria en la posterior migración nuclear del RG activado, así como para mantener la configuración del dominio C-terminal para la unión al ligando. Cuando el RG se une a la hormona, se libera de sus interacciones con las hsp90 y esto induce un cambio en la conformación del receptor que tiene como resultado la activación del mismo, que es translocado al núcleo celular en el que se unirá al ADN a través de su dominio central en forma de dímeros. Los lugares de unión al ADN son secuencias palindrómicas de quince pares de bases denominadas elementos de respuesta a los GC (ERG; GGTACAnnnTGTTCT) y están situados en la región 5' promotora de los genes diana. La interacción de los dímeros de RG-GC con la doble hélice de ADN en estas regiones ERG, junto con determinados coactivadores, dará lugar a la inducción o represión de la transcripción genética (transactivación). La interacción de un solo homodímero de RG activado con un ERG normalmente da lugar a un incremento de la transcripción, que resulta en una mayor síntesis de proteína. Así mismo, esta unión de GC-RG al ADN parece relacionada, como mínimo una parte, a los aspectos endocrinos de los GC, lo que incluye efectos secundarios como, por ejemplo, la osteoporosis, el retraso de crecimiento infantil o las alteraciones metabólicas. Sin embargo, los mecanismos moleculares responsables de estos efectos todavía no están bien dilucidados.[20]

El número de genes regulados directamente por los GC se estima entre diez y cien. Además, existen evidencias de que el complejo GC-RG es capaz de actuar también regulando genes indirectamente a través de la síntesis de proteínas antiinflamatorias o, lo que es más importante, por mecanismos de transrepresión. Por ejemplo, inhibiendo directamente factores transcripcionales proinflamatorios como el NF-κB o la AP-1, o reduciendo la estabilidad de enzimas relacionadas con la expresión genética y la proliferación celular que tiene lugar en el proceso inflamatorio como las MAPKs *(mitogen-activated protein kinases),* así como participando en el reclutamiento y actividad de las enzimas histona-acetiltransferasa e histona-deacetiltranferasa, responsables de la configuración de la cromatina, como se tratará posteriormente.[21]

### 4.2.2   *Glucocorticoides y acetilación de histonas*

El efecto inhibitorio de los glucocorticoides parece ser en gran medida secundario a interacciones proteína-proteína, entre un GR activado y factores de trascripción nuclear, tipo proteína activadora-1 (AP-1), factor nuclear kappa B (NF-κB) o algunas proteínas STAT *(signal transducer and activator of transcription)* como la STAT3, STAT5 y la STAT6.[4,20] Recientes estudios sugieren que los GC pueden tener efectos sobre la estructura de la cromatina del ADN. El RG puede competir con los sitios de unión de otros factores de trascripción en la CBP *(CREB Binding Protein)* o alternativamente activar molécu-

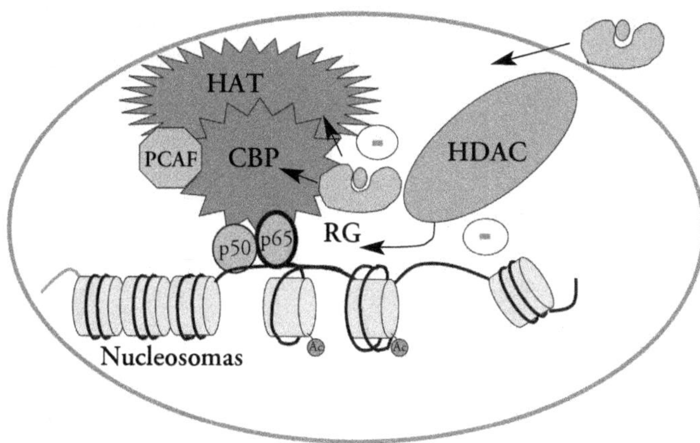


*Figura 1. Mecanismo molecular de acción de los glucocorticoides.*
*Diversos factores de transcripción nuclear acetilan las histonas nucleares ante un estímulo inflamatorio*
*mediante el cambio de la configuración de la cromatina, que permite el acceso al ADN de factores que inician*
*la transcripción de genes inflamatorios. Los glucocorticoides, tras unirse a su receptor citoplasmático (RG), se*
*translocan al núcleo celular en el que inhiben directamente los factores de transcripción inflamatorios como el*
*NF-κB (p65 y p50) y reclutan HDAC, los cuales deacetilan las histonas y restauran la configuración en*
*reposo de la cromatina. Abreviaturas: RG: receptor glucocorticoide; CBP: CREB* binding protein; *HAT:*
histone acetil-transferasa; *PCAF: P300/CBP-* associated factor.

las co-represoras de la trascripción que tienen actividad HDAC. Ito y cols.[17,22] han demostrado que los GC inhiben la actividad HAT de la fracción p65 del NF-κB y que el RG recluta HDAC2 para inhibir la acetilación de la histona H4 en las lisinas 8 y 12 inducida por IL-1β. En consecuencia, todo esto resulta en la deacetilación de las histonas nucleares, lo que modifica de nuevo la configuración de la cromatina haciendo que ésta se compacte alrededor de las histonas. Esto reduce el acceso de los factores de trascripción como el NF-κB y el AP-1 a sus locus de unión en el ADN produciendo, en consecuencia, una represión de la trascripción inflamatoria, también denominada trans-represión. Por lo tanto, los GC ejercerían su acción antiinflamatoria por un doble mecanismo, inhibiendo la acetilación de las histonas mediada por los factores transcripcionales con actividad intrínseca HAT y reclutando histonas deacetilasas a los sitios de trascripción (véase la figura 1).

Los glucocorticoides también pueden realizar su efecto inhibitorio sobre la inflamación incrementando la síntesis de proteínas antiinflamatorias, como la lipocortina 1, la SLPI *(serum leukoprotease inhibitor),* interleuquina-10 o el antagonista de los receptores de interleuquina 1 (IL-1ra). Este efecto está mediado vía ERGs en las regiones promotoras de estos genes.[20] El RG también puede incrementar la trascripción genética mediante su unión a factores co-activadores como la CBP que actúa como puente para la activación de la ARN polimerasa II, y así resultar en la formación de ARN mensajero. Esta unión entre un RG activado y CBP también resulta en una mayor acetilación de las histonas nucleares, lo que es esencial para la activación del ARN polimerasa II. Por ejemplo, concentraciones elevadas de GC aumentan la secreción de SLPI en células epiteliales, lo que se asocia a una acetilación selectiva de los residuos de lisina 5 y 16 de la histona H4.[17]

## 5   Respuesta a los glucocorticoides

### *5.1   Respuesta a glucocorticoides en el asma*

Los GC son los fármacos más potentes y efectivos en la prevención y supresión de la inflamación de la vía aérea en los pacientes con asma. La aparición de los GC inhalados revolucionó el tratamiento del asma por su eficacia y seguridad. De hecho, los corticoides inhalados son la piedra angular del tratamiento controlador del asma. Los corticoides inhalados mejoran los síntomas y calidad de vida de los enfermos con asma, reducen la inflamación de la vía aérea, previenen las agudizaciones y reducen la mortalidad por asma.[5]

Los corticoides actúan en distintos niveles dentro de la cascada inflamatoria que caracteriza el asma (véase la figura 2). Su mayor efecto antiinflamatorio se produce mediante la inhibición de los genes que codifican mediadores inflamatorios y mediante el aumento de la trascripción de mediadores antiinflamatorios, explicado en el apartado anterior. Desde el punto de vista molecular, los corticoides ejercen una inhibición directa sobre los facto-

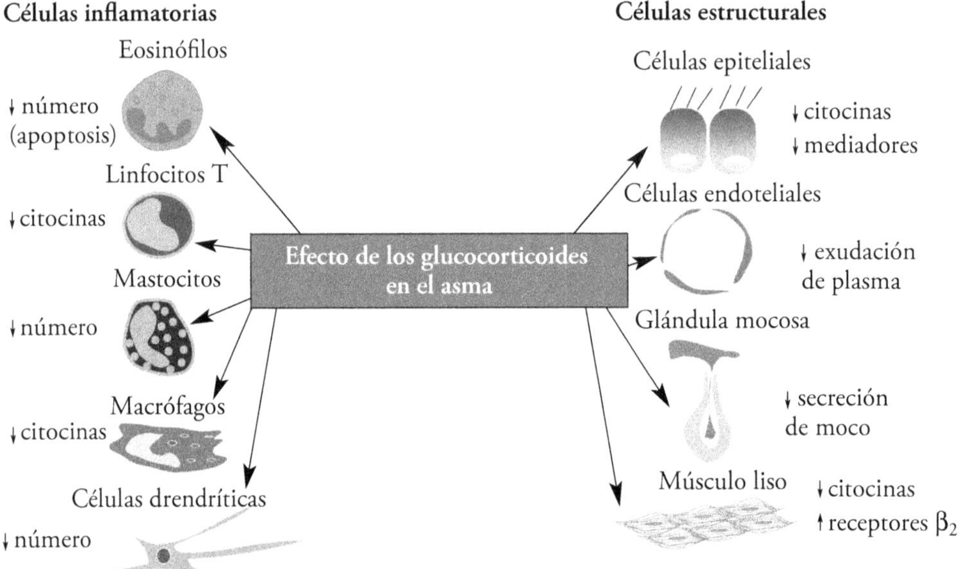


*Figura 2. Efectos antiinflamatorios de los glucocorticoides en el asma.*

res de transcripción que tienen actividad intrínseca de acetilar las histonas del núcleo (como el NF-κB o el AP-1 mencionado anteriormente) y reclutarían histonas deacetilasas para silenciar la trascripción inflamatoria. Estudios *in vivo* han confirmado estos efectos, ya que han encontrado que en biopsias bronquiales de pacientes con asma hay un marcado aumento de la actividad HAT y una disminución de la actividad HDAC, con expresión reducida de las HDAC1 y 2. En pacientes tratados con esteroides inhalados se observa una reducción de la actividad HAT que es similar a la de los sujetos control y un aumento en la actividad HDAC, que no llega a la de los sujetos control.[23] En pacientes con asma más severa los corticoides mantienen su actividad inhibidora de la actividad HAT, principalmente mediante la interacción con los factores de transcripción nuclear, pero su actividad HDAC no se recupera en los mismos niveles con glucocorticoides, lo que puede explicar la mayor resistencia a la acción de estos fármacos en los pacientes más graves.[24]

### 5.1.1   Resistencia a glucocorticoides en asma

Aunque los GC son muy efectivos en el control de la inflamación en el asma, así como en otras enfermedades inflamatorias o inmunológicas, un pequeño porcentaje de pacientes asmáticos no responde, incluso a dosis elevadas de GC.[25] Otras enfermedades como la artritis reumatoide o la enfermedad inflamatoria intestinal también presentan casos en los que las dosis terapéuticas de los GC no son efectivas. Estos pacientes con córtico-resistencia o córtico-dependencia representan una minoría de los pacientes con asma (< 5-7 %) pero suponen el mayor reto por los costes sanitarios y complicaciones clínicas que representan, así como por la escasez de alternativas terapéuticas eficaces disponibles.

El asma córtico-resistente se caracteriza por una incapacidad de incrementar el FEV1 o el PEF por encima del 15 % tras dos semanas de tratamiento con prednisolona oral a dosis de 30-40 mg/día durante dos semanas. Estos pacientes no presentan síntomas de Addison, ni anormalidades en las hormonas sexuales y tienen una respuesta de cortisol plasmático y de supresión adrenal normal en respuesta a cortisol exógeno, por lo que sufren los efectos secundarios de los GC. La resistencia total a GC es muy rara, con una prevalencia de 1:1.000 asmáticos. Sin embargo, una resistencia parcial, con una respuesta reducida a GC que requiere dosis altas de GC para el control de la enfermedad es mucho más común, lo que constituye el asma córtico-dependiente.

Varios mecanismos intentan explicar la resistencia a GC observada en estos pacientes. Los monocitos y los linfocitos T aislados de estos pacientes tienen una respuesta disminuida a GC *in vitro*. En algunos de ellos, existe una disminución en la afinidad del RG por el GC, y éstos pueden ser reproducidos incubando las células T con IL-2 e IL-4, lo que lleva a una inhibición funcional de los efectos del GC. También existe una disminución en el número de RGs activados dentro del núcleo después de exponer a células mononucleares a un GC *in vitro*, cuando se compara asmáticos con individuos normales. En estos mismos pacientes existe una disminución de los efectos inhibitorios de los GC sobre la activación de factor AP-1 y la expresión de citocinas, probablemente secundaria a una activación aumentada de las vías del AP-1 y JNK. La mayor activación del AP-1 puede derivar en un secuestro del RG, lo que impide su interacción con otras proteínas, lo que produce una resistencia a GC. Esta resistencia se produciría en el lugar de la inflamación, pero no en las localizaciones en las que no haya inflamación, lo que explicaría por qué estos pacientes son resistentes a los efectos antiinflamatorios pero no a los efectos secundarios de los GC.

En la mayoría de pacientes asmáticos existe una correlación directa entre la capacidad del RG para translocarse en el núcleo de las células mononucleares y la capacidad de acetilación de residuos de histonas que se traduce en una mayor trascripción de proteína. Sin embargo, en un pequeño porcentaje de estos pacientes se produce translocación nuclear del RG, aunque ésta no es capaz de producir acetilación de histonas. Con la utilización de anticuerpos específicos anti-histona este defecto fue localizado en un residuo concreto de lisina, la lisina 5 en la histona H4.[21] Este residuo es de importancia clave para las acciones de los GC, ya que regula la secreción de SLPI y la apoptosis de células T. Todo esto sugiere que en un pequeño grupo de pacientes con asma córtico-resistente existe un defecto en la interacción del RG con la maquinaria de trascripción celular.

Otra causa importante de resistencia a los efectos antiinflamatorios de los corticoides es el humo del tabaco. Se ha propuesto que el estrés oxidativo inducido por el humo del tabaco reduce la eficacia antiinflamatoria de los corticoides mediante la inactivación de las histona deacetilasas en asmáticos fumadores.[26] En este grupo de enfermos, fármacos con capacidad de restaurar la actividad HDAC (como la teofilina a dosis bajas) podrían contribuir a mejorar la sensibilidad a glucocorticoides.

## 5.2   *Respuesta a los corticoides en la EPOC*

En la EPOC, a diferencia de en el asma, la utilización de los GC inhalados aporta pocos beneficios clínicos y no puede prevenir el deterioro de la función respiratoria. En ese sentido, conocer los mecanismos moleculares de actuación de los GC, así como las posibles causas de insensibilidad a los mismos tiene un gran interés científico y probablemente importantes implicaciones clínicas.

Los GC son poco efectivos para controlar la inflamación crónica que subyace en la etiopatogenia de la EPOC. Varios estudios han demostrado que ni las células, ni las citocinas, ni las proteasas implicadas en su desarrollo son suprimidas por los GC.[27,28] Los mecanismos están todavía por aclarar, aunque en los últimos años ha habido importantes avances. Los GC prolongan la supervivencia de los neutrófilos, lo que contribuye a la inflamación neutrofílica característica de la EPOC. Aunque algunos autores han postulado que el estrés oxidativo puede disminuir la traslocación nuclear del RG,[29] hay datos *in vitro* que no han demostrado este efecto. Otro efecto demostrado del humo del tabaco es la disminución de la actividad de las histonas deacetilasas, motivo que podría explicar, al menos en parte, la resistencia a los efectos antiinflamatorios de los GC en pacientes con EPOC y asmáticos fumadores.[30]

La combinación de glucocorticoides con beta-agonistas de acción prolongada parece mejorar el perfil antiinflamatorio de los glucocorticoides en la EPOC. Diversos estudios en biopsias bronquiales de estos pacientes demuestran disminución de linfocitos CD8 y macrófagos que no aparecen cuando se utiliza únicamente corticoide.[31] La explicación de este efecto antiinflamatorio es un tema de debate en la actualidad. Se ha demostrado que el salmeterol aumenta la translocación nuclear del RG, lo que podría explicar en parte este efecto. No se ha demostrado interacción de estos fármacos con los factores de transcripción inflamatoria ni con el estado de acetilación de las histonas nucleares. Un reciente estudio ha demostrado que esta combinación mejora diversos parámetros clínicos e incluso puede mejorar el pronóstico de estos enfermos y, además, ha confirmado que los GC en solitario tienen un balance riesgo-beneficio desfavorable, lo que probablemente es una traslación de los hallazgos biológicos a la clínica.

Los mecanismos que explican esta disminución de los efectos antiinflamatorios en la EPOC han sido ampliamente estudiados y debatidos en los últimos años. El tabaco, factor patogénico principal de la EPOC, induce el reclutamiento de células inflamatorias y un aumento de la carga oxidativa en el pulmón, como se ha descrito previamente. Ito *et al.*[32] demostraron que tanto en parénquima pulmonar como en biopsias bronquiales y macrófagos alveolares de pacientes con EPOC existe una marcada disminución de la actividad HDAC que progresa con la gravedad de la enfermedad. Sin embargo, la actividad HAT, que mide la actividad acetiladora intrínseca de varios factores de trascripción como el NF-κB, no es diferente de los controles. A su vez, los niveles de ARNm de IL-8 en los diferentes tejidos aumentan con el grado de severidad de la escala GOLD. El estrés oxidativo, mediante la nitrotirosinación de esta enzima, lo que la hace disfuncionante, ha sido propuesto como el mecanismo final para explicar la actividad disminuida de la HDAC. Estos hallazgos podrían aclarar la resistencia a los glucocorticoides, característica de la EPOC. De este modo, dosis altas de GC podrían inhibir la transcripción de numerosos mediadores inflamatorios de la EPOC pero no de IL-8, que es el principal responsable de proceso inflamatorio neutrofílico en la pequeña vía aérea de la EPOC.

Este hecho supone un reto importante para la búsqueda de nuevas dianas terapéuticas que permitan revertir esta córtico-resistencia en la EPOC. Además, la búsqueda de nuevas moléculas que pudieran incrementar la actividad HDAC, mediante el ensayo de miles de sustancias químicas, dio lugar a un hallazgo contradictorio. La teofilina, un fármaco utilizado para el tratamiento de la EPOC desde hace más de setenta años por sus propiedades broncodilatadoras, era capaz de potenciar la actividad HDAC *in vitro*. En cualquier caso, los efectos antiinflamatorios de la teofilina ya habían sido descritos con anterioridad.[33] Posteriormente, se confirmó este novedoso mecanismo, que era independiente de la inhibición de las fosfodiesterasas y que no comparte con otras moléculas del mismo grupo (cilomilast, roflumilast) en pacientes con asma *in vivo*[34] y en macrófagos alveolares de pacientes con EPOC *ex vivo*.[35] Estos estudios demuestran que la teofilina, utilizada en dosis más bajas que las usadas comúnmente para producir broncodilatación, puede potenciar la acción antiinflamatoria cuando se administra junto con un glucocorticoide, efecto que no se observaría cuando se administra en solitario. En la actualidad, hay estudios en marcha para tratar de confirmar *in vivo* estos hallazgos, lo que supondría un paso adelante en el abordaje terapéutico del proceso inflamatorio en la EPOC.

## 6   Conclusiones

Las dos enfermedades inflamatorias de la vía aérea más comunes, el asma y la EPOC, difieren tanto en las características del proceso inflamatorio subyacentes, como, sobre todo, en el patrón de respuesta a los glucocorticoides. Los glucocorticoides son los fármacos con propiedades antiinflamatorias más potentes de los que se dispone en la actualidad. En el asma, los GC son la piedra angular del tratamiento en la mayoría de los casos por su efecto antiinflamatorio en la vía aérea. Sin embargo, en la EPOC los GC en solitario no son efectivos para suprimir el proceso inflamatorio subyacente. El mejor conocimiento de los mecanismos de acción de los GC y de los mecanismos moleculares del proceso inflamatorio deberían ayudarnos a optimizar las propiedades terapéuticas de éstos fármacos.


BIBLIOGRAFÍA

1. Barnes PJ. Inhaled glucocorticoids for asthma. N Engl J Med 1995; 332(13): 868-75.
2. Barnes PJ, Karin M. Nuclear factor-kappaB: a pivotal transcription factor in chronic inflammatory diseases. N Engl J Med 1997; 336(15): 1066-071.
3. Barnes PJ, Adcock IM, Ito K. Histone acetylation and deacetylation: importance in inflammatory lung diseases. Eur Respir J 2005; 25(3): 552-63.
4. Cosio BG, Torrego A, Adcock IM. [Molecular mechanisms of glucocorticoids]. Arch Bronconeumol 2005; 41(1): 34-41.
5. Bateman ED, Hurd SS, Barnes PJ, Bousquet J, Drazen JM, Fitzgerald M *et al*. Global strategy for asthma management and prevention: GINA executive summary. Eur Respir J 2008; 31(1): 143-78.
6. Barnes PJ, Chung KF, Page CP. Inflammatory mediators of asthma: an update. Pharmacol Rev 1998; 50(4): 515-96.
7. Rabe KF, Hurd S, Anzueto A, Barnes PJ, Buist SA, Calverley P *et al*. Global strategy for the diagnosis, management, and prevention of chronic obstructive pulmonary disease: GOLD executive summary. Am J Respir Crit Care Med 2007; 176(6): 532-55.
8. Hogg JC, Chu F, Utokaparch S, Woods R, Elliott WM, Buzatu L *et al*. The nature of small-airway obstruction in chronic obstructive pulmonary disease. N Engl J Med 2004; 350(26): 2645-653.
9. Finkelstein R, Fraser RS, Ghezzo H, Cosio MG. Alveolar inflammation and its relation to emphysema in smokers. Am J Respir Crit Care Med 1995; 152(5 Pt 1): 1666-672.
10. Retamales I, Elliott WM, Meshi B, Coxson HO, Pare PD, Sciurba FC *et al*. Amplification of inflammation in emphysema and its association with latent adenoviral infection. Am J Respir Crit Care Med 2001; 164(3): 469-73.

11. Saetta M, Di Stefano A, Turato G, Facchini FM, Corbino L, Mapp CE *et al*. CD8+ T-lymphocytes in peripheral airways of smokers with chronic obstructive pulmonary disease. Am J Respir Crit Care Med 1998; 157(3 Pt 1): 822-26.

12. Keatings VM, Collins PD, Scott DM, Barnes PJ. Differences in interleukin-8 and tumor necrosis factor-alpha in induced sputum from patients with chronic obstructive pulmonary disease or asthma. Am J Respir Crit Care Med 1996; 153(2): 530-34.

13. Repine JE, Bast A, Lankhorst I. Oxidative stress in chronic obstructive pulmonary disease. Oxidative Stress Study Group. Am J Respir Crit Care Med 1997; 156(2 Pt 1): 341-57.

14. Adcock IM, Cosio B, Tsaprouni L, Barnes PJ, Ito K. Redox regulation of histone deacetylases and glucocorticoid-mediated inhibition of the inflammatory response. Antioxid Redox Signal 2005; 7(1-2): 144-52.

15. Wolffe AP, Hayes JJ. Chromatin disruption and modification. Nucleic Acids Res 1999; 27(3): 711-20.

16. Grunstein M. Histone acetylation in chromatin structure and transcription. Nature 1997; 389(6649): 349-52.

17. Ito K, Barnes PJ, Adcock IM. Glucocorticoid receptor recruitment of histone deacetylase 2 inhibits interleukin-1beta-induced histone H4 acetylation on lysines 8 and 12. Mol Cell Biol 2000; 20(18): 6891-903.

18. Rhen T, Cidlowski JA. Antiinflammatory action of glucocorticoids – new mechanisms for old drugs. N Engl J Med 2005; 353(16): 1711-723.

19. Torrego A, Pujols L, Picado C. [Response to glucocorticoid treatment in asthma. The role of alpha and beta isoforms of the glucocorticoid receptor]. Arch Bronconeumol 2002; 38(9): 436-40.

20. Adcock IM. Molecular mechanisms of glucocorticosteroid actions. Pulm Pharmacol Ther 2000; 13(3): 115-26.

21. Kagoshima M, Ito K, Cosio B, Adcock IM. Glucocorticoid suppression of nuclear factor-kappaB: a role for histone modifications. Biochem Soc Trans 2003; 31(Pt 1): 60-5.

22. Ito K, Jazwari E, Cosio B, Barnes PJ, Adcock IM. p65-activated histone acetyltransferase activity is repressed by glucocorticoids: Mifepristone fails to recruit HDAC2 to the p65/HAT complex. J Biol Chem 2001; 276(32): 30208-215.

23. Ito K, Caramori G, Lim S, Oates T, Chung KF, Barnes PJ *et al*. Expression and activity of histone deacetylases in human asthmatic airways. Am J Respir Crit Care Med 2002; 166(3): 392-96.

24. Cosio BG, Mann B, Ito K, Jazrawi E, Barnes PJ, Chung KF *et al*. Histone acetylase and deacetylase activity in alveolar macrophages and blood mononocytes in asthma. Am J Respir Crit Care Med 2004; 170(2): 141-47.

25. Barnes PJ. Corticosteroid resistance in airway disease. Proc Am Thorac Soc 2004; 1(3): 264-68.

26. Thomson NC, Spears M. The influence of smoking on the treatment response in patients with asthma. Curr Opin Allergy Clin Immunol 2005; 5(1): 57-63.

27. Keatings VM, Jatakanon A, Worsdell YM, Barnes PJ. Effects of inhaled and oral glucocorticoids on inflammatory indices in asthma and COPD. Am J Respir Crit Care Med 1997; 155(2): 542-48.

28. Culpitt SV, Maziak W, Loukidis S, Nightingale JA, Matthews JL, Barnes PJ. Effect of high dose inhaled steroid on cells, cytokines, and proteases in induced sputum in chronic obstructive pulmonary disease. Am J Respir Crit Care Med 1999; 160(5 Pt 1): 1635-639.

29. Okamoto K, Tanaka H, Ogawa H, Makino Y, Eguchi H, Hayashi S *et al*. Redox-dependent regulation of nuclear import of the glucocorticoid receptor. J Biol Chem 1999; 274(15): 10363-371.

30. Ito K, Lim S, Caramori G, Chung KF, Barnes PJ, Adcock IM. Cigarette smoking reduces histone deacetylase 2 expression, enhances cytokine expression, and inhibits glucocorticoid actions in alveolar macrophages. FASEB J 2001; 15(6): 1110-112.

31. Barnes NC, Qiu YS, Pavord ID, Parker D, Davis PA, Zhu J *et al*. Antiinflammatory effects of salmeterol/fluticasone propionate in chronic obstructive lung disease. Am J Respir Crit Care Med 2006; 173(7): 736-43.

32. Ito K, Ito M, Elliott WM, Cosio B, Caramori G, Kon OM *et al*. Decreased histone deacetylase activity in chronic obstructive pulmonary disease. N Engl J Med 2005; 352(19): 1967-976.

33. Barnes PJ. Theophylline: new perspectives for an old drug. Am J Respir Crit Care Med 2003; 167(6): 813-18.

34. Ito K, Lim S, Caramori G, Cosio B, Chung KF, Adcock IM *et al*. A molecular mechanism of action of theophylline: Induction of histone deacetylase activity to decrease inflammatory gene expression. Proc Natl Acad Sci U S A 2002; 99(13): 8921-926.

35. Cosio BG, Tsaprouni L, Ito K, Jazrawi E, Adcock IM, Barnes PJ. Theophylline Restores Histone Deacetylase Activity and Steroid Responses in COPD Macrophages. J Exp Med 2004; 200(5): 689-95.

www.ingramcontent.com/pod-product-compliance
Lightning Source LLC
LaVergne TN
LVHW060557200726
843509LV00003B/139